新型农村合作医疗滚动筹资理论与实践

王靖元 著

北京大学医学出版社

XINXING NONGCUN HEZUO YILIAO GUNDONGCHOUZI
LILUN YU SHIJIAN

图书在版编目（CIP）数据

新型农村合作医疗滚动筹资理论与实践/王靖元著．—北京：北京大学医学出版社，2005.12

ISBN 7-81071-659-X

Ⅰ．新...　Ⅱ．王...　Ⅲ．农村—合作医疗—筹资—研究—中国　Ⅳ．R199.2

中国版本图书馆 CIP 数据核字（2005）第 132775 号

新型农村合作医疗滚动筹资理论与实践

编　　著： 王靖元
出版发行： 北京大学医学出版社（电话：010-82802230）
地　　址：（100083）北京市海淀区学院路 38 号
北京大学医学部院内
网　　址： http：//www.pumpress.com.cn
E - mail：booksale@bjmu：edu.cn
印　　刷： 北京东方圣雅印刷有限公司
经　　销： 新华书店
责任编辑： 靳新强　**责任校对：** 刘芸　**责任印制：** 张京生
开　　本： 850mm×1168mm　1/32　**印张：** 15
插　　页： 4　**字数：** 368 千字
版　　次： 2006 年 1 月第 1 版 2006 年 1 月第 1 次印刷
印　　数： 1-3000 册
书　　号： ISBN 7-81071-659-X/R·659
定　　价： 32.00 元

深化医疗制度改革
提高农民健康水平
保障农村家庭安全
加快实现全面小康

二〇〇五·十·八

蒋正华

序 1

合作医疗是我国劳动人民创造的适合中国国情的一种初级形式的农村医疗保障制度。这一制度上世纪 50 年代至 70 年代在广大农村地区发挥了重要作用，较好地保障了农民的身体健康。20 世纪 80 年代我国合作医疗制度陷入低谷，90 年代在少数地区有了一定程度的恢复。建立医疗保障制度是广大农民的迫切需要，2002 年中共中央、国务院在《关于进一步加强农村卫生工作的决定》（以下简称《决定》）中提出，要在全国范围内建立新型农村合作医疗制度。

在《决定》的指引下，全国各地的新型农村合作医疗试点逐步推开，受到广大农民欢迎。收到了政府得人心、农民得实惠、卫生得发展的良好效果。新型农村合作医疗运作环节主要包括筹资、补偿、管理、监督几个方面。其中，筹资环节是农村新型合作医疗运作的前提。由于多数农民生活水平不高，农民的劳动岗位分散，农民筹资又是非强制性的，因此农民的筹资困难在全国各地普遍存在。在这种情况下，如何建立运行顺畅，成本低廉的农民筹资机制，就成为合作医疗的难点和必须创新的关键环节之一。

在探索适宜的农民筹资机制的过程中，各地产生了许多新的筹资模式。如财税部门代收、农村信用社代扣、通过村民代表大会做出集体选择等等，各种筹资模式具有各自的优缺点和适用范围。江苏省赣榆县 2003 年，被省人民政府确定为 10 个新型农村合作医疗试点县之一。该县农村卫生工作基础较好，在试点过程中，坚持以人为本的理念，对传统农民筹资方式的缺陷进行了深入分析，逐步建立了农民滚动式预缴费制度。这一制度的优点是：

操作方便、成本低廉、资金安全、农民接受，能够有效克服逐家逐户筹资的缺陷，较好地解决了农民筹资难的问题，走出了一条农民筹资的新路子。非常值得其它地区学习和借鉴。

王靖元同志是70年代毕业的医科大学生，毕业后一直在赣榆县人民医院工作，95年由县医院院长调任赣榆县卫生局任局长至今，该同志具有丰富的农村卫生工作经验和较强的开拓创新意识。在赣榆县的农民滚动式预缴费制度创立和完善的过程中发挥了主导作用。这一制度在江苏省得到肯定，各地也多有仿效。该同志在工作之余，深入思考，总结经验，写成了《新型农村合作医疗滚动筹资理论与实践》一书。

本书全面地介绍了农民滚动式预缴费制度的产生和做法，并进行了详细的论述和深入的分析，内容丰富，语言朴实，具有很强的可读性和实用性，丰富了新型农村合作医疗的理论，是农村基层卫生管理干部在新型农村合作医疗工作中点滴创新的结晶，辛勤劳动的佐证。相信这本书的出版对促进农民滚动式预缴费办法的推广和普及，对新型农村合作医疗制度的发展与完善将会起到推动作用。

温家宝总理在有关合作医疗工作的批示中曾写道："多年农村改革的实践告诉我们，许多经验和创造来自基层，来自农民，我们要善于发现、总结和提高"。这就要求各级政府领导和有关专家深入农村，深入实践去学习，去发现，在此基础上帮助农村的基层卫生管理者把经验升华，发挥辐射作用。同时也希望广大的农村卫生工作者不辜负党中央、国务院对新型农村合作医疗制度的支持与厚望，更好地学习《决定》，贯彻《决定》，不断在实践中创新，在建设中完善。让我们共同努力为广大农民早日享受新型农村合作医疗的保障做出应有的贡献！

卫生部新型农村合作医疗技术指导组　李长明

2005年12月20日

序 2

农村新型合作医疗是关系到我国八亿农民基本医疗保障制度建立的壮举。是党和国家为农村、为农民办的一件好事实事。吴仪副总理多次讲过，新型农村合作医疗工作“只许成功，不许失败。”这表明了党和国家为解决农民的基本医疗保障的决心。

中国初级卫生保健基金会，一年多来通过大量的调研认为，江苏省赣榆县的新型农村合作医疗的做法和经验值得借鉴推广。

赣榆县新农合主要做法：“滚动式筹资、计算机管理、良好的补偿机制是解决当前新农合工作难点（筹资难、成本高，筹来的资金不封闭、不安全，补偿机制不合理、难以提高参合率。）的好办法。”2005 年 7 月我会与江苏省连云港市人民政府，在赣榆县共同举办了以介绍交流农村新型合作医疗好的经验，并实地参观、考察该县的新农合做法为主题的中国农村卫生改革与发展论坛。到会的有来自全国的 16 个省市、46 个地级市、83 个县市的 168 位参会代表。赣榆县“滚动筹资”的新农合经验使参会代表深受启发，感触颇深，反响极大。纷纷表示要很好地借鉴赣榆经验，结合本地实际，更好地推动新农合工作的开展。蒋正华理事长特地为此次论坛发了贺信，给论坛带来了极大的振奋和鼓舞。

王靖元同志在农村基层任县卫生局局长 10 年，现还担任我会专家委员会副主任委员，具有丰富的农村卫生工作管理经验和较高的理论水平，并具有较强的开拓意识和创新精神。在探索、实施、完善新农合滚动式预缴费制度过程中，发挥了主导作用。该同志著出的《新型农村合作医疗滚动筹资理论与实践》一书，具有很强的可读性和操作性。对普及推广新农合的开展，具有很好的参考价值和指导作用。为此我对王靖元同志该书的出版表示衷心的祝贺！

中国农工民主党中央办公厅主任 陈建国
中国初级卫生保健基金会秘书长

2005 年 12 月

序 3

新型农村合作医疗的筹资体现了以政府为主导、集体扶植和农民个人多方筹集的一种创新机制。它是执行新农合制度可持续发展的难点和关键。合作医疗的筹资除了需要有政府公共财政的持续支持外，每年向农民收缴参合费用往往需要花费大量的人力和财力。迄今还没有成熟的经验可以在全国推广，需要各地积极探索因地制宜的筹资方法。

江苏省赣榆县经过三年的摸索，创造出一种提前预缴参合资金的办法，称之为“农民滚动式预缴费制度”，为全国创造了经验，有效地解决了农民筹资难的问题。研究证明这一方法降低了80％的筹资成本，能控制管理成本在5％以下。

“滚动筹资”是需要有一定的前提条件的。因为它是在就医农民报销时现场收取的。住院大额补偿时一次性预缴，门诊小额补偿时多次预缴。因此，首先需要当地新型合作医疗的补偿模式有较大的受益面；其次是本着农民知情和自愿的基础上收缴的，宣传工作一定要做到位；三是要有透明公正的管理机制和良好的信息管理系统的保证。以农民群众的信任度为基础，逐步培养和提高农民主动参合的积极性。

本书系统总结了赣榆县在江苏省、连云港市党委和政府的领导下开展新型农村合作医疗“滚动筹资”的理论和实践，提出了规范操作的方法。从实践中总结出来的经验，是难能可贵的，也是赣榆县广大农民和合作医疗管理干部的一种创造，我们应该很好地学习并给予坚决的支持。同时也需要将“滚动筹资”的方法不断地完善、充实和提高。

卫生部卫生经济研究所副所长 胡善联
复旦大学教授、博士生导师

2005 年 9 月 15 日

目　录

第一章　农村卫生工作基本形势分析 …………………………… 1
第一节　农村卫生工作的简要回顾 …………………………… 1
一、从建国至改革开放以前 …………………………………… 1
二、20 世纪 70 年代末至 80 年代 ……………………………… 2
三、20 世纪 90 年代 …………………………………………… 3
四、世纪之交 …………………………………………………… 4
第二节　农村卫生工作的环境分析 …………………………… 7
一、我国农村卫生工作所面临的主要社会矛盾 ……………… 7
二、我国农村卫生工作的社会环境不断变化 ………………… 9
第三节　社会主义市场经济与农村卫生事业发展 …………… 12
一、农村医疗卫生服务市场及其特征 ……………………… 13
二、市场经济理论对卫生改革的推动作用 …………………… 14
第四节　农村卫生工作面临的机遇和困难 …………………… 17
一、农村卫生工作面临的主要机遇 ………………………… 17
二、农村卫生工作面临的困难 ……………………………… 20
第五节　农村卫生改革与发展的思路与对策 ………………… 28
一、农村卫生改革与发展的目标和基本原则 ……………… 28
二、农村卫生改革与发展的主要内容和基本措施 ………… 29
第二章　合作医疗发展的历程 ………………………………… 41
第一节　传统合作医疗的历史回顾 …………………………… 41
一、合作医疗是人民群众的历史性创举——产生 ………… 42
二、合作医疗得到了党和政府的肯定和支持——发展 …… 44
三、合作医疗受挫的教训——解体 ………………………… 45

四、合作医疗的再度发展——恢复 …… 46
第二节 新型农村合作医疗制度的出台 …… 49
一、新型农村合作医疗制度产生的背景 …… 50
二、新型农村合作医疗制度有关政策介绍 …… 51
三、党和国家高度重视新型农村合作医疗试点工作及其主要问题 …… 55
四、新型农村合作医疗制度的历史作用与发展趋势 …… 57
第三节 赣榆县新型农村合作医疗制度介绍 …… 61
一、加强领导,广泛宣传,强化政府推动力 …… 62
二、科学筹资,合理补偿,彰显制度创新亲和力 …… 63
三、加大投入,规范管理,提供有序运作保证力 …… 64
案例 赣榆县新型合作医疗免费体检做法与分析 …… 69
第三章 新型农村合作医疗制度与农村卫生工作 …… 75
第一节 新型农村合作医疗制度与农村卫生工作的辩证关系 …… 76
一、合作医疗制度与新的卫生资源的启动 …… 76
二、合作医疗制度与预防保健工作的关系 …… 78
三、合作医疗制度与农村社区卫生服务的关系 …… 79
四、合作医疗制度与镇村卫生组织一体化管理的关系 …… 80
五、合作医疗制度与农村卫生改革的关系 …… 81
第二节 完善新型农村合作医疗制度 …… 82
一、多方筹资 …… 82
二、合理补偿 …… 84
三、科学管理 …… 86
四、强化监督 …… 88
第三节 农村卫生改革与发展 …… 89
一、积极推进农村卫生改革 …… 89
二、加强卫生机构服务能力建设 …… 90

三、健全和完善农村社区卫生服务体系 …… 91
四、实行镇村卫生组织一体化管理 …… 92
第四节 政府对合作医疗与农村卫生的组织领导 …… 93
一、加强对合作医疗和农村卫生的政策和法律支持 …… 93
二、加大对合作医疗和农村卫生的合理化投入 …… 94
案例一 赣榆县乡镇卫生院实行合作经营情况 …… 95
案例二 赣榆县公共卫生体系建设情况 …… 98
案例三 赣榆县建设农村卫生服务新体系方案摘录 …… 102
第四章 农民滚动式预缴费制度的理论分析 …… 107
第一节 农民滚动式预缴费制度的社会学分析 …… 107
一、发展中的农村社会需要农民滚动式预缴费制度 …… 108
二、农村社会广补偿的观念满足了农民滚动式预缴费制度的需要 …… 109
三、农民滚动式预缴费制度符合社会学角色理论 …… 110
四、农民滚动式预缴费制度是农村社会的一个稳定器 …… 111
第二节 农民滚动式预缴费制度的经济学分析 …… 112
一、农民滚动式预缴费制度符合成本效益理论 …… 112
二、农民滚动式预缴费制度具有厚实的经济基础 …… 113
三、农民滚动式预缴费制度符合市场需求理论 …… 114
四、农民滚动式预缴费制度符合政府与市场作用理论 …… 115
第三节 农民滚动式预缴费制度的辩证分析 …… 116
一、关于农民自愿参合的辩证分析 …… 116
二、关于补偿标准的辩证分析 …… 119
第四节 农民滚动式预缴费制度的心理学分析 …… 121
一、经济欠发达地区农民缴费心理分析 …… 121
二、农民滚动式预缴费制度符合农民心理 …… 122
三、农民滚动式预缴费制度符合干部心理 …… 123
四、农民滚动式预缴费制度符合管理人员心理 …… 124

五、农民滚动式预缴费制度符合卫生人员心理 …………… 125
第五节 农民滚动式预缴费制度的保险学分析 …………… 125
一、农民滚动式预缴费制度符合社会保险的基本特征 …… 125
二、农民滚动式预缴费制度符合社会保险基金运营的要求 …………………………………………………… 126
第六节 农民滚动式预缴费制度的管理学分析 …………… 127
一、农民滚动式预缴费制度符合创新理论的要求 ………… 127
二、农民滚动式预缴费制度符合绩效理论的要求 ………… 128
三、农民滚动式预缴费制度符合基金安全的要求 ………… 128
四、农民滚动式预缴费制度符合定位理论的要求 ………… 129
第五章 农民滚动式预缴费制度的产生与做法 …………… 131
第一节 筹资模式的种类与特点 ………………………… 132
一、政府组织、镇村干部上门收费模式 ………………… 134
二、政府组织、镇村与卫生部门共同收费模式 ………… 134
三、财税部门代收模式 ………………………………… 134
四、统一代扣模式 ……………………………………… 135
五、集体收缴模式 ……………………………………… 135
六、农村信用社代收模式 ……………………………… 136
七、村集体买单模式 …………………………………… 136
八、卫生部门收费模式 ………………………………… 136
第二节 传统筹资模式在实践上的挫折与缺陷分析 ……… 137
一、传统筹资模式在实践上的挫折 ……………………… 138
二、传统筹资模式的缺陷分析 …………………………… 139
第三节 农民滚动式预缴费制度的建立与实践 …………… 143
一、确定筹资模式的标准 ……………………………… 143
二、农民滚动式预缴费制度的产生 …………………… 144
三、农民滚动式预缴费制度的概念与做法 ……………… 145

第六章 农民滚动式预缴费制度的具体做法与程序 …………147
第一节 农民滚动式预缴费制度在村卫生室的运作程序 …147
一、农民在村卫生室看病、报销和滚筹的基本流程 ………148
二、村卫生室定期到镇合管办报帐的基本流程 ……………149
第二节 农民滚动式预缴费制度在镇合管办的运作程序 …150
一、农民到镇合管办报销和滚筹的基本流程 ………………150
二、镇合管办报销员定期报帐的基本流程 …………………151
三、村卫生室数据的输入和与镇合管办数据的登记与核对 ……………………………………………………………152
第三节 县、镇合管办农民滚动式预缴费制度的帐务处理 ……………………………………………………………153
一、镇合管办农民滚动式预缴费制度的帐务处理 …………154
二、县合管办农民滚动式预缴费制度的帐务处理 …………156
第七章 农民滚动式预缴费制度的可行性与优越性 …………159
第一节 农民滚动式预缴费制度的可行性 …………………159
一、滚动筹资符合农民缴费心理 ……………………………160
二、滚动筹资导致了收费环境和收费方向的改变 …………161
三、滚动筹资以广补偿全滚筹的模式作基础 ………………163
四、滚动筹资使农民、卫生机构和政府获得三赢 …………165
第二节 农民滚动式预缴费制度的优越性 …………………166
一、滚动筹资操作方便 ………………………………………166
二、滚动筹资资金安全 ………………………………………167
三、滚动筹资成本低廉 ………………………………………168
四、滚动筹资有利于合作医疗持续运作 ……………………172
第三节 滚动筹资与新型合作医疗可持续发展 ……………173
一、影响当前合作医疗可持续发展的主要因素 ……………174
二、实现合作医疗现阶段目标的基本框架 …………………177
三、现阶段合作医疗总体框架的支撑要素 …………………179

第八章　农民滚动式预缴费制度的配套措施 …………………… 185
第一节　确立保大保小合医药合防保的补偿模式 ………… 185
一、补偿机制的建立与补偿模式的选择 …………………… 186
二、保大保小补偿模式的原因分析 ………………………… 189
三、合作防保补偿模式的做法、目的与意义 ……………… 193
第二节　构建农村社区卫生服务网络，实行一体化管理 …… 196
一、构建农村社区卫生服务网络 …………………………… 196
二、实行镇村卫生组织一体化管理 ………………………… 199
三、关于构建农村卫生服务新体系 ………………………… 200
第三节　实行合作医疗网络信息化管理 ………………………… 204
一、合作医疗网络信息化管理的软硬件配置 ……………… 204
二、合作医疗管理信息系统的优化与完善 ………………… 205
三、合作医疗网络信息化管理的运作和功能 ……………… 205
四、合作医疗网络信息化管理的意义 ……………………… 206
第四节　建立县镇两级管理、以镇为主的管理体制 ………… 206
一、建立县镇两级管理、以镇为主的管理体制的必然性 … 206
二、县镇合管办的职能分工 ………………………………… 207
三、县镇两级管理、以镇为主管理体制的意义 …………… 208
四、合作医疗管理体制的权力分配分析 …………………… 209
第五节　农民滚动式预缴费制度的其它配套措施 ………… 210
一、切实加强组织领导 ……………………………………… 210
二、开展持续的人性化的宣传 ……………………………… 211
三、强化检查和监督措施 …………………………………… 212
案例一　关于构建农村卫生服务新体系的思考 …………… 213
案例二　赣榆县医疗卫生机构药品集中招标采购管理办法
实施细则（试行） ………………………………………… 223
案例三　赣榆县药品网络招标采购实施办法 ……………… 230

第九章 农民滚动式预缴费制度的效果与意义 …………………… 233
第一节 农民滚动式预缴费制度的效果 …………………………… 233
一、农民滚动式预缴费制度的发展过程 ………………………… 233
二、农民滚动式预缴费制度达到的成效 ………………………… 235
第二节 农民滚动式预缴费制度的意义 …………………………… 236
一、农民滚动式预缴费制度是制度创新的典范 ………………… 237
二、农民滚动式预缴费制度促进了合作医疗制度的革新 …………………………………………………………………… 238
三、农民滚动式预缴费制度促进了农村社会保障制度的完善 …………………………………………………………… 238
四、农民滚动式预缴费制度促进了农村卫生事业发展 ……… 239
五、农民滚动式预缴费制度促进了农村经济发展与社会稳定 …………………………………………………………… 239
六、农民滚动式预缴费制度减轻了政府筹资的负担 ………… 239
第三节 农民滚动式预缴费制度的未来影响 ……………………… 240
一、农民滚动式预缴费制度对社会观念的影响 ………………… 240
二、农民滚动式预缴费制度对合作医疗运作模式的影响 …………………………………………………………………… 241
三、农民滚动式预缴费制度对社会保障政策的影响 ………… 241
四、农民滚动式预缴费制度对医疗保险学等学科建设的影响 …………………………………………………………… 242
五、农民滚动式预缴费制度对卫生政策的影响 ………………… 242
六、农民滚动式预缴费制度对农村社会关系和社会结构的影响 …………………………………………………………… 243
七、农民滚动式预缴费制度对其它国家和地区的影响 ……… 243
第四节 效仿滚动筹资的效果与对滚筹制度的评价 ……………… 244
一、国内有关地区实行滚筹制度的效果与评价 ………………… 244
二、专家学者官员对农民滚动式预缴费制度的评价 ………… 245

附录一　相关期刊文章 …… 249
新型农村合作医疗制度在赣榆 …… 249
赣榆县新型农村合作医疗试点工作调查分析 …… 256
以农民为本与新型农村合作医疗 …… 262
论新型农村合作医疗的宣传问题 …… 269
论新型农村合作医疗的基本原则 …… 277
赣榆县新型农村合作医疗运行机制的建立与效果评价 …… 286
关于新型农村合作医疗电子化管理的探讨 …… 294
预防为主与新型农村合作医疗制度 …… 302
论新型合作医疗基金分割机制与补偿比例 …… 310
赣榆县农民滚动式预缴费制度的做法与分析 …… 316
关于构建和谐社会、发展新型农村合作医疗的若干建议 …… 326
农村医疗保障制度建设需全面调整思路 …… 337
破解农民“筹资难” …… 341
滚动筹资　成本降八成 …… 349
探索筹资机制　实行滚动筹资 …… 354
附录二　相关文件资料 …… 359
关于成立赣榆县新型农村合作医疗管理委员会的通知 …… 359
关于成立“赣榆县新型农村合作医疗管理委员会办公室”的通知 …… 361
关于调整赣榆县新型农村合作医疗监督委员会组成人员的通知 …… 362
关于印发《赣榆县新型农村合作医疗实施办法(试行)》的通知 …… 364
关于印发《赣榆县新型农村合作医疗实施细则(试行)》的通知 …… 373
关于印发《赣榆县新型农村合作医疗定点服务机构管理办法(试行)》的通知 …… 380

关于将非计划免疫疫苗接种、预防性服药以及妇幼保健保偿列入我县新型农村合作医疗服务范围的规定(试行) …… 384
关于调整《赣榆县新型农村合作医疗不予报销的诊疗和服务项目目录(试行)》的通知 …… 386
关于新型农村合作医疗有关问题的补充规定 …… 391
关于新型合作医疗免费体检的通知 …… 398
关于对《赣榆县新型农村合作医疗实施细则(试行)》进行调整的通知 …… 403
关于巩固新型农村合作医疗滚动式预缴费制度的通知 …… 406
赣榆县关于巩固新型农村合作医疗有关制度的通知 …… 408
赣榆县新型农村合作医疗相关工作制度 …… 413
赣榆县新型农村合作医疗就诊及医药费用补偿程序 …… 421
赣榆县新型农村合作医疗参合人员大病统筹补偿申请审批单 …… 422
赣榆县新型农村合作医疗相关表格样式 …… 423
赣榆县新型农村合作医疗合同书(参合农民) …… 434
赣榆县新型农村合作医疗合同书(定点服务机构) …… 437
赣榆县新型农村合作医疗服务承诺书 …… 441
赣榆县新型农村合作医疗工作目标责任书 …… 444
赣榆县新型农村合作医疗工作督查方案 …… 446
赣榆县新型农村合作医疗宣传口号 …… 448
赣榆县新型农村合作医疗知识宣传单 …… 450
参考文献 …… 453
后　记 …… 454

第一章　农村卫生工作基本形势分析

新世纪头十年是国家改革和发展的关键时期，发展中的中国将建立起比较完善的社会主义市场经济体制，人民生活水平进一步提高，农村卫生事业改革与发展不断深入。这要求我们广大农村卫生工作者，必须在邓小平理论、“三个代表”重要思想和党的十六大精神指导下，解放思想，更新观念，增强改革的紧迫性和自觉性，把握农村卫生改革与发展的正确方向，积极主动地对转型时期农村卫生出现的问题和困难，做好思想上、理论上和心理上的准备，迎接新世纪农村卫生工作新高潮的到来，全面实现国务院体改办等部委《关于农村卫生改革与发展的指导意见》、《中共中央、国务院关于卫生改革与发展的决定》和《中共中央、国务院关于进一步加强农村卫生工作的决定》提出的奋斗目标和工作要求。

第一节　农村卫生工作的简要回顾

一、从建国至改革开放以前

新中国农村卫生事业是在旧中国一穷二白的基础上起步建设的。解放前夕，全国近 5 亿人口，平均每千人口只有卫生技术人员 0.93 人，病床 0.14 张，而且主要卫生资源 80%在大中城市，20%在县城，广大农村基本没有医疗卫生设施。解放后，在“面向工农兵，预防为主，团结中西医，卫生工作与群众运动相结合”的方针指引下，通过就地动员、部队调派以及发动社会医务力量，以民办公助和私人联合的方式，由各级地方政府遴选民间医务人员集资集药集物，有重点地发展县乡卫生组织。同时，要求城乡卫生医疗机构“以大带小、以强带弱”，开展医疗技术协作，使公社、大队卫生机构也得到进一步发展。到 1958 年，每个公社基本上都有 1 所卫生院，生产大队普遍建立卫生室，每个卫生室有卫生人员 2～3 人，多系个体开业医生，有的是联合诊所人员。至此，农村卫生服务体系的框架基本建立。到 60 年代，伴随着农业生产的集体化进程和政经合一的人民公社体制的建立，农村卫生机构也由个体走向联合；在民办公助的支持下，由联合发展为集体所有制甚至全民所有制。60 年代中期以后，在毛主席“把医疗卫生工作重点放到农村去”的号召下，农村卫生工作得到全面加强，进一步建立起县、社、村三级医疗预防保健网、乡村医生队伍和合作医疗制度，构成了三位一体的农村卫生体系。

二、20 世纪 70 年代末至 80 年代

70 年代末，因落实知识分子政策，大批在“文革”期间下放的城市医务人员相继回城；高等医学院校刚刚恢复招生，尚无毕业生可分配到基层；老的技术骨干退休、子女顶替政策等因素影响，卫生院出现技术人才断档，技术水平下降。加之文革后的城市卫生机构亟待恢复和发展，国家经济政策的调整和转型，财政分级管理，对农村卫生工作在精力和财力上都没能给予保证，农村卫生工作曾一度处于困境。1985 年以后，国务院以国发［1985］62 号文件批转了卫生部《关于卫生工作改革若干政策问题的报告》，从此，农村卫生在改革中探索前进。宏观体制上，乡镇卫生院三权下放至乡镇，乡级财政建立后，卫生事业经费补助由差额补助改为定额补助，人头经费由县财政下拨至乡镇政府，或直接从乡财政上交额中预留给卫生院。任务补助部分由县财政、卫生部门根据乡镇完成工作任务情况给予补助。有的地方把年度

预算的经费分为两块：一块与防保任务的落实和工作质量挂钩，另一块用于乡镇卫生院建设的拼盘资金，既保证了指令性任务的完成，又充分利用有限的资金促进了卫生院的基本建设。微观经营上，实行了综合目标管理责任制和院长负责制。大多数卫生机构实行了五定一奖励的责、权、利相结合的管理体制，即定编、定人员、定任务、定经费、定质量和精神、物质奖励，后被称为综合目标责任制，以调动广大职工的积极性。80 年代以后，农村集体性质的卫生室出现不稳定因素，有的向个体行医演变。很多县开始探索乡村卫生组织一体化管理的做法，由乡镇卫生院对村卫生室的人员、业务、财务、行政和药品购销实行统一管理。

三、20 世纪 90 年代

进入 90 年代，国家主要采取了两项战略性的措施，一是初级卫生保健，简称初保，二是农村卫生三项建设，农村卫生事业得到较大发展。世界卫生组织提出“2000 年人人享有卫生保健”的全球战略目标和初级卫生保健的基本策略，中国政府对此做出庄严承诺。1990 年，国家五部委（卫生部、国家计委、农业部、国家环保局、全国爱卫会）下发了《中国农村 2000 年人人享有卫生保健规划目标》，并作为 20 世纪末我国农村实现小康目标的内容之一。经过 10 年的努力，我国农村初级卫生保健工作取得了显著进展，全国已有 85%的县（市、旗、区）达到了《规划目标》的要求。通过实施初级卫生保健，扩大了农村卫生工作的社会影响，提高了农村卫生在各级政府工作目标中的地位，增强了三级医疗预防保健网的综合服务功能，尤其是强化了乡镇卫生院的枢纽地位和承上启下的作用。

此外，从 1991 年起，卫生部、国家计委、财政部统一部署，开始了农村卫生三项建设项目（指乡镇卫生院、县卫生防疫站、县妇幼保健所）。到 1999 年底，全国累计投资 174 亿人民币，竣工面积5 311万平方米，建设了46 505个卫生机构，占应该得到改造的机构总数的82.4%，其中，82.3%的乡镇卫生院、79.6%的县卫生防疫站、86.5%的县妇幼保健所得到了改造。

至1998年底，全国共有乡镇卫生院5万余所，行政村卫生室73万所。全国农村县乡卫生机构共有卫生技术人员132万余人，平均每个村有乡村医生和卫生员1.81人。50年的建设、改革与发展，取得了辉煌的成绩，也经历了一些曲折和挫折。在从计划经济到有计划的商品经济到市场经济的改革和转进中，农村卫生事业遇到很多新情况和新问题。

四、世纪之交

从总体上看，近年来，尽管农村卫生工作出现了许多新情况，但各地积极采取措施，坚持改革与发展，促使农村卫生事业在困难中求稳定、谋发展，取得了较大成绩。

（一）农村初级卫生保健工作稳步推进

近年来，在各级党委政府的高度重视下，初保工作列入了各级政府为民办实事的重要内容，列入了小康县建设评价的标准，在各有关部门通力协作下，初保工作逐步成为政府行为。江苏省于1998年在全国提前两年实现了以县（市）为单位的2000年人人享有初保的阶段性规划目标。此后，又在全国率先开展了创建农村初保先进县（区）活动，农村初保普及面在全国处于领先地位，已建成省级初保先进县（区）38个，占64个县（区）总数的59%。初保工作在农村卫生事业中发挥了龙头作用，极大地改善了农村卫生条件，特别是农村改水工作由于省政府实施了两个三年改水攻坚工程，各级财政给予有力的支持，自来水普及率迅速提高到77.8%，得到广大农村居民的衷心拥护和全国爱卫会的高度赞扬；农村卫生三项建设深入实施，到2000年底全省累计消除乡镇卫生院危房60万平方米，占原有危房总数的95%。2001年，江苏省人大常委会颁布实施《江苏省农村初级卫生保健条例》，进一步将农村卫生工作纳入法制化管理轨道。

(二) 农村医疗保障制度逐步完善和发展

农村合作医疗基本保持稳步发展势头。针对传统合作医疗抗风险能力弱等弊端，江苏省从1996年开始在合作医疗中引入保险机制，逐步推行农村居民合作医疗保险，着力解决和缓解农民因病致贫、因病返贫问题，把农村医疗保障制度建设又大大地向前推进了一步。在总结各地成功经验的基础上，江苏省《初保条例》明确提出把“大额费用合作医疗保险”作为农村合作医疗的主导模式，重点增强广大农民抵抗疾病风险的能力。目前这种合作医疗保险的覆盖率已达到28.1%。为了进一步推动大额费用合作医疗保险制度的建设，省政府决定从2000年起每年投入2000万元，建立省级专项扶持资金，用于对苏北经济欠发达地区和黄桥、茅山革命老区的补助。这个投入力度是前所未有的，充分体现了省委、省政府对农村卫生工作的重视和对广大农村居民身体健康的关心，同时也调动了各级党委、政府办好农村合作医疗的积极性。苏州、江阴、丹阳等一些市、县还在探索建立多层次的农村居民医疗保障体系，努力向城乡一体的社会基本医疗保险制度转化。

(三) 因地制宜与多形式的改革探索

随着农村卫生工作的经济与社会基础条件的变化，各地也相应调整发展思路，积极推进卫生改革，收到了一定成效。一是适应农村乡镇撤并、村组合并以及交通条件改善，调整农村卫生资源布局与结构，撤并了一部分乡镇卫生院和村卫生室，江苏省村卫生室总数由1997年的32 772个减少到27 918个，提高了资源利用效率。二是在非建制乡镇的部分乡镇卫生院进行了包括产权出售、股份合作、租赁经营等多种形式体制改革的探索，盘活了卫生资源存量。江苏赣榆等地试行乡镇卫生院合作经营，六合区组建区域性医疗联合体，提高了竞争实力。三是实施以人事分配制度改革为核心的乡镇卫生院内部运行机制改革，增强了活力。靖江、金湖、东台、金坛等地进行了公开选聘院长的探索，并采取考试考核办法分流非卫技人员及闲置性人员，取得了良好效果。四是推行乡村卫生机构一体化管理，就是将乡镇卫生院与村卫生室捆绑经营、一体管理，成为统一的整体，有效维护了农村医疗卫生服务市场秩序。苏州各县（市）和盐都等地积极开展农村社区卫生服务工作，强化了乡村卫生机构的综合服务功能。

50 年来，我国农村卫生事业从白手起家发展到相当的规模和水平。总结建国 50 年，尤其是改革开放 20 多年以来农村卫生事业发展的基本经验，得出的主要启示是：农村卫生事业的发展要与社会主义初级阶段基本国情相适应、与社会主义市场经济体制相适应、与农村生产力水平和生产方式相适应、与农民生活水平和医疗保健需求相适应、与国家有关农业、农村和农民问题的方针政策相适应。

目前我国正处于社会主义初级阶段，正处于社会主义市场经济初步建立时期，农村卫生事业的改革与发展必须符合这个基本国情，必须适应社会主义市场经济的要求，强化大局意识，提高正确处理局部与全局、当前与长远、卫生行业与其他行业、卫生事业发展与人民群众利益相互关系的自觉性。在提高对社会主义市场经济规律认识的基础上，认真总结 50 年来农村卫生改革与发展的经验和成绩，明确新时期农村卫生事业发展的方向和重点，明确新时期农村卫生改革的理论依据和指导思想。

第二节 农村卫生工作的环境分析

一、我国农村卫生工作所面临的主要社会矛盾

我国的社会主义建设是在“一穷二白”的基础上起步的，经济文化状况的落后是我国的基本国情。党的十三大指出“我国将长期处于社会主义初级阶段。”党的十六大指出“现在达到的小康还是低水平的、不全面的、发展很不平衡的小康，人民日益增长的物质文化需要同落后的社会生产之间的矛盾仍然是我国社会的主要矛盾。我国生产力和科技、教育还比较落后，实现工业化和现代化还有很长的路要走；城乡二元经济结构还没有改变，地区差距扩大的趋势尚未扭转、贫困人口还为数不少；就业和社会保障压力增大；我们仍然面临发达国家在经济科技等方面占优势的压力；经济体制和其他方面的管理体制还不完善；民主法制建设和思想道德建设等方面还存在一些不容忽视的问题。”我国社会的基本矛盾是造成我国农村卫生工作主要问题和困难的根本原因。

（一）城乡矛盾

由于历史的原因，我国是一个城乡分治二元经济结构的社会。我国大部分人口在农村，现行的户籍管理制度限制了农民平等竞争的权利，农村的社会发展程度远远低于城市，农民的经济文化水平明显地低于城市居民。农村卫生事业落后其根本原因就在于城乡二元经济结构。

（二）国家社会经济发展不平衡所造成的矛盾

近年来，我国一直存在着地区间社会经济发展差距扩大的趋势，社会经济发展不平衡，落后地区依靠自己的力量常常不足以

解决当地的卫生问题。同时，由于地区间经济发展水平的差距，导致自上而下的决策体制很难出台各地普遍适用的卫生政策，而我国分级决策的体制尚未完全形成，基层领导者的知识和决策水平也比较低，多数还不能做到根据本地的实际情况，创造性地开展工作和独立地解决当地的问题。

（三）农民人数众多与自身资源稀缺的矛盾

我国农民占全国人口的70%以上，但是他们的经济资源、知识资源、组织资源（权利资源）都比较少，因此在社会中始终处于一个相对弱势的地位，从而导致了我国农村卫生服务层次低于城镇。

（四）农村卫生服务复杂性与卫生人才有限性的矛盾

我国农村人口众多、地区差异很大，农村卫生服务面广量大，比较复杂。但是由于科学教育事业的落后，我国农村卫生人才缺乏。同时，由于体制等方面的原因，现有的卫生人力资源没有得到充分的发挥，使得卫生人才相对于农村卫生服务的复杂性显得明显不足。

（五）农村卫生工作者的社会目标与自身利益的矛盾

农村卫生工作者的社会目标是争取农村卫生事业的社会效益最大化，但是农村卫生工作者也有自己的个人利益，而其个人利益又常常会和部门利益、行业利益交织在一起，当部门利益、行业利益与社会利益发生矛盾时，选择了社会利益就是牺牲了个人利益和部门利益，而选择了个人利益和部门利益就是牺牲了社会利益，这种矛盾是客观存在的。

（六）国外先进医学技术和国内落后经济状况的矛盾

改革开放以后，产品市场已经充分开放，在我国国内几乎可以买到国际范围内一切最先进的技术产品，例如药品和卫生材料，但是由于自然地域的限制我们的劳动力市场还很封闭，社会劳动力的价格还远远低于国际平均水平更低于发达国家。当我国普通劳动者用自己的劳动报酬与国际先进的医学技术产品相交换的时候，就会发生尖锐的矛盾，我国看病贵的现象在一定程度上是由此而造成的。

二、我国农村卫生工作的社会环境不断变化

农村卫生工作的外环境包括：社会的经济体制、政治体制以及社会文化和经济发展状况等。近十几年来，农村卫生的环境发生了很大的变化，1992 年中国共产党第十四次代表大会宣告，我国经济体制改革的目标是建立社会主义市场经济体制。1993 年 11 月中国共产党第十四届中央委员会第三次全体会议通过了《中共中央关于建立社会主义市场经济体制若干问题的决定》，制定了工商税制改革、外汇管理体制改革、财政体制改革、金融体制改革、价格体制改革、投融资体制改革、外贸体制改革的政策和策略，作出了建立产权明晰、责权明确、政企分开、管理科学的现代企业制度的重大决策。1995 年党的十四届五中全会制定了国民经济和社会发展“九五”和 2010 年远景目标，并在《建议》中明确指出。实现这些目标的关键是实行两个具有全局意义的根本性转变，一是经济体制从传统的计划经济体制向社会主义市场经济体制转变，二是经济增长方式从粗放型向集约型转变。

社会主义市场经济体制的提出和逐步建立是一个革命性的大事件，它从根本上改变了我国农村卫生工作的政策环境、经济环境和人文环境。

（一）农村人口不断富裕，农村社会阶层分化不断加剧

社会主义市场经济迅速发展，改变了农民对卫生工作的需求。新的供给刺激新的需求，要求有新的高层次的供给不断产生。同时，社会财富的分布状况要求各个卫生机构，尤其是医疗机构要提供彼此有差异的服务，以满足不同社会阶层不同的医疗需求。这要求农村卫生工作者更加注意研究社会需求，分析自己所在的地区的卫生需求，从按照自己的习惯和偏好提供服务转变为根据社会的现实需求和潜在需求提供卫生服务。

（二）社会决策机制由高度集中向分级决策转变

现在，需要基层卫生行政部门和各个卫生机构自己作出决定的事情大大增多，计划经济时期的工作模式和事事等上级、事事靠上级的做法越来越不适应新的形势，必须培养有知识、善思维、肯负责的农村卫生工作者。我国县域卫生具有体系的完整性、决策的自主性、行为的独立性、横向的差异性、纵向的连续性等特征。因此，在国家五级卫生行政管理体系中，县级卫生是一个十分重要而又特殊的层面和单元，可以不违背上级政策的前提下，进行因地制宜的决策。

（三）政府的卫生政策制导卫生机构的行为

医院既要保生存，又要求发展，必然按照政策的制导，寻求最佳发展方向。譬如医院由统收统支的事业单位转变为自收自支定额补贴单位，按照服务项目付费的方法等都会对医院行为方式造成较大影响。农村卫生工作者必须深入调查研究，清醒认识其正反两方面的效果，并在此基础上研究如何进一步兴利除弊，扬长避短。

（四）我国的法律、法规正在不断地完善之中

广大农村卫生工作者首先要懂得卫生法律，不能做触犯国家法律的事情。而且要不断地学习作为市场经济运行规则的其他法律法规，以免使卫生部门或卫生机构在与社会其他经济主体的交往中陷于被动，尤其是要学会避免在经济交往中陷于被动。

（五）承认社会成员追求经济利益的合理性

在计划经济时期所造成的意识形态，其中有一部分因为与新的社会经济环境不适应逐渐淡出社会舞台，同时由于劳动人事制度的改革，卫生机构对本单位职工的约束日见减弱，“单位人”逐渐向“社会人”转变，经济收入的差异成为推动劳动力流动的主要因素，许多卫生政策会通过影响卫生人力的经济收入进而影响卫生人力配置。要认识各种卫生政策对卫生人力资源配置的影响，合理配置农村卫生人力资源。

（六）农村卫生的发展以农村卫生机构的发展为基础

在市场经济条件下，卫生机构的健康发展需要它的领导者一方面学会经营，把能够组织的收入都收上来；另一方面要学会建设组织文化；重新协调劳动者个人和组织的关系，使大家处理好个人目标和组织目标的关系，个人利益和集体利益的关系，暂时利益和长远利益的关系，组织利益和社会利益的关系。这是市场经济对农村卫生工作者提出的新挑战和新要求。

（七）新事物新信息不断涌现

这些新事物、新信息不可避免地要影响农村卫生工作的观念和方式方法。例如在 80 年代后期，企业实行“承包制”，就需要思考医院要不要效仿。进入 90 年代，企业开始进行产权制度改

革，也迫使思考国有医院一统天下的局面是否合理。当前，在全面回顾我国卫生改革经历的基础上，卫生部部长高强提出，在社会主义市场经济条件下，发展卫生事业需要引入市场机制，但是坚持卫生事业为人民健康服务的宗旨和公益性质不能变，医疗卫生机构不能变成追求经济利益的场所。

我国社会主义改革开放事业发展到今天，农村卫生工作的外环境急剧变化，新事物层出不穷，要求广大的农村卫生工作者要观察新事物、学习新知识、掌握新理论、具有新观念。要学好马克思主义、毛泽东思想、邓小平理论和“三个代表”重要思想，要用马克思主义的宽广眼界去认识世界，不断学习党和政府关于建立社会主义市场经济的方针、政策、法律、法规，不断地学习哲学、经济学、社会学、市场营销学、伦理学等一切与农村卫生发展有关的学科知识，不断地学习现代医学的新进展和新成果，不断地学习农村卫生管理的新知识和新理论。广大农村卫生工作者的正确态度是细致地观察、勤奋地学习、敏锐地思考、勇敢地实践，在学习和实践中努力提高自己，推动农村卫生工作的前进。

第三节　社会主义市场经济与农村卫生事业发展

我国社会主义市场经济体制的确立，既是我国改革开放20多年来实践发展的客观要求，也是人们对计划与市场关系的认识随改革实践的发展而不断深化的必然结果。我国农村卫生事业的改革和发展，必须主动适应社会主义市场经济的需要。同时，社会主义市场经济具有不同于资本主义市场经济的若干重要特点，而且作为主要服务产业的医疗卫生部门，也存在着许多与一般社会经济部门不同的重要特点。因此，必须在掌握市场经济基本理论知识的基础上，进一步从市场经济一般与市场经济特殊相结合的角度，专门分析研究如何在农村卫生事业的改革和发展中引入市场机制的问题。

一、农村医疗卫生服务市场及其特征

市场经济是就整个社会经济活动的基本方式而言的，特别是就国民经济中那些“纯”经济部门和产业而言的，如工农业、商业、金融业等。但是，在实行市场经济体制的任何国家里，实际上都还存在着某些非经济部门或非纯粹性经济部门。在市场经济的大环境中，这些部门的运转不可避免地要引入市场机制以提高效率，满足部门内从业人员的物质利益要求，但这些部门不同于纯经济部门，其作用主要不在于为社会提供物质产品和经济上的效益，而在各种类型的社会效益。因此，在这类部门和产业中，市场的作用形式和范围，市场机制与政府宏观调控的结合方式，都必然会有其特殊性。这些部门或产业中的市场属于特殊市场，需要专门研究其运行的规律性。

农村医疗卫生服务市场是个特殊市场，既存在技术上的自然垄断和行政上的经营垄断，也存在不完全的竞争。其特征是：

①供方在专业技术上处于垄断地位，造成供需之间信息不对称，消费者难以同供方展开充分、平等的竞争。

②基本医疗服务属于生活必需品，而且医疗服务的初始需求通常是在供方指导或诱导下形成的。所以不仅供求弹性小，而且供求对价格的形成机制也难以直接发挥作用。

③医疗服务业是知识、技术密集型行业，行医执业有严格限制。这种由技术资源垄断造成的市场“进入障碍”有可能使较大的医疗机构控制服务的供给和价格，使消费者处于不利地位。

④医疗服务的生产和消费有很大的随机性。由于医疗服务的生产和消费是同时发生的，它的产品和生产行为不可分，这使它不能通过运输、流通等环节异地销售。这就使医疗机构必然要垫

付高昂的固定成本，以应付患者随到随治。

⑤市场价格形成的特殊性。医疗服务是无形的产品，消费者又存在个体差异，造成同类医疗服务供给的异质性和比较上的困难。从而医疗服务价格不可能由众多的买者和众多的卖者充分竞争形成，只能由有限竞争形成。或是在卖方竞争的基础上同行议价；或是由政府领导下的各类专业人员组成的委员会协商定价。农村医疗卫生服务市场的上述特征在很大程度上弱化了市场机制的作用。

对农村医疗卫生服务市场问题的研究，可以得出以下结论：

第一，在市场经济的大环境下，农村医疗卫生服务也是一个市场环境。因此，农村医疗卫生服务也要适应市场经济，适当地引进市场机制。

第二，医疗卫生机构与市场环境的关系中市场机制作用的性质、范围和力度与企业市场不同。

第三，市场机制不是万能的，在许多领域，特别是公共事业（例如公共卫生）和具有外部效应的准公共事业（如卫生保健），经常出现市场失灵。

第四，政府必须对农村卫生市场失灵实行宏观和微观的调控，以实现卫生资源合理配置、有效使用与公平分配。

二、市场经济理论对卫生改革的推动作用

宏观经济的调整必然会影响到卫生事业，包括卫生政策、卫生需求、卫生供给及健康状况。无论是我国因十年文革造成严重混乱进行经济调整时期，还是 20 世纪 80 年代世界经济出现危机和萧条时期，卫生部门都受到影响。为了减少经济体制改革对卫生健康产业带来的负效应，必然相应调整卫生政策、卫生体制改革方案等，以适应社会主义市场经济体制改革和发展的需要。

(一) 医疗卫生服务市场的不同领域适用不同调节方式

医疗卫生服务市场是由不同的医疗卫生服务产品构成的市场,以满足人们不同层次的消费需求。为了使各种卫生资源都能得到有效利用,必须采取不同的调节方式。首先,对多种传染病防治、地方病防治、儿童计划免疫等这些具有明显的公共性消费的基本预防保健服务仍然应该由政府计划配置。其次,基本医疗服务消费的直接受益者是个人,其消费具有私人性;但他又涉及到人的基本生存需要,并具有安定家庭、稳定社会的外部效应,其消费又具有公共性的一面,所以基本医疗服务可以采取计划和市场配置相结合的方式。

(二) 制定医疗卫生行业法规是市场发育的必要条件

在向新的体制转轨中,医疗卫生机构要逐步摆脱卫生行政机关过多的行政干预,变成自主经营、自我发展的经济实体,其生存和发展将更多地转向依靠医疗卫生服务市场上的竞争。医疗卫生服务市场的特殊性决定了建立市场规则更加重要,这是维护消费者权益,保证公平竞争的前提条件之一。目前医疗卫生服务市场上出现的某些混乱现象就是市场发育不成熟、法制不健全的表现。因此,要发展医疗卫生服务市场,就必须尽快建立和完善医疗卫生行业法规,使医疗卫生机构的所有者和经营者都能够增强法制观念,依法办事,以明确经营者的经营方向。

改革开放以来,医疗卫生体制改革的市场化趋势,使医疗卫生机构积累了一定的市场竞争的经验教训,也发现了如开单提成、药品回扣等问题。在此情景下,有必要也有条件制定有关法律、法规和相关的管理条例,以促使医疗卫生服务市场健康发育、不断完善。

（三）医疗机构自主经营与政府职能转变

医疗机构的自主经营是医疗卫生服务市场发育的重要一环，必须正确认识医疗机构市场经济主体的地位，医疗机构应当在竞争中求生存和发展。市场机制的作用会制约医疗机构的任意扩展，促使医疗机构向规模经济发展。国家对医院实行盈利性和非盈利管理，在完善医疗服务市场法规的条件下，通过多种形式，发展方便、价廉、优质的社区卫生服务，达到既减少投入又能提高质量的要求。在压缩城市卫生投入的同时以便集中资金重点资助农村医疗卫生机构的发展。

伴随医疗卫生机构的自主经营，卫生行政机关必须转变职能。计划经济体制使卫生行政机关政事不分，成为所属医疗卫生机构的直接经营者。要减少卫生行政机关对医疗卫生机构过多的直接行政干预，加强对医疗卫生机构的监督、指导和宏观管理职能，注意研究市场的共有规律和卫生服务市场的特点，对医疗卫生机构的经营活动进行间接调控，创造医疗卫生服务市场有效运行的条件。

（四）转换医疗卫生价格机制，促进卫生资源合理配置

医疗卫生服务市场是特殊市场，但是市场机制仍然可以在一定范围内起一定作用，重要的是要对不同的医疗卫生服务分层。对非基本医疗服务应该放开价格，由市场调节；对基本预防保健服务方面的事业性收费，应由国家定价；对基本医疗服务在国家定价、合理调整比价关系的基础上，应逐步过渡到由社会医疗保险机构与医疗机构协商定价。医疗服务的相对价格能合理变动，以便向医疗卫生服务的提供者和消费者发出比较准确的经济信号，使生产和消费更好地联系起来，提高卫生资源配置效益和医疗卫生服务市场的运行效益。因此，医疗卫生价格改革决不仅仅是为

了补偿医疗服务成本，而是要建立合理的医疗卫生价格形成机制，以利于卫生资源的合理配置。

第四节 农村卫生工作面临的机遇和困难

市场经济体制的建立，对深化农村卫生事业改革、加快农村卫生事业发展带来了空前的机遇和挑战，这是摆在我们面前的现实的课题。

一、农村卫生工作面临的主要机遇

（一）改革开放以来国家综合经济实力得到巨大发展

随着改革开放被确立为基本国策，市场经济更趋成熟，经济发展速度进一步加快，我国的综合国力将更加强大。国家将有更多的财力以财政转移支付的方式支持欠发达地区的经济社会发展，如国家“八七”扶贫攻坚计划、农村卫生三项建设以及正在进行的西部大开发等，特别是老、少、边、穷地区的卫生事业发展将从中受益匪浅。

（二）政府财政职能逐步由生产性财政向公共财政转变

随着市场经济体制的不断完善，政府管理经济活动的方式将逐步从直接竞争性的领域退出，转变为提供公平竞争的市场环境，用法律规范市场经济秩序。同时，政府财政的职能也将逐步由生产性财政向公共财政转变，向公益性、福利性的社会事业倾斜。卫生事业是“政府实行一定福利政策的社会公益事业”，属于公共财政的倾斜对象之一。农村卫生是重点，必然会受到各级政府财政部门的更多关注。

（三）乡镇卫生院在农村卫生中的社区中心地位加强

随着农业产业化的进程加快、以市场为导向的农村产业结构调整以及小城镇建设，各种围绕农产品和生产资料的生产、供应、销售的专业化、集团化经济实体越来越多，从事非农产业的农民越来越多，从自然村庄向小城镇移居的农民越来越多，农村集镇化是必然趋势，集镇将逐步成为农村社区的经济、文化和农民生活交流的中心。乡镇卫生院作为一个集镇社区内唯一的综合医疗卫生服务机构，在农村经济发展和农村社区建设过程中，其作用是不可替代的。乡镇卫生院在农村卫生工作中的社区中心地位将会进一步得到展示。

（四）农村医疗卫生服务市场潜力巨大

农村经济正在持续、稳定、健康地发展，县乡基层财政状况也在日趋改善，农民生活水平不断提高。而且国家一直采取积极的财政政策，扩大内需、拉动经济增长的宏观经济改革措施，已经显示出有效的作用，带动农村新的经济增长点。农村的医疗卫生服务的需求量很大，无论从现实看，还是从长远看，都是呈上升趋势，这意味着农村卫生事业发展的前景是美好的，潜力是很大的，困难是暂时的。

（五）“三农”问题一直受到党中央、国务院重视

近年来，国家出台了一系列有关农村工作方面的重大政策，特别是党的十五届三中全会做出的《中共中央关于农业和农村工作若干重大问题的决定》，把提高农民健康水平列入了农村小康建设的内容，明确要求“发展农村卫生，使农民享有初级卫生保健”；在《中共中央、国务院关于卫生改革与发展的决定》中也确立了“以农村为重点”的新时期卫生工作方针。这些重大政策的

明确，为农村卫生事业的发展提供了十分有利的政策环境。

(六) 初级卫生保健和农村卫生“三项建设”成效良好

初级卫生保健的实施和农村卫生“三项建设”取得了良好的成效，三级医疗预防保健网在绝大多数地区得到了巩固和加强，卫生服务能力普遍改善，农村卫生工作整体水平已经有了一定的基础。初级卫生保健还扩大了农村卫生工作的社会影响，提高了农村卫生在各级政府工作目标中的地位。这些为当前的农村卫生事业发展打下了较好的工作基础。

(七) 城市卫生改革为农村卫生发展提供机遇

医疗资源多数分布在城市，人口的多数却在农村。城市医疗机构的竞争将日趋激烈，而农村具有广阔的服务市场。可以采取适当方式，在符合当地政府制定的《医疗机构设置规划》的前提下，按照互惠互利的市场规则，引导城乡卫生机构开展技术联合，甚至是资本联合，避免农村卫生机构与临近的城市医疗机构的不平等、不规范的竞争。

(八) 农村卫生服务机构逐步走上法制化管理的轨道

随着《医疗机构管理条例》和《执业医师法》的颁布实施，农村卫生服务机构将逐步走上法制化管理的轨道。执业医师的准入制度的实施，将有助于农村医疗市场的清理、整顿和规范；有利于乡镇卫生院人事制度改革，减员增效；有利于促进乡镇卫生院技术人员加强学习，提高医疗技术水平。

(九) 新型农村合作医疗政策的出台

20 世纪 80 年代以后，合作医疗出现大面积的滑坡。90 年代以后，有的地方开始恢复合作医疗，但仍举步维艰，1998 年开展合作医疗的行政村已达到20%以上，1999年再次下降到6.5%。合作医疗遇到新的困难，需要寻找可持续发展的道路。2002年，中共中央、国务院出台了《关于进一步加强农村卫生工作的决定》，对在全国农村地区建立新型农村合作医疗制度作了指导性的部署和安排，并制定了优惠的政策，有力地促进了新时期新型农村合作医疗的顺利发展。

二、农村卫生工作面临的困难

虽然我国的农村卫生事业取得了巨大的成绩，但是由于多方面的原因，特别是随着农村经济社会的变革，在卫生改革和发展过程中还存在着许多问题，面临着诸多困难，一些体制性、结构性矛盾更加突出，迫切需要各级政府采取得力措施，保证农村卫生事业的健康发展。

（一）农村卫生在社会发展目标中的地位尚未确立

我们发展经济的目的是为了满足人民不断增长的物质文化需要，而且，按照马克思主义的观点，一切社会革命和社会发展的最终目的都是为了人的全面发展，而健康的身体是人全面发展的基本条件，也是所有人一切幸福生活生产的载体。因此，不断提高人民健康应该在社会发展的目标体系中居于最重要的地位，而这一点无论是在政府文件还是在实际行动中并没有得到充分体现，存在着一定程度重视经济增长而轻视健康提高的倾向。

（二）政府的卫生职能尚待进一步调整和明确

政府在农村卫生工作中，要正确地确定和发挥职能，首先需要理顺三个关系，第一个是正确处理政府和公民的关系。第二个是正确处理政府与社会的关系，第三个是正确处理政府有所不为与有所为的关系。目前政府在处理这三个关系上存在一定的问题。

概括起来说，政府和政府职能部门存在着越位、错位和缺位的情况。政府在卫生领域的职能可以分为三个部分，第一个部分是在计划经济体制和市场经济体制下都相同的职能，例如妇幼保健工作，这部分政府职能现在执行的是好的。第二个部分是职能相同，但是社会环境不同了。而社会环境的变化会大大地影响政府职能的发挥，例如传染病防治、食品卫生和劳动卫生等公共卫生工作，这部分政府职能发挥就相对差一些。第三部分是社会环境变了职能也变了，例如在市场经济下如何正确地实施卫生经济政策，如卫生价格政策、对卫生机构的财政支持政策、税收政策和购买政策等，这部分职能执行得就更差一些。总的看来政府的许多工作人员比较适应计划经济时代的社会环境而不适应市场经济时代的社会环境。因此政府和卫生行政部门在农村卫生工作中所发挥的职能还不够适当，还需要进一步调整和明确。

卫生事业是政府实行一定补助政策的社会公益事业，但近些年来不少地方政府在农村卫生工作中的投入责任难以落实到位，并未得到充分体现。例如，1997 年江苏省委、省政府召开全省卫生工作会议之后，省财政厅印发的《关于改革和完善财政对卫生投入政策的暂行办法》，提出了一系列支持农村卫生事业发展的卫生经济政策。这些政策在绝大多数地区没有得到认真落实，2000 年全省乡镇卫生院事业经费平均到位率只有 24.2%，苏北县（市）平均到位率仅在 10%左右，有的地方近年来卫生投入还呈递减之势，卫生院几乎得不到政府财政补助。一些地方的乡镇政府非但拖欠、挤占、挪用卫生事业经费，甚至将乡镇卫生院作为创收单位，进行名目繁多的摊派。对农民医疗保障制度建设给予必要的投入扶持是政府的一项职责。卫生经济政策不落实有客观上地方财力限制问题，但更主要的是主观上对农村卫生事业重视不够，在财力安排上重经济工作、轻社会事业发展，在社会事业方面重刚性的教育支出、轻相对软性的卫生保健支出。

在既往的工作中对农村卫生调查研究不够，领导机关对农村卫生工作的指导趋于形式主义和一般化，缺乏针对具体情况有创造性的工作，对工作中存在的问题揭示和研究的都不够，也缺乏总结和评价，以至于出于好心而做的一些事情效果并不很好。由于过去卫生工作存在着“重城镇、轻农村”的倾向，对农民健康的投入也不够，从总体上看，农村卫生工作仍比较薄弱，体制改革滞后，资金投入不足，卫生人才匮乏，基础设施落后农村和医疗面临很多困难，一些地区传染病、地方病危害严重，农民因病致贫、因病返贫问题突出。

（三）卫生资源配置机制尚不合理

在计划经济时期我国实行“条块分割”的卫生管理体制，除了卫生行政部门以外，国家鼓励政府非卫生部门、企业和事业单位自己兴办医疗卫生机构，这种卫生机构管理模式曾经在计划经济体制下发挥了重大作用，在卫生资源供不应求，卫生部门所属卫生机构无力对社会提供比较充分卫生服务的情况下，条块分割的卫生体制有利于对本系统、本单位的职工提供比较满意的服务。但是由于长期缺乏区域内卫生机构统一规划的机制。由于在计划经济体制下，各部门、行业、企业、事业单位盲目地追求“大而全”“小而全”，许多单位争相拥有一个上规模、上档次的医院，出现了“一哄而起”的现象，造成了医疗机构和医疗机构所拥有的卫生资源增长过快，在一定程度上超过了现阶段居民因经济条件制约的卫生需求，全国1985年县及县以上医院的床位使用率为82.7%，1998年下降为60%，这种现象被称为“供大于求”。

在这个背景下。政府提出了区域卫生规划的正确方向。但是目前区域卫生规划的理论尚不够成熟、完整，因此各地推进区域卫生规划工作极为缓慢。许多地方正式的区域卫生规划没有出台。但是有的基层卫生行政部门却以区域卫生规划的名义阻止了医疗服务市场对民营医疗机构的开放。

卫生院资源利用效率和经营管理水平不高。虽然农村卫生“三项建设”使大多数农村卫生院得到必要的建设和改造。但是，一些改造过的卫生院资源利用率仍然不高，病床使用率一般低于40%。有些卫生院由于经营不善，陷于困境。同时，村级卫生机构的投入匮乏，管理不规范，乡村卫生机构之间争饭吃的现象依然存在。

目前主要有几个理论问题没有回答。例如，谁来调查卫生服务需求，怎样调查卫生服务需求？哪些卫生资源需要由政府配置，哪些卫生资源可以由市场配置？什么样的卫生资源需要接受指令性计划，什么样的卫生资源只要接受指导性计划？指令性的计划和指导性的计划是什么关系？在卫生机构的资源已经不少，已经表现出某些供过于求的情况，还要不要医疗服务市场的开放，还能不能允许非政府的卫生机构进入？这些基本问题在思想理论上都没有搞清楚，所以更谈不上正确的实践。

（四）健康和健康权利的公平性有待提高

我国社会各阶层之间的健康状况和健康权利存在着很大的差距。政府医疗保障的重点是国家机关事业单位和国营企业的职工，一部分城市居民所享受的医疗服务已经不逊于发达国家。而在新型农村合作医疗制度实施以前，少数农村居民治病就医存在着较大的经济困难，“小病拖、大病扛、重病等进火葬场”是他们不得不采取的态度。享有医疗保障的都是城里人，而多数农民在患病时则处于孤立无援的境地，以农村卫生为重点的卫生工作方针并没有得到很好的落实。2000年世界卫生组织对全世界191个国家的卫生工作进行了评估，我国卫生资源的公平性指标被排在第188位。虽然评估不一定十分准确，但是也需要引起我们足够的重视。这种公平性不好的状况需要逐步改善和扭转。

（五）促进农村卫生发展的社会信息系统尚未建立

一个促进公民健康的社会信息系统其首要特征是信息的充分开放性，是群众与政府信息互动，这部分群众与那部分群众的信息互动，此政府部门与彼政府部门的信息互动，是一个社会方方面面的单位、集体、个人可以充分输入也可以充分利用的信息系统，而我们今天的农村卫生信息还远未做到这一点，一个排斥了群众反映情况和要求的信息系统就不是一个社会信息系统，而是一个存在着严重缺陷的系统，在这种状况下内部的统计信息资料的利用也不会充分，由于利用不充分统计信息资料的质量也不会高。

（六）医院产权制度改革问题需要解决

近年来，国有企业的产权制度改革取得了积极的成效，可以说没有企业产权制度的变革就没有经济的良性发展。但是医院的产权形式变化不大，这种产权结构的合理性越来越值得考虑。它能不能适应卫生资源动态合理配置的要求，该增减机构的时候能不能顺利进行，也就是说在需要增减机构的时候，它的制度成本有多大；它能不能适应群众需求的变化提供多样化的服务，也就是说它的市场主动性有多大；它能不能对全体工作人员的工作积极性提供最佳刺激，对消极怠工行为提供最佳约束等等都是很大的问题。这么多的国有医院是一笔财富，但做不到与时俱进也会成为包袱。

乡镇卫生院产权制度改革出现了一些值得注意的倾向。农村卫生工作摆脱困境的根本出路在于改革，应该鼓励因地制宜开展乡镇卫生院管理体制、运行机制和经营体制等方面的改革探索，以增强卫生机构自身发展活力。由于乡镇卫生院产权制度改革涉及面较广，情况复杂，既缺乏理论指导，又没有足够的经验，加之相应的管理措施一时也难以跟上，因此不能一哄而起，不能一刀切，不能“刮风”。但部分市、县要求短时间内全面拍卖乡镇卫生院，由此带来了一些问题，应引起重视和研究。一是在拍卖乡镇卫生院时连同防保功能一起卖掉，使农村预防保健工作受到严重削弱，防保经费和任务难以落实，存在很大隐患，局部地区很可能会出现疫病流行；二是出售乡镇卫生院时未能妥善解决职工基本生活保障和养老、医疗保险等问题，职工合法权益受到侵害，基层卫生队伍不稳，引发了群体性上访事件；三是办医主体发生变化之后，卫生监管跟不上，农村医疗服务市场秩序比较混乱；四是拍卖方法不规范，随意性大，改制后的医院功能定位也不清。这些问题的出现，从根本上讲是一些地方的领导在政府基本职责问题上存在模糊认识，在原本卫生投入就严重不足的情况下，仍然继续大幅度减少投入。

（七）政府对卫生的投入不足

改革开放以来，我国政府对卫生事业的投入有了很大的增加，但是距离人民群众的需要还有很大的差距，按照相对份额比较在国际上也是低的。2000 年政府对卫生的总投入为 709 亿元，只相当于我国国内生产总值的 0.8%。按财政性卫生投入占国内生产总值的比重计算，只相当于一些发达国家的 1/8 左右。2003 年全国卫生总费用为 6598 亿元，但其中政府投入仅占 17%，政府投入占医院收入的比重为 8.4%。

县乡两级财政对农村卫生事业的投入不足。一是政府财政收入的总量占国民生产总值（GDP）的比例不高，总体上还不能完全满足经济建设和各项社会事业发展的需要；二是 20 世纪 80 年代初以来，各级财政实行分级管理、分灶吃饭。由于地区间经济发展的不平衡，有些地方特别是贫困地区的财政状况不宽裕，只能勉强维持财政供给人员的工资和基本福利，对卫生院的投入政策难以落实。农村卫生院赖以生存的两个补偿渠道（指政府渠道和市场渠道）都受到限制。

集体经济对农村卫生事业的支持能力在逐步减弱。从70年代末开始实行的家庭联产承包责任制，极大地解放了农村生产力，农村经济得到快速发展。但公积金、公益金的数量和集体经济成分所占的比重开始下降，对农村卫生的支持能力也随之减弱。

（八）其他方面改革的影响

如乡镇企业改制，一些曾经作为农村集体经济主要来源的乡镇企业将改制成为民营企业或股份（合作）制企业，而且其原本参加合作医疗的职工可能逐步向职工基本医疗保险分流。乡镇政府与村民委员会的行政关系由领导关系改为指导关系，这些都是农村形势出现的新变化。单就医疗卫生工作而言，由于医政执法队伍不健全，监督管理不到位，农村乱办医、非法行医的现象比较严重，医疗市场无序竞争，给乡镇卫生院带来不小的影响。

（九）技术人员业务素质较低，基本诊疗设施薄弱。

近10年来，各地通过定向招生、定向分配、委托培养、在职培训等办法，为农村卫生院培养了一大批用得上、留得住的适用型技术人才，农村卫生技术人员的数量和素质有了明显改善，但开展工作所必需的基本设备缺乏，有很多服务项目不能开展，既不能满足农民的医疗保健需求，久而久之，又影响人才的稳定。

（十）乡镇卫生院生存与发展面临困境。

乡镇卫生院总体上运营状况令人担忧，大约三分之一亏损，三分之一勉强维持，三分之一略有结余。这使得乡镇卫生院难以切实发挥在农村医疗预防保健网中的枢纽作用，成为当前农村卫生工作中的主要矛盾。其表现主要有三：一是人多才少，技术水平低。多年来，由于管理体制不顺，乡镇卫生院人员入口把关不严，使得乡镇卫生院严重超编，且非卫技人员、临时工所占比重较大，导致冗员出不去，人才进不来。据对江苏省1485所乡镇卫生院的调查，2001年有职工89 467人，其中非卫技人员14 544人，占职工总数的16.2%；卫技人员中，具有本科及本科以上学历的仅占1.8%，大专学历的占11.6%，中专学历的占59.2%，而无专业学历的占27.4%。二是设备简陋，业务清淡。乡镇卫生院处于贴近农民、费用相对低廉的村卫生室和具有较高技术水平的县医院中间，人才、设备配套水平低，不具有竞争优势，“小病看不到，大病看不了”，业务呈萎缩状态。调查结果显示，全省乡镇卫生院平均床位使用率仅为35.8%，平均每个医生每天门诊量只有5.5人次。三是入不敷出。在苏北大多数地区由于县、乡政府财政主要用于公务员及教师工资，无力顾及乡镇卫生院建设与发展，加之近几年数次工资调整，乡镇卫生院负债率很高，亏损面大，难以保证工作人员基本工资发放。苏北有的县（市）乡镇卫生院全面亏损。权责不清、运行机制不活是乡镇卫生院陷入困境的主要原因，现行乡镇卫生院的管理模式使卫生院长在责权利方面不对等，既没有严格的约束，更缺乏有效的激励，在资产所有者与实际经营者之间没有形成权责明确的委托代理关系，各方面的投入积极性不高。同时，人事管理的社会化进展不快，职工的养老保险、失业保险和医疗保险制度建设基本处于起步阶段，清退富余人员和非卫生技术人员困难重重。

总之，农村卫生事业的发展，机遇和挑战并存，一定要坚定信心，面对新形势、调整新思路，着眼于农民的健康需求，转变服务观念，改革服务模式，挖掘自身潜力，拓宽服务领域，只要努力创造性地开展工作，相信农村卫生的路子是会越走越宽阔的。

第五节 农村卫生改革与发展的思路与对策

一、农村卫生改革与发展的目标和基本原则

《中共中央、国务院关于卫生改革与发展的决定》指出，新时期卫生工作方针是“以农村为重点，预防为主，中西医并重，依靠科技与教育，动员全社会参与，为人民健康服务，为社会主义现代化建设服务”。农村卫生改革的目标是：建立起具有中国特色的包括卫生服务、医疗保障、卫生执法监督的农村卫生体系，努力实现人人享有初级卫生保健的目标。

卫生改革的目的在于增强卫生事业的活力，充分调动卫生机构和卫生人员的积极性，不断提高卫生服务的质量和效率，既要适应社会主义市场经济的发展，也要遵循卫生事业发展的内在规律，逐步建立起宏观调控有力、微观运行富有生机的新机制。

农村卫生改革与发展的基本原则是：

——坚持为人民健康服务的宗旨，正确处理社会效益和经济效益的关系，把社会效益放在首位，防止片面追求经济效益而忽视社会效益的倾向。首先要实现人民群众对卫生工作的满意。

——以提高人民健康为中心，优先发展和保证基本卫生服务的质量和普及，逐步满足人民群众多样化的需求。

——实施区域卫生规划，增加农村卫生资源总量，合理调整农村卫生资源的布局和结构；改革卫生机构管理体制、运行机制、用人制度和服务模式，提高卫生服务的效率。

——按照党的十六大精神，结合卫生行业的特点，积极稳妥地探索农村卫生机构的公有制实现形式；本着规范竞争、激发活力、提高效率、降低成本，最大限度地让农民群众受益的原则，拓宽农村卫生机构发展的融资渠道，加快农村卫生事业的发展。

二、农村卫生改革与发展的主要内容和基本措施

（一）建立农村健康保障制度

市场经济的基本特征是：生产要素的组合主要由市场来引导，社会财富的第一分配是由市场决定的。在提高资源使用效率和经济活力的同时，必然产生社会财富分配的不均衡。这就需要政府干预，进行社会财富的第二次分配。建立社会保障制度就属第二次分配的主要内容，目的是促进社会公平，保持社会稳定。所以说，社会保障是市场经济体制所必不可少的社会“稳定器”和“减震器”。社会保障内容主要是健康保险、老年保险和失业保险。我国城市卫生改革的切入口是职工医疗保险的改革，并纳入了社会保障部门统一管理，以此推动了城市卫生的改革。同样道理，农村卫生改革的切入口也应是建立合作医疗保险制度。

合作医疗在我国已有50余年的历史，它既能使农民群众获得及时、合理、有效的医疗卫生服务，又能使农村各级卫生机构取得经常、合理的经济来源，保持工作的正常进行。随着我国农村经济的发展，90年代，全国多数地区的合作医疗有了一定程度的恢复，并取得以下一些经验：资金来源的组成，应包括政府、集体、家庭三个部分；开始以家庭为主，逐步扩大政府和集体的比例；形式可以多样化，经济条件好的地方，可向医疗保险方向发展，经济欠发达地区，可以办成保大又保小的形式。

（二）巩固初保成果，转变农村卫生服务模式，开展农村社区卫生服务，不断提高农村卫生工作整体水平

新世纪初，卫生部、国家计委、财政部等七部委联合印发《中国农村初级卫生保健发展纲要（2001～2010年）》，明确了新的十年农村初保工作目标和主要任务。农村地区要贯彻落实好这

个《发展纲要》，并结合全面建设小康社会的战略目标，完善初保《实施方案》，并突出抓好农村医疗保障制度建设和改水、改厕、健康教育等重点难点工作，以提高农村卫生工作的整体水平。

要深入贯彻初保方案，以建立新型农村合作医疗制度作为重点，提高农民抗御疾病风险的能力。从总体上看，农村医疗保障制度投入的主体是广大农民，如果省、市、县、乡政府都对合作医疗给予一定支持，就会大大增强合作医疗制度的吸引力，提高农民群众参与基本医疗保障制度建设的自觉性。各级政府应当按照要求，承担起扶持农村医疗保障制度建设的责任。设立专项补助资金，纳入财政预算，确保落实到位，并随着经济增长不断提高补助水平。

要认真总结农村大卫生工作的经验，动员各方面力量，推动改水、改厕和健康教育工作。各级政府应该加强领导，大力组织实施改水攻坚工程，进一步提高农村自来水普及率，并对改厕实行扶持政策，加快推进步伐，改变农村环境卫生面貌。同时宣传、新闻、广播电视等部门应该加强公益性的卫生防病和健康知识宣传，积极推进“全国亿万农民健康促进行动”，提高农村居民的自我保健意识和能力。

初级卫生保健是全球性的卫生策略，农村卫生工作应坚持以初保为龙头，扩大基本卫生服务的公平和普及，通过初保带动了农村卫生事业全面发展，促进乡镇卫生院综合功能的提高和完善。“2000 年人人享有卫生保健”作为 20 世纪的全球卫生战略目标，其使命已经结束。但是，世界卫生组织在纪念《阿拉木图宣言》发表 20 周年的大会上，已经明确 21 世纪仍然要继续高举初保大旗，并注入新的内容。

随着农村经济的发展和农业产业化的进程加快，农村的社会经济形势和农民的医疗保健需求结构将发生巨大变化，21 世纪初期农村初保工作也将以全新的内容和形式出现。尤其是以市场为导向的农村产业结构调整和小城镇建设战略的实施，农村以乡镇为单元的社区将逐渐形成。以乡镇卫生院为中心开展的社区卫生服务已经在我国广东、江苏、浙江、山东等地区逐步展开。如果说初保是由政府组织实施的一项卫生战略，则农村社区卫生服务将成为这个战略中以卫生机构为主要载体的主导内容。开展农村社区卫生服务，代表着未来农村卫生服务模式的一种方向，是农村卫生服务体系的改革和创新，是满足广大农民群众多层次卫生保健服务需求的有效途径，也是调整农村卫生机构服务模式、完善服务功能的具体要求。

农村社区卫生服务要求乡镇卫生院围绕农村居民的显性需求和潜在需求，改革服务模式，拓宽服务领域，充分挖掘潜力，把人、财、物诸要素进行最佳组合，置于最高效率的运行状态，在降低成本的情况下，提供更多的、更好的综合服务。要根据国家有关基层公共卫生建设要求和农民健康需求，在乡村组建规模适度的社区卫生服务中心、社区卫生服务站，发展适宜技术，培养适宜人才，通过疾病控制、健康体检、健康咨询、家庭病床、家庭医生、上门服务等形式，倡导以合同式服务的方式，为农民群众提供预防、保健、基本医疗、康复、健康教育、计划生育技术指导为主要内容的综合卫生服务。

（三）实施区域卫生规划，在增加农村卫生资源总量的基础上，合理调整农村卫生资源的组成结构和宏观布局

农村卫生事业是农村工作中保护农村劳动力，促进农村经济发展和社会稳定的基本保证，是卫生事业中最能体现基础性和公平性的一部分，各级政府和卫生行政部门要坚决贯彻“以农村为重点”的卫生工作方针，动员各方面的卫生人力、物力、财力资源向农村倾斜，增加农村卫生资源的投入。卫生主管部门要组合和调遣卫生系统内部所有的力量和积极因素，如：把医学教育的

重点放到农村，把卫生资源的增量向农村倾斜，把预防保健的重点向农村转移，加大农村医疗市场和药品市场的监管力度，组织和发动城市卫生机构对口支援农村卫生机构，采取人员培训、技术指导、巡回医疗、设备支持等方式，帮助农村卫生机构提高服务能力。多方面齐头并进，全力扶持农村卫生事业的发展。

按照区域卫生规划的要求，合理确定卫生机构的规模和布局，调整结构和功能，建设好农村卫生乡村两级卫生机构。一般而言，一个乡应该有一所合格的乡镇卫生院，一个村应该有一所合格的村卫生室，保证农村卫生服务的可及性和可得性，以体现农村卫生事业的公益性和保障性。但是，这种不论乡镇大小、人口多少，按乡镇行政区划平均设置卫生院的做法，从现在农民的卫生服务需求来看，有必要因地制宜地进行调整。向社区卫生服务中心转移和过渡是乡镇卫生院的发展方向，但是在此前提下，也有必要明确侧重点，体现一定的特色。比如，中心卫生院可以相对地加强医疗服务能力的建设，农民的较高层次医疗服务可以去中心卫生院、县城或城市医院。随着农村经济的发展和交通条件的改善，一些距县城较近的乡镇卫生院，医疗服务利用相对减少，这些卫生院可以做适当调整和合并。而对偏远地区的卫生院要有一定的倾斜政策，加强建设，完善医疗、预防保健等各项功能，因为这些地方的农民上县城看病很不容易。村级卫生组织也可随着社区服务的开展，进行适当合并调整，扩大功能，提高质量，以便做好社区卫生服务工作。

（四）理顺农村卫生机构管理体制，促进农村卫生事业持续健康发展

农村卫生机构应统一上划到县管理，促进乡村卫生机构的生存和发展。卫生院业务技术人员的调进调出以及院长的任免，由县有关部门决定，禁止非卫生技术人员进入卫生院。

乡镇卫生院是连接县级医疗卫生机构和村级卫生组织的枢纽，

在农村医疗预防保健网络中起着承上启下的重要作用，是落实农村初保各项任务不可缺少的载体。抓好农村卫生改革与发展，关键要以乡镇卫生院改革为突破口。

积极慎重地进行乡镇卫生院体制改革。要坚持以公有制为主导，鼓励多种经济成分卫生机构共同发展的原则。结合农村行政区划调整，根据农村防保工作的需要和农民的医疗服务需求，合理调整农村卫生资源布局与结构。对于乡镇撤并后一个乡镇有一个以上卫生院的，要保留一个卫生院作为政府或集体举办的非营利性医疗机构，实行重点建设，并由其负责预防保健工作。对其它卫生院则可以通过撤销、合并、转制等多种形式进行资源重组，营造机构、人员间的良性竞争局面，激发农村医疗卫生机构的运行活力，提高向社会融资的能力。在重组过程中要区别情况，从实际出发，注重实效，不搞一刀切，并采取措施保证农村基层卫生队伍的稳定。通过产权改革置换的资金，一定要明确只能用于农村卫生事业的发展，不得挪作他用。

乡村卫生组织一体化管理可使乡村两级卫生机构目标一致、利益一致、协调发展，成为分工协作的有机整体。要加强乡镇卫生院对村卫生室的行政领导和业务指导，积极推进乡村卫生组织一体化管理，努力逐步做到十个方面的统一：①执业人员统一考核、竞争上岗。②统一标准，考核评定技术职称。③统一按工作数量和质量，考评发放工资待遇。④统一代办养老保险或退休金。⑤统一布置工作任务并统一考核。⑥工作程序统一规范、统一标准。⑦统一安排、分批轮训，使乡村医生业务得以提高。⑧统一采购、按需供应药品。⑨经济财务统一核算、统一管理。⑩卫生室建设与布局统一标准、方便群众。

目前，全国各地都在继续探索和完善一体化管理。连云港市采取先试点，在取得一定经验的基础上进行推广。目前一体化管理覆盖率达到83.7%，试行一体化管理的乡镇，乡村卫生机构工作人员的思想较为稳定，医疗市场发展较为有序，医疗卫生机构服务行为较为规范，服务质量也得到了进一步的提高。江苏省今年又提出要在乡村紧密型一体化管理的基础上，将县、乡、村三级医疗卫生机构，办成县乡二级、乡村一体的格局。

（五）推进农村卫生机构人事分配制度和内部运行机制改革

以优化卫生人才资源配置，提高卫生服务质量和效率为核心，按照精简、效能的原则定编定岗，引入竞争机制，公开岗位标准，鼓励员工竞争，实行双向选择，逐级聘用并签订合同，按照公开招聘、择优聘用、平等自愿、协商一致的原则，单位与职工通过签订聘用合同，明确单位与被聘人员的责、权、利，保证双方的合法权益。逐步建立起单位自主用人，人员自由择业，科学分类管理，配套措施完善的管理新体制。基本建立起人员能进能出，职务能上能下，待遇能高能低，人才结构合理，有利于优秀人才脱颖而出，充满生机和活力的运行机制。对聘用人员进行全面考核，并把考核结果作为续聘、晋级、分配、奖惩和解聘的主要依据。

根据任职标准，采用公开竞争、择优聘任为主等多种改革形式选好、用好乡镇卫生院院长，提高卫生院长的管理水平。实行并完善院长负责制，建立和完善任期目标责任制，明确院长的责、权、利，进一步扩大乡镇卫生院的经营管理自主权，建立起有责任、有激励、有约束、有竞争、有活力的运行机制。中层干部实行任期目标责任制，可以采用直接聘任、招标聘任、推选聘任、委任等多种任用形式，推行任前公示制。在乡镇卫生院内部推行全员聘任制，精减人员，竞争上岗，提高效率。需要补充人员时，公布缺员岗位的用人条件和职责，实行公开招聘。招聘采取考试与考核相结合，择优聘用。在实行聘用制中，对新进人员采取新人新办法，可以实行人事代理制。严格控制卫生院内非卫生技术人员的比例，对卫技岗位上的非卫生技术人员要进行有计划地清退。如连云港市在部分县进行选聘院长的试点，中层实行竞聘上岗，职工全员聘用。

按照按劳分配和生产要素参与分配的原则，结合医疗卫生岗位知识密集、脑力与体力结合、高风险等职业特点，进一步改革分配制度，扩大其分配自主权，搞活内部分配。扩大各事业单位的分配自主权，根据按岗定酬、按任务定酬、按业绩定酬的精神，建立起重实绩、重贡献，向优秀人才和关键岗位倾斜，自主灵活的分配激励机制。严格执行内部考核制度和患者反馈制度，员工收入与技术水平、服务态度、劳动贡献等挂钩。同时，探索新的分配机制，积极开展按生产要素参与分配的改革试点，研究探索技术、管理等生产要素参与分配的方法和途径。根据不同岗位的责任、技术劳动的复杂和承担风险的程度、工作量的大小等不同情况，将管理要素、技术要素、责任要素一并纳入分配因素确定岗位工资，按岗定酬。拉开分配档次，向关键岗位和优秀人才倾斜，对于少数能力、水平、贡献均十分突出的技术和管理骨干，可以通过一定形式的评议，确定较高的内部分配标准。

建立以岗位责任制为中心的各项内部规章制度，完善内部激励机制与约束机制，严格执行医疗技术服务标准，规范医疗行为，保证医疗服务质量。充分发挥党组织的政治核心和监督保证作用，依靠职代会实行民主管理和民主监督，严格实行离任审计制度，建立有效的监督保障机制。

（六）完善卫生经济政策，规范农村卫生事业的补偿机制

按照公共财政和分级财政体制的要求，规范各级人民政府财政对卫生事业单位的补助范围和方式。对基层医疗机构以定额补助为主，主要包括其承担的社区卫生服务、预防保健等任务。同级财政按照其承担的责任和提供公共卫生服务的数量和质量给予

补助。卫生执法监督收入纳入财政预算管理，所需经费由财政预算安排。应该继续完善城市卫生机构对口支援农村的制度，采取人员培训、技术指导、巡回医疗、设备支持等方式，帮助农村卫生机构提高服务能力。上级政府在财力发展的基础上，把卫生扶贫纳入扶贫攻坚的总体规划，加大财政转移支付力度，安排资金，帮助贫困地区重点改善基础卫生设施。乡镇卫生院要加强经济管理，进行成本核算，有效利用人力、物力、财力等资源，提高效率、降低成本。

（七）探索产权制度改革

根据党的十六大精神和《国务院办公厅关于医药卫生体制改革的指导意见》等，积极探索农村卫生机构的公有制实现形式。医疗机构实行分类管理，允许社会资本、私人资本以及职工集资合股进入医疗行业，增添卫生院的固定资产，并以生产要素的形式参与分配，获得投资回报。这表明医疗服务的性质已突破了“福利性公益事业，不以盈利为目的”的限制，这是医疗机构适应社会主义市场经济改革的一个重大突破。有的地方将乡镇卫生院改为股份合作制，在管理方式上实行理事会（董事会）决策制、监事会监管制等新型管理制度，在分配上采取按劳分配和生产要素参与分配相结合的方式。还有的地方把乡镇卫生院股份合作制与乡村卫生组织一体化管理结合起来，将乡村两级卫生组织从资产、人员、技术、业务、分配等多方位进行联合和重组，成为一种新型的医疗卫生联合体。这些都是改革中探索出的新生事物，应当深入论证、慎重操作。乡镇卫生院的功能并不仅仅是医疗工作，还有预防保健。乡镇卫生院的改制要切实保证国有资产不得流失、预防保健任务的落实不受影响、以社会效益为最高准则的经营方向不变。卫生行政部门应密切注意改革的动向，及时加以引导，总结经验和教训。

赣榆县于2001年下半年选择了3个乡镇卫生院进行合作经营的试点，2002年共有20个乡镇卫生院实行合作经营。其模式是：国有及集体资产入股，院内职工投资控股以及管理层投资控大股，所有权与经营权分离，防保分开设立。通过这项体制改革，建立了责权明晰、民主管理、自我激励、自我约束的新型运行机制。到目前为止，20个卫生院共募集资金1500万元，用于添置设备、改造维修房屋、引进人才技术，以及药品招标采购所需的资金周转。实行合作经营后，服务质量好转，职工的积极性增高，管理者增收节支观念增强，添置了必要的设备，改善了医疗条件和环境，门诊、住院病人、手术量、业务收入都比以往上升了30%以上。县政府和卫生局认为，实行合作经营的做法，符合中央文件的精神，职工能接受，老百姓也满意，各方面运行都较平稳。赣榆县在改革中，提出6个坚持：（1）坚持社会效益第一；（2）坚持改革、发展与稳定相结合，确保国有、集体资产保值增值；（3）坚持股权平等、利益共享、风险共担；（4）坚持各项机构职能、隶属关系、工作任务、国家投入不变；（5）坚持管理体制与运行机制改革相结合；（6）坚持“两为”方针和两个效益相统一。

（八）加快农村全科医学人才的培养，加强农村医疗卫生机构及其从业人员的依法执业管理

60年代以来，全科医学作为一门新兴的医学专科在欧美蓬勃兴起。20世纪80年代后期全科医学引入我国，它是综合生物医学、行为医学和社会科学的最新研究成果，吸收医疗专业的成功经验，融防、治、保、康、教和计划生育指导于一体的全科医学专业。它真正实现了医学模式转变，能够合理利用卫生资源，降低医疗费用，改善了医疗卫生的服务模式，最大限度地满足人民群众对医疗保健服务的需要。因此，越来越多地受到各级政府和卫生行政部门的高度重视。1997年1月，《中共中央、国务院关

于卫生与发展的决定》中指出，“要加快发展全科医学，大力培养全科医生”。农村乡（镇）村的社区卫生机构需要大量的全科医学人才，当前应以将在职大专、中专医务人员转型为本科、大专的全科医学人才为培训重点，同时还要培养输送新型的本科、大专全科医学人才到农村工作。

要根据《中华人民共和国执业医师法》和《乡村医生管理条例》，依法加强对农村卫生机构从业人员的资格管理，实行严格的准入制度，淘汰不具备基本学历和技能的从业人员，提高农村卫生技术队伍的整体素质。同时，加强《医疗机构管理条例》的贯彻实施力度，整顿和取缔非法执业的医疗机构，规范农村医疗市场的竞争秩序，保障人民群众的医疗安全和合法权益。

（九）建立城市卫生机构对口支援农村的制度

城市卫生技术人员在晋升主治医师和副主任医师之前，必须分别到县或乡卫生机构工作半年至一年，以传帮带的方式帮助当地培训卫生专业技术人员，提高岗位技能、更新知识结构，提高服务水平。同时，要求城市二级以上的公立医疗卫生机构免费或部分减免费用接受来自农村基层的卫生技术人员进修。三是调整医学教育的课程和专业设置，适应医学模式的转变，加快发展全科医学，为农村培养能应用生物—心理—社会医学模式，开展融预防、医疗、保健、康复、健康教育、计划生育技术服务为一体的综合服务的卫生技术人才。

（十）进一步强化各级政府在农村卫生工作中的责任

农村卫生工作是关系广大农民健康和农村经济社会发展与稳定的大事，地方各级政府要对本区域内的农村卫生工作全面负责，认真制定和实施本地的农村卫生事业发展规划。无论是从建立公共财政体制的要求出发，还是从国务院确定的建立以公有制为主导的农村卫生服务体系的要求出发，各级政府都应当随着经济增长和财政收入的增加，加大对农村卫生的投入力度。因此，建立健全农村综合性的医疗预防保健服务体系，保证广大农村居民获得最基本的医疗服务，统筹安排好农村卫生工作的各项经费，是政府的职责。财政安排的卫生专项资金，只能增加，不能减少，以充分体现政府责任。无论卫生体制如何改，政府都要确保预防保健和卫生监督执法工作得到加强而不被削弱，确保落实必要的人员编制和经费。考虑到农村税费改革后县乡财政的支付能力，建议对县级财政确有困难的，省、市政府应加大财政转移支付力度。根据国务院办公厅转发的《关于农村卫生改革与发展的指导意见》精神，要尽快理顺乡镇卫生院管理体制，将乡镇卫生机构经费预算指标上划到县级财政。

总之，新时期我国农村卫生改革与发展，必须高举邓小平理论的伟大旗帜，在党的十六大精神和江泽民同志“三个代表”重要思想的指引下，认真贯彻《中共中央、国务院关于进一步加强农村卫生工作的决定》，适应社会主义市场经济体制，以广大农村居民不断增长的健康需求为导向，以初级卫生保健为龙头，以新型农村合作医疗制度为关键，以乡镇卫生院为社区卫生服务中心，以乡（镇）村卫生组织一体化管理为基础，以全科医学服务为内容，以农村医疗卫生机构产权制度、人事制度、分配制度改革为契机，以建立现代化农村卫生事业为目标，构建我国农村完整的卫生体系，促进我国农村卫生事业持续、协调、健康地发展。

第二章　合作医疗发展的历程

合作医疗是指农民和基层卫生工作者创造的，在政府组织下，依靠集体经济和群众自愿筹资，具有社会保险特性，水平与社会经济发展相一致，为农村居民提供基本医疗保健服务的农村医疗保障制度。我国农村人口多，经济不发达，解决农民的基本医疗保障问题，不可能由国家和集体全部包下来，也不可能完全靠农民个人自费医疗，只能采取互助共济的合作医疗制度。合作医疗在我国已有数十年的历史，经历了兴起、发展、波折、再建几个阶段。21 世纪初，中共中央、国务院从战略高度提出建立新型农村合作医疗制度与医疗救助制度，为深入解决“三农”问题奠定了坚实基础，也是党和政府实践“三个代表”，关爱广大农民的体现。江苏省赣榆县于 2003 年被江苏省人民政府确立为第一批新型农村合作医疗试点县，该县在试点工作中，联系实际，积极探索，新型农村合作医疗制度得到了不断的发展和完善。

第一节　传统合作医疗的历史回顾

合作医疗是政府支持，群众互助、具有社会保险特性，为农村居民提供基本医疗保健服务和一定经济补偿的农村健康保障制度。

政府支持——是指为农村居民提供基本医疗保障是政府的职责，组织、宣传、动员群众参加合作医疗是政府行为；二是指政府应有一定财政投入，作为合作医疗的启动、引导、支持资金，特别对贫困地区的合作医疗的建立应予以特别的关注。投入比例应随着财力的增强而相应增加。

群众互助——是指群众自愿合作互助；二是指参加合作医疗的群众必须交纳合作医疗入保费，且在现阶段是以个人交纳为主。

具有社会保险特性——是指合作医疗的基本属性是属于社会保险范畴，具有社会福利性、公益性、互济性、补偿性、公平性等特性；二是指合作医疗运作过程应按保险的基本原理操作，逐步提高其管理的科学性、社会化程度和抗风险能力。

基本医疗保健服务——是指合作医疗所要提供的基本医疗服务，而不是全部的卫生保健需要；二是基本医疗保健服务是包含医疗、预防、保健、康复等综合性服务在内的初级卫生保健的基本内容，其具体内容应与当地的社会经济水平和群众承受能力相一致，因而是动态的、可调整的。

一定经济补偿——是指合作医疗的补偿范围和比例必须根据筹资的实际额度而定；二是指为提高参合者的费用意识，应当采用共付制。

农村健康保障制度——是相对城镇职工医疗保险而言，将农村合作医疗定位为农村医疗保障制度的主体形式；二是合作医疗作为农村社会保障体制中健康保障制度的代名词，不能理解为仅仅是在医疗服务上的合作。

我国农村医疗保障制度主要指合作医疗制度。我国农村的合作医疗制度已有数十年的发展历史，合作医疗产生于 20 世纪 50 年代中期，之后，大致经历了发展、解体、恢复和创新的几个时期和历程。

一、合作医疗是人民群众的历史性创举——产生

合作医疗制度是 20 世纪 50 年代，在合作化运动的基础上，由我国农民自发形成，政府推广实施的一种初级医疗保障制度。

在我国采用“合作制”的办法举办医药卫生事业最早可追溯

到抗日战争时期。1938 年陕甘宁边区创立保健药社和 1939 年创立卫生合作社，直至 1955 年山东省招远县还保留有 158 个医药合作社。面对恶劣的战争环境，为了战胜敌人，克服困难，毛泽东同志明确指示："目前我们在经济上组织群众的最重要形式，就是合作社"。在党中央毛主席的倡导下，各种形式的合作社应运而生，卫生合作社也正是在这种背景下诞生的。据史料记载："卫生合作社——1944 年因伤寒、回归热等传染病流行，政府应群众要求委托大众合作社办理，总社设在延安。资金由大众合作社和保健药社投资，并吸引团体和私人股金，政府赠送药材等，是一种民办公助的医疗机构。"

建国伊始，为解决广大农村缺医少药问题，东北各省积极提倡采用合作制和群众集资的办法举办卫生合作社，这种组织形式在 1952 年 9 月 27 日《人民日报》发表的《三年来中国人民卫生事业》一文中予以肯定。合作制基层卫生组织本质上体现了在医疗卫生方面的社会互助共济性质，是我国农村合作医疗的雏形，为后来实行合作医疗制度奠定了基础。

我国农村正式出现具有保险性质的合作医疗制度是在 1955 年农业合作化高潮时期。那时，随着农业合作化的发展，山西高平县米山乡等地先后办起了集体医疗保健制度，1956 年河南正阳县王庄乡团结社依靠集体经济的力量首先办起了合作医疗制度。1955 年，在农村互助合作运动中，一些地区的农民为了解决看不起病的问题，自己组织起来，创办了合作医疗。1955 年农业合作化高潮时期，山西、江苏、河南、河北、湖南、贵州、山东、上海等省市农村出现了一批由农业生产合作社举办的保健站。在江苏，1955 年常熟县归市乡新民农业生产合作社与乡诊所签定合同，规定合作社社员在诊所看病从合作社公益金中补助一定比例的医药费。1958 年该县东张乡办起了合作医疗，开江苏省先例。在农业合作化高潮的短短 3 年，全国合作医疗覆盖率达到 10%。

1958 年人民公社兴起，全国掀起了合作医疗的第一次高潮，到 1962 年覆盖率达到将近 50%。

二、合作医疗得到了党和政府的肯定和支持——发展

1959 年 1 月，在山西稷山县召开了全国农村卫生工作会议，会后卫生部党组向中共中央上报了《关于全国农村卫生工作山西稷山现场会议情况的报告》，对农村医疗保健制度提出了具体建议。中共中央以中发（60）70 号文转发了卫生部党组的报告，要求各地参照执行。

60 年代以后，合作医疗制度在全国逐步推广。1965 年 6 月，毛泽东同志指示“把医疗卫生工作的重点放到农村去”。1968 年又亲自批发了湖北省长阳县乐园公社办合作医疗的经验，称赞“合作医疗好”，使农村合作医疗得以大面积推广。同年卫生部、农业部和财政部联合下发了《农村合作医疗章程试行草案》，再加上文化大革命政治运动的推动，全国掀起了合作医疗的第二次高潮，到 70 年代中期覆盖率达到 90%。1978 年五届人大通过的《中华人民共和国宪法》对推行农村合作医疗作了明确要求。到 1980 年，全国农村 90%的生产大队实行了合作医疗。

总结我国改革开放以前的农村合作医疗工作，可以看出主要呈现以下三大特点：

1. 自愿性　合作医疗的自愿性表现在政府组织引导和农民自愿参加。合作医疗由农民群众自发兴起，农民根据自己的意愿自主决定是否参加合作医疗。农民个人缴纳的费用是合作医疗资金的主要来源。

2. 民办性　合作医疗的民办性表现在合作医疗经费主要来源于农民自己缴纳的参加合作医疗费用和集体经济的公益金，因此，合作医疗的保障水平（如保障范围、补偿比例等）与集体经济实力的强弱以及农民参合资金的多少有直接的联系。乡村集体经济

是合作医疗资金的重要组成部分，起一定扶植作用。合作医疗资金可以接受团体或个人捐赠。

3. 互助共济性　合作医疗主要是通过农民群体互助共济，共同抵御疾病风险。参加合作医疗的农民患病后，其医疗费用得到一定程度的补偿。合作医疗的这种互助共济的性质决定了它虽然不是真正意义的社会医疗保险，但可以把它看做为社会医疗保险的初级形式。

农村合作医疗制度的建立，促进了我国农村人口医疗服务的可及性和可得性，在满足广大农民医疗服务需要、保障农民健康和农村生产力方面做出了不可磨灭的贡献，世界银行给予了高度评价，称之为：促进了中国卫生状况的显著改善和居民期望寿命的显著增加。

三、合作医疗受挫的教训——解体

进入 20 世纪 80 年代后，我国全面推行改革开放政策。随着农村联产承包责任制改革的实施，农村经济体制发生变化，集体经济对合作医疗的支撑作用逐渐丧失，合作医疗资金筹集面临困难，农村合作医疗没有及时适应这种生产关系和生产力的变革；同时，农村劳动力流动加剧，大量农民“进城”和进入“企业”，形成流动劳动力，而合作医疗在满足这些流动劳动力的医疗服务需求方面存在诸多不便；再加上舆论导向和政策导向的失误，以及缺乏法律保障和管理经验等原因，合作医疗制度迅速大面积解体，跌入低谷。根据 1985 年的调查，全国实行合作医疗的行政村由过去的 90％降至 5％，至 1988 年全国覆盖率一直维持在 5％左右，1989 年覆盖率降至 4.8％。自费医疗再次成为农村主导地位的医疗方式。

改革开放以来农村合作医疗解体的主要原因有：

1. “文化大革命”推进和普及了合作医疗，因存在着形式主义和浮夸风，从而被当作“文革”产物予以否定。

2. 1983年，随着农村经济体制改革的深入，农村实行家庭联产承包责任制，集体经济作为合作医疗主要经济来源的支柱地位严重削弱，同时，又忽视了农民自己对于增进健康所必需的投入，淡化了个人责任。

3. 有人认为搞市场经济，“谁看病，谁掏钱”，“看病付费是农民自己的事，政府不必干预”，从而淡化了政府应有的责任。

4. 片面强调合作医疗福利性质，追求全包全免或高补偿，结果是不但没有达到目的，反而使得合作医疗难以维持。

5. 缺乏有效的管理制度和监督机制，合作医疗运作不统一、不规范、不完善。

6. 在合作医疗政策上没有及时进行调整和引导，同时也没有形成成熟的举办模式。

四、合作医疗的再度发展——恢复

合作医疗的解体，给农民的生产和生活带来了不利影响，农村防保工作难以落实，农民因病致贫和因病返贫现象突出。因此，进入90年代，中央明确提出在农村要稳步推行合作医疗制度。随着农村初级卫生保健的实施，合作医疗又进入了一个恢复和发展的时期，但仍举步维艰，初期全国覆盖面也只有10%左右。随着国家经济体制改革，特别是农村经济体制改革的深入和农村经济的发展，我国农村的社会经济环境已经发生了明显的变化，集体经济被散在的庞大的家庭经济所取代，合作医疗的恢复已不可能只是在过去“原形”上的简单重复。

1993年国务院政策研究室和卫生部在全国范围内进行了广泛的调查研究，提出了《加快农村合作医疗保健制度的改革和建设》的研究报告。此后，卫生部与世界卫生组织合作在7省14县进行试点，总结了经验。

1996年以后，党中央、国务院和国家有关部门陆续出台了一些政策和措施，合作医疗制度在很多地方又得以重建。1996年召开的全国卫生工作会议上，江泽民总书记明确提出："加强农村卫生工作，关键是发展和完善农村合作医疗制度"，李鹏总理也提出："农村合作医疗制度是一件涉及到党群关系、农村经济发展和社会稳定的大事，一定要把它办好"，同时《关于国民经济和社会发展"九五"计划和"2010"年远景目标纲要》和《中共中央国务院关于卫生改革与发展的决定》中都明确指出要发展和完善农村合作医疗，这都有力地推动了新时期合作医疗的发展和完善。

1996年，卫生部在河南召开了全国农村合作医疗经验交流会，会议深刻剖析了合作医疗的产生、发展和作用，明确了发展完善合作医疗的目标和原则，提出了发展完善合作医疗的具体措施，奠定了新时期农村合作医疗发展的基础。据卫生部信息中心统计，到1996年底，全国开展合作医疗的行政村已上升到17.59%。1998年，开展合作医疗的行政村已达到20%以上。但是据第三次全国卫生服务总调查数据，1999年的合作医疗覆盖面再次下降到6.5%。

恢复期的合作医疗与传统的合作医疗有两大明显区别：

（1）传统的合作医疗是以集体经济为主，政府引导和扶持，集体经济是合作医疗的主要经济来源；而恢复期的合作医疗则是以个人投入为主，集体和政府适当扶持和资助。

（2）传统的合作医疗尽管因为集体经济实力的差异，其筹资水平和保障能力等不尽相同，但基本模式差别不大。而恢复期的合作医疗形式多样，各地都是根据当地的实际情况，选择合作医疗的具体模式。

从各地合作医疗的运作看，主要有如下模式：

（1）初级合作医疗：俗称"保小不保大"。即由个人和集体共同筹资，看病报销偏向保小病，不保大病。这种模式保障能力弱，但个人、集体缴费负担较轻。

（2）风险型合作医疗：俗称“保大不保小”。即由个人和集体共同筹资，农民患大病、重病时可获得一定的经济补偿。这种模式体现了保险的风险保障功能，对保障农民身体健康和避免农民因病致贫有很好的作用。但因其受益面窄，影响了保险的吸引力。

（3）福利型合作医疗：俗称“保大又保小”。这种模式保障程度较高，但其实施的前提条件是能筹集到相应数额的合作医疗基金。所以，只有少数经济条件较好的农村实施。

（4）合作医疗保险：即农民个人和集体共同筹资，以交保费的形式交由商业保险公司管理，政府卫生部门参与引导，完全按保险原理进行运作，农民患病医疗费用，由保险公司给予相应的补偿。这种模式只是在极少数地区试行。

另外，有些地区还尝试了“家庭储户卡和大病风险统筹相结合”以及“基本医疗＋大病医疗＋大病救助”等合作医疗模式。

纵观合作医疗的发展历程，合作医疗对初步解决农民“看不上病”和“看不起病”的缺医少药问题，保护广大农村居民的健康起到了巨大的历史作用。合作医疗因此被国际社会誉为中国发展农村卫生事业的“三大法宝”和“三大支柱”之一。

应该说，在目前的情况下，合作医疗对于我国大多数一般经济发展水平的地区来说，仍是一种适宜的医疗保障形式。但是在多年的恢复和重建过程中，效果却不甚理想，恢复和重建的进程缓慢，覆盖率较低。分析其原因，发现主要有两大问题制约着农村合作医疗的恢复和重建：

一是合作医疗筹资机制的问题。虽然原则上合作医疗筹资是以个人为主，集体扶持、政府资助，但因为政府责任不明确，集体扶持也只是根据集体经济的实际情况，这就造成政府资助和集体扶持部分相当不稳定，很多地区实际上只是农民自己筹资。农民自己筹资的结果不仅导致合作医疗筹资和保障能力有限，难以满足农民医疗保障需求，而且也影响了合作医疗的吸引力。二是合作医疗管理和监督机制的问题。实践中，在合作医疗基金使用上，不仅缺乏长期规划和科学管理，更缺乏有效的监督机制，挪用、浪费合作医疗资金，拖欠农民医疗费用等现象时有发生，这又在一定程度上挫伤了农民参加合作医疗的积极性。

第二节　新型农村合作医疗制度的出台

在全国范围内，合作医疗运作遇到新的困难，需要寻找可持续发展的道路。2002 年 10 月，在总结以往农村卫生工作经验的基础上，结合中国农村的实际情况，中共中央、国务院专门下发了《关于进一步加强农村卫生工作的决定》（以下简称决定），对在全国农村地区建立新型农村合作医疗制度作了指导性的部署和安排，并制定了优惠的政策，有力地促进了新时期新型农村合作医疗（简称为新农合）的顺利发展。《决定》明确提出：在农村，要逐步建立起适应社会主义市场经济体制要求和农村经济发展水平的、以大病统筹为主的、新型的合作医疗制度。

2003 年以来，按照中央部署，各级政府及其有关部门积极推进新型农村合作医疗试点工作，在调查研究、组织发动、完善政策、探索机制、规范服务等方面作了大量工作。据统计，截止 2004 年 6 月 30 日，全国 30 个省、自治区、直辖市的 310 个县（市）开展了试点工作，覆盖 9 504 万农业人口，参合农民 6 899 万，参合率为 72.6%。其中，中西部 22 个省（区、市）启动了 233 个试点县（市），约覆盖 6 331 万农业人口，参合人数 4 524 万，参合率为 71.5%。全国共筹集合作医疗资金 30.21 亿元，其中农民缴费 10.88 亿元。已有 4 194.03 万人次获得报销补偿 13.94 亿元，占筹资总额的 46.14%。中西部地区筹集资金 14.71 亿元，其中中央财政补助 3.93 亿元，地方财政补助 5.04 亿元，农民缴费 5.13 亿元，其他渠道支持 6 188 万元。试点工作总体进展顺利，运行平稳，初步达到了政府得人心、农民得实惠、卫生得发展的良好效果。

一、新型农村合作医疗制度产生的背景

合作医疗制度有利于农民获得基本医疗服务，缓解农民因病致贫与返贫，保护农村生产力，维护农村社会稳定，同时也是农村卫生革命的催化剂，有利于促进农村卫生事业全面发展。但是随着我国社会主义市场经济体制的不断完善和农民生活水平的不断提高，传统的合作医疗在新的世纪显得不够适应。农民医疗保障需求不断增加，农村市场经济发展迫切要求建立农村社会保障制度，政府对建立农村社会保障体系的责任意识不断增强，各级政府的财政能力也在不断提高，各种主客观因素的相互作用，促使了新型农村合作医疗制度的诞生。

1. 社会主义初级阶段国情决定了难以在短时期内建立覆盖我国城乡统一的社会保障制度。我国农业人口数量多，农业人均产值低，这种状况难以在短时间内转变，因而不能轻言建立全社会统一的保障制度，对此我们必须有清醒的认识。

2. 从全面建设小康社会的目标出发，在我国农村必须推进与社会经济相适应的互助共济式的初级医疗保障。党的十六大报告指出，我们现在的小康还是低水平的、不全面的，到 2020 年，我们要实现全面小康的宏伟目标。长期以来，广大农民缺乏有效的医疗保障制度，据 2003 年第二次全国卫生服务调查，全国农村合作医疗覆盖率只有 9.5%，尚有 90%的农村人口没有任何的社会保障。如果不从制度上解决农民的健康保障问题，必然难以体现卫生服务的公平性和可及性，也难以从根本上解决“三农”问题，很大程度上也将影响和制约农民脱贫致富奔小康的进程。因此，我们必须以人的健康发展为出发点，积极探索，建立适应我国农

村地区的互助共济式的初级医疗保障形式。

3. 以人为本，必须把缩小城乡居民健康差距作为缩小城乡差别的着力点。我国第一产业产值低，而农村人口占70%以上，加之长期以来形成的二元社会结构导致城乡差距过大，经济基础决定了城乡健康水平的差距。2000年，我国人口平均期望寿命为71岁，其中，城镇居民为75.21岁，农村为69.55岁，两者相差5.66岁。2000年与1990年相比较，10年间人口平均期望寿命提高2.85岁。假定社会条件相仿，若以人均期望寿命为标准，城乡健康差距为20年。孕产妇死亡率与婴儿死亡率是影响人均期望寿命的重要因素，1994年农村孕产妇死亡率和婴儿死亡率分别是城市的1.9倍和2.9倍，到2002年为2.6倍和2.7倍，表明城乡差距不仅没有缩小而且还有逐步扩大的趋势。建国以来，我国在城市建立了公费医疗、劳保医疗制度，近年来又在此基础上进行改革，初步建立了城镇职工基本医疗保险制度，而农村仅有的合作医疗由于缺乏长远规划，在经济转型期没有适时进行机制转换，政府缺乏具体有效的支持，保障作用日渐衰微，难以适应解决“三农”问题的需要。要缩小城乡健康水平差距，亟需重新思考如何在农村探索建立有效的医疗保障办法。

以上几点动因促使我们从社会主义初级阶段国情出发，以继承和发展的态度，认真总结既往合作医疗的成败得失，吐故纳新，与时俱进，探索建立适应我国国情和农村经济社会发展需要的新型农村合作医疗制度，这是现实而必然的选择。

二、新型农村合作医疗制度有关政策介绍

中发［2002］13号文《关于进一步加强农村卫生工作的决定》对建立和完善新型农村合作医疗制度和医疗救助制度做出了三条规定：

1. 各级政府要积极组织引导农民建立以大病统筹为主的新型

农村合作医疗制度。实行农民个人缴费、集体扶持和政府资助相结合的筹资机制。农民为参加合作医疗而履行缴费义务不能视为农民负担。

2. 对农村贫困家庭实行医疗救助。医疗救助对象主要是五保户和贫困户。救助形式可以给予一定的医疗费用补助，也可以资助其参加合作医疗。医疗救助资金通过政府投入和社会各界自愿捐助等。

3. 政府对合作医疗和医疗救助给予支持。按照《决定》要求，中央财政对中西部地区除市区以外的参合农民年人均补助10元，地方财政补助不低于10元，农民个人出资10元。在东部地区，虽然中央政府不予补助，但地方各级政府总补助额应不低于中西部地区。省、市、县都要按实际参合人数和补助定额给予资助。地方财政对参加合作医疗的农民补助每年不低于人均10元。

国办发［2003］3号文转发卫生部等部门《关于建立新型农村合作医疗制度的意见》。《意见》把新型农村合作医疗制度定义为：由政府组织、引导、支持，农民自愿参加，个人、集体和政府多方筹资，以大病统筹为主的农民医疗互助共济制度。《意见》对如何建立新型合作医疗制度提出了原则性规定，对各地落实中央政策起到了很大的指导作用。财政部、国家计委、卫生部以财社［2003］14号文下发了《关于农村卫生事业经费补助政策的若干意见》，其中对合作医疗资助标准做了明确规定。

江苏省政府以苏政发［2003］75号文下发了《省政府关于在全省建立新型农村合作医疗制度的实施意见》。《意见》对合作医疗的组织领导、目标任务、基本原则、资金筹集、管理监督以及医疗卫生服务等做出详细规定。对省财政转移支付县，农民个人筹资额年人均不低于10元，省财政通过专项转移支付，对参合农民年人均补助10元，所在市、县财政，以县为主，每人每年补助不低于10元，合计30元。

新型农村合作医疗与传统合作医疗具有许多共同特点，也有一些重大的区别。与传统合作医疗相比较，新型农村合作医疗主要“新”在以下几个方面，也即其主要特点：

1. 加强政府引导，强调农民自愿。在新型农村合作医疗制度的建立过程中，政府要充分发挥其组织引导作用，要在做好宣传、组织工作的基础上引导农民参加合作医疗，但不是强迫命令，不强求一律。合作医疗与社会保障不同，是建立在自愿共济基础上的互助医疗制度，必须强调农民自愿参加的原则，农民根据自己的意愿决定是否参加新型农村合作医疗。

2. 强化政府的支持责任。《决定》明确指出：从 2003 年起，中央财政通过专项转移支付对中西部地区除市区以外的参加新型合作医疗的农民每年按人均 10 元安排合作医疗资金，地方财政对参加新型合作医疗农民的补助每年不低于 10 元。但政府给予资金资助的前提是农民个人必须参加合作医疗。农民个人不参加合作医疗的，政府不予补助，另外，地方财政资金不到位的，中央也不予补助。各级政府都加大了支持力度，从全国来看，政府总投入占新型农村合作医疗资金的 2/3，这是建国以来，政府第一次直接对农民看病给予财政补助。在集体经济支撑解体以后，政府的经济支持是重要的机制转化，政府的组织、引导和支持使合作医疗制度焕发出新的生机与活力。市场可以解决的问题，政府要退出，市场解决不了的问题，政府要进入，这是市场经济体制的必然要求，新型农村合作医疗政策生动地体现了党和政府对市场经济规律的正确把握。

新型农村合作医疗制度是政府公共事务管理的职责之一，政府负责建立合作医疗经办机构和监督管理机构，所需工作经费由地方政府承担，不得挤占、挪用合作医疗基金。新型合作医疗的管理工作由卫生行政部门负责，由卫生行政部门配设合作医疗管理机构和人员。合作医疗经办机构设在县级，以县为单位统筹管理。机构和人员所需经费不得从合作医疗费用中支出，而是列入国家财政预算。

各级政府要配套建立医疗救助制度，资助特殊困难人员参加并享受合作医疗，这是对合作医疗制度一种新的支撑条件。农村因病致贫、因病返贫问题的解决，要靠多种途径，多种办法相互协调，民政救助的参与，无疑更有利于解决贫困农民的就医困难。

3. 以大病统筹为主要形式。以大病统筹为主要形式，重点解决农民大病医药费用的补偿，能够充分发挥合作医疗的风险保障功能，尽量减少农民因病致贫和因病返贫。

与传统合作医疗相比，新型农村合作医疗统筹区域大，筹资水平高，突出了以大病统筹为主，提高了互助共济抗风险能力。新型农村合作医疗主要保“大”病，也要适度保“小”病。这是因为，既要考虑到农民医疗需求的主要矛盾，着力点放在缓解大病致贫、返贫的突出问题上，也要考虑农民的受益面，提高他们参加合作医疗的积极性，防止逆向选择，促进合作医疗的稳步健康可持续发展。

4. 以县为单位进行筹资和管理。新型农村合作医疗以县为单位进行统筹和管理，提高了统筹层次，扩大了统筹范围和社会共济范围，有利于提高化解农民大病风险的能力。

新型农村合作医疗的统筹层次由以乡或村为单位转变为以县为单位，必然增强合作医疗的管理能力和抗风险能力。在这个问题上也要注意因地制宜，农民经济状况较好的地方，农民主要担心是大病的困难，因此保大病的比例应该高一些。在农村经济状况差的地方，农民看小病都很困难，保小病的比例应该高些，避免小病拖成大病，也避免长期参加合作医疗而长期不受益的问题。一定要实事求是，努力克服认识上的片面性。

5. 建立有效的管理体制和监督机制。要加强对合作医疗资金使用的管理和监督，严格审计，防止发生挪用、侵占行为，以保证合作医疗资金能够全部、公正和有效地用在农民身上。

同时，赋予农民知情、监管的权力，加强了对合作医疗的民主监督。在报销政策、程序等方面必须及时、完整向农民公布，确保农民公开、透明、公平地获得报销。这既是监管的有效办法，也是很好的宣传手段。只要合作医疗健康发展，农民真正受益，认真作好宣传，农民自觉自愿参加合作医疗是完全可以做到的。切不可简单、急躁、粗放，那无异于拔苗助长。

6. 因地制宜，多种形式。即要根据各地经济发展水平和群众意愿因地制宜实行不同水平、不同形式的合作医疗制度。在目前国家经济实力有限、各地农村经济发展不平衡的情况下，因地制宜的选择合作医疗的具体形式，有利于调动各方面的积极性，在最短的时间内，使农民获得相应的医疗保障。

三、党和国家高度重视新型农村合作医疗试点工作及其主要问题

2003 年 12 月，国务院召开全国新型农村合作医疗试点工作会议，吴仪副总理代表国务院全面部署试点工作。会前，胡锦涛总书记做出指示：新型农村合作医疗是一件为民、便民、利民的大好事。望加强领导，完善试点，因地制宜，循序渐进，改善服务，造福农民。温家宝总理的指示为：做好新型农村合作医疗试点工作，是加强农村医疗卫生工作的一项重大举措，必须从贯彻“三个代表”重要思想和党的十六届三中全会精神，统筹城乡协调发展，统筹经济与社会发展的高度充分认识这项工作的重要意义。

吴仪副总理十分关心试点工作，直接听取吉林、浙江、湖北、云南四省试点工作情况汇报；并带领有关部委领导赴云南、湖北、湖南、吉林实地考察试点工作。她多次主持召开国务院新型农村合作医疗部际联席会议，研究、讨论试点工作问题，制定有关政策；卫生部也将试点工作作为农村卫生的重点工作，先后对浙江、吉林、湖北、云南、湖南、河南、山西、四川、安徽、江西、甘

肃、贵州等省的试点情况进行了督导和调研。成立了新型农村合作医疗技术指导组，与吉林、浙江、湖北和云南四个试点省建立了固定联系，及时沟通情况，发现问题，总结经验。组织开办了中西部试点县管理干部培训班，针对试点工作中的关键环节对部分县卫生局局长、经办机构人员进行培训，提高管理人员的管理水平和业务能力。同时，还会同财政部等有关部门及时研究完善新型农村合作医疗的有关政策，加强对试点工作的规范管理。

新型农村合作医疗制度也得到了民主党派和一些重要的社会团体的关注和重视。2005 年 6 月 12 日至 19 日，全国人民代表大会常务委员会副委员长、中国农工民主党中央委员会主席、中国初级卫生保健基金会理事长蒋正华，全国政协副主席、农工民主党中央常务副主席李蒙，中央统战部副部长、全国工商联党组书记胡德平，全国政协常委、农工民主党中央副主席陈宗兴率中国农工民主党中央“构建和谐社会，发展新型农村合作医疗”考察团在江西省进行了考察。蒋正华同志指出，建立新型农村合作医疗制度是新形势下党中央、国务院解决“三农”问题的一项重大举措，是实践“三个代表”重要思想的实际步骤，是全面贯彻党的十六大精神及十六届三中、四中全会精神的具体体现，也是构建和谐社会的重要内容。他强调，要看到合作医疗试点工作存在的困难，要把工作的重点放在切实解决体制、资金和技术问题上，努力处理好管理、服务和农民受益三者之间的关系，以最少的资源达到最好的效果。2004 年以来，中国初级卫生保健基金会举办了全国乡镇卫生院院长培训班 34 期，其中在北京培训 9 期，在全国各地联络处培训 25 期，共培训乡镇卫生院院长 3700 多人次；举办了全国卫生局长培训班 7 期，共培训卫生局长 700 多人次。在以上培训中，新型农村合作医疗被列为培训的主要内容。通过培训，提高了基层卫生局长和乡镇卫生院长的对新型农村合作医疗的认识水平和运作能力，促进了新型农村合作医疗制度的推进和普及。

从总体上看，新型农村合作医疗试点工作运行平稳，进展顺利，一定程度上缓解了农民因病致贫、返贫问题，给农民带来了实实在在的好处，受到广大农民衷心的欢迎。但在合作医疗试点过程中也还存在一些问题，主要有：

1. 对做好试点工作的长期性、复杂性认识不足。一些试点县对中央政策理解不透，没有开展深入的调查研究，底数不清，工作不细。有的下指标，赶进度，强迫乡村干部和农村医务人员代缴合作医疗基金以及弄虚作假、套取上级财政补助资金。

2. 合作医疗基金管理和运行程序存在漏洞。一些试点县没有按照“钱账分离”的要求，经办机构审核并直接进行现金结算，既管钱又管账，没有做到基金的“封闭运行”。

3. 试点方案不够科学合理。不少试点县存在不符合中央有关政策要求的做法。有的将政府补助资金用于农民的家庭账户，有的直接将家庭账户资金以代金券形式发给农民，由农民任意就诊和购药。有的没有对定点医疗机构建立监管措施，存在过度检查和用药的情况，也没有实行医疗机构初审和先行代垫的做法，农民报销不方便、不及时。

4. 管理机构的人员、编制和经费得不到保证。许多试点县没有将管理机构的编制纳入事业单位，人员经费和工作经费没有保障，有的把管理机构放在医疗服务机构，有的挤占卫生事业经费，“拆东墙补西墙”，没有建立长效机制。

四、新型农村合作医疗制度的历史作用与发展趋势

（一）新型农村合作医疗制度的历史作用

我国是具有九亿农村居民的农业大国，新型农村合作医疗制度是在综合调研的基础上提出的针对九亿农民健康问题的一项长

期政策，是农村医疗保障制度的主体形式，是农村社会保障体系的重要组成成分。在建立社会主义市场经济体制的进程中，健全和完善具有中国特色的农村健康保障制度，对于保护农村生产力，促进经济发展和社会主义精神文明建设，具有十分重要的意义。合作医疗是农村卫生工作的关键和突破口，是一项“民心工程”，发展和完善合作医疗，能够保障农民享受基本医疗保健服务，缓解农民因病致贫、因病返贫，保证农村改革，推动农村经济社会全面协调发展，促进农村的繁荣和稳定，是全面建设小康社会的强力保障。

新型农村合作医疗制度在运作模式和社会功能方面具有更加丰富的内涵，具有传统合作医疗不可比拟的作用。它利用较少的资金解决数亿农民很大的医疗问题，是一项了不起的创举。我国还将长期处在社会主义初级阶段，基本国情决定了在相当长的时期内合作医疗制度都有存在的必要性，建立新型农村合作医疗制度决不是权宜之策和短期行为，因此，我们要树立长期观念，不断完善新型农村合作医疗制度。

应该看到，在农村建立和完善以大病统筹为主要形式的新型的合作医疗制度，是一项长期、艰巨、复杂的工作，还有很多困难和问题需要在进一步研究、探索的基础上加以解决。所以，新型合作医疗需要通过试点，不断完善，在取得经验的基础上，稳步发展。《决定》中提出的基本目标是：至2010年，新型农村合作医疗要基本覆盖农村居民。

（二）新型农村合作医疗制度的发展趋势

随着我国社会经济的发展、农民保险意识的增强和卫生需求的提高，合作医疗的社会经济环境和人们的健康意识都在不断发生改变，加之我国具体国情，各地情况不一，合作医疗也将向切合实际、适应需要的方向发展和不断完善。鉴于我国大多数农村地区经济不够发达，且在较长的时期内难以快速改观，新型农村合作医疗制度必然具有较长的生命力。目前，我们首要的是要进一步完善这个制度，并逐步有目的地向可行的方向发展。从实践上看，随着农村经济的不断发展和财政状况的不断改善，国家对新型农村合作医疗的投入将不断加大，这将有力地提高农民的参合积极性，拉动农民的投入，基金的总盘子将不断做大，合作医疗的持续健康发展更有保证。如今年国务院出台的最新政策，对中西部地区的合作医疗补助由年人均10元增加到20元，对东部欠发达地区中央财政也将给予补助。这无疑是一个正确的选择。

从理论上看，农村未来的医疗保障制度必然是多层次的医疗保障体系的建立。新型农村合作医疗制度将逐步向医疗保险制度转变，并最终有可能与城镇职工基本医疗保险并轨。同时，合作医疗制度只是一种最初级的保障形式，保障程度较低，合作医疗也未覆盖全部农村居民，在这种情况下，农村居民超越合作医疗范围以外的医疗服务需求，将刺激其它一些医疗保障形式得到一定程度的发展，如商业医疗保险、社会医疗救助等。这些医疗保障形式与合作医疗共同构成一个多层次的社会医疗保障体系。

发展商业医疗保险意义在于：一是可以解决基本医疗保险之外的多层次医疗消费的需要；二是有利于提高人们健康投资意识，引导人们健康消费。

社会医疗救助，是指在政府主导下，社会广泛参与的、以社会弱势群体中患病者为对象，旨在恢复其健康、维持其基本生存能力为目的的专项帮助和支持的行为。它是我国社会救助的主要内容，也是多层次医疗保障体系中的重要组成部分。中央和省级政府应建立医疗救助资金，对农村贫困人口的大病医疗消费进行救济，保障农村贫困人群的基本医疗服务需求，解决农村贫困人口因病致贫和因病返贫的问题。

社会医疗救助可以增进社会福利事业，促进社会公正与和谐，提高有限卫生资源的使用效率，进而提高全人口健康投资的效率。社会医疗救助的对象主要是未参加基本医疗保险的贫困者，如无固定收入、无生活依靠、无基本医疗保障的老年人、失业者、残疾人以及生活在最低生活保障线以下的城乡居民。社会医疗救助的资金主要来源于社会各方面的捐赠或发行彩票，同时，政府给予政策支持或提供一定的资金资助。

社会医疗救助的形式主要有：①提供医疗救助金，给救助对象以经济补偿；②给医疗机构一定的经济补贴，医疗机构直接减免救助对象部分医疗费用；③社会医疗救助机构举办专门医疗机构，免费或低费为救助对象提供最基本的医疗服务；④资助贫困者参加城镇基本医疗保险或农村合作医疗，使其获得基本医疗保障；⑤进行慈善救助，如开展义诊、义捐或无偿义务医治活动。

目前，我国的医疗保障体系仍面临着许多问题和困难，如：基本医疗保障的覆盖面有限，对弱势群体保障程度不高；保障基金来源渠道狭窄；社会保障基金管理不规范，基金的保值、增值机制尚未建立；加入WTO后，如何对外商投资企业在医疗保障方面贯彻国民待遇原则；如何适应中国灵活就业的趋势，采取与之相适应的灵活就业人员的参保办法等等。所以，进一步发展和完善我国的医疗保障体系，仍是今后在社会医疗保障方面的非常重要的任务，还需要经过长期、艰苦的努力和探索。而我国医疗保障体系发展和完善的目标应该是：保障资金来源的多元化，保障制度的法制化，保障覆盖面的普遍化，保障项目的丰富化。

合作医疗是农村社会保障体系的重要组成部分，而社会保障需要政策的支持，更需要法律为其提供强有力的制度支撑。因此，各地在总结实践经验的基础上，先行地方立法，然后制定全国性合作医疗法律法规，这也是新型农村合作医疗发展的一个必然趋势。合作医疗应建立在政府倡导、集体支持、群众参与的基础上，由经济管理进一步向科学管理、民主监督、法律保障的方向发展。

第三节 赣榆县新型农村合作医疗制度介绍

赣榆县地处江苏东北部，北与山东省接壤，东临黄海，面积1427平方公里，山区、平原、沿海地区各占三分之一，辖18个镇422个行政村，总人口107万人，2004年农民年人均纯收入3 765元。全县有6个县直医疗卫生单位，26个镇卫生院，595个村卫生室（社区卫生服务站)。该县农村卫生与合作医疗工作基础比较扎实，药品集中招标采购已运行5年，先后有23个镇卫生院开展了合作经营制改革，镇村卫生组织一体化管理率90％以上，传统合作医疗从20世纪90年代恢复后运行了10年，初保先进县创建成果得到了巩固。

赣榆县2003年被江苏省确定为新型农村合作医疗试点县以来，县委县政府对新型农村合作医疗试点工作高度重视，全面吃透国家和省、市有关文件精神，并立足县情，紧扣政府推动、资金筹集、基金补偿、机构建设、规范管理等关键环节，以人为本，创新机制，精心组织，真抓实干，实事求是，深入落实，保证了合作医疗工作的健康发展，取得了良好的效果，建立并逐步完善了新型农村合作医疗制度，得到了群众的认可和好评。2003年9月启动合作医疗试点，全县参合农民77万人，人口覆盖率90.02％。2004年10月开始第二轮运作，参合77.36万人，人口覆盖率90.44％。通过实施合作医疗，初步缓解了农民因病致贫返贫问题，参合农民满意度达90％。试点工作取得圆满成功，在全县范围内全面建立了农村居民医疗保障制度，并得到了持续运行，达到了便民、利民的目的。

一、加强领导，广泛宣传，强化政府推动力

（一）切实加强组织领导

该县认真贯彻省政府召开的农村五件实事工作会议精神，与各镇政府签订了新型农村合作医疗目标责任书，镇政府与各村委会也签定了责任书；县镇政府均将合作医疗列入经济社会发展规划和政府工作目标；出台了《赣榆县新型农村合作医疗实施办法》、《关于巩固新型农村合作医疗有关制度的通知》等相关文件；成立了新型农村合作医疗管理委员会、监督委员会；明确了县合管办编制，并将其人员与工作经费列入县财政预算；及时落实合作医疗政府补助经费；县政府每季度至少召开一次合作医疗专题会议，及时分析并解决实施过程中遇到的问题；以“一线”工作法及政府督查快报的形式指导、推进面上各项工作。

（二）开展持续的人性化的宣传工作

该县确定了“宣传入手、政策入心”的工作策略。全县合作医疗专题会议召开后，各镇迅速召开镇三套班子和村干部动员大会，统一干部思想，增强其为民办实事的责任感和使命感。县合管办先后统一编印《新型农村合作医疗知识问答》小册子5000本，《新型农村合作医疗知识简介》和《新型农村合作医疗知识宣传单》30余万份，《新型农村合作医疗资料汇编》5000本，拍摄了《合作医疗好》等多部电视专题片。各镇以卫生院（室）、学校和农民健康促进学校等阵地，以广播、专栏、咨询、宣传单及进村入户等多种形式，向农民开展持续的人性化的宣传工作，使合作医疗政策和知识家喻户晓。

二、科学筹资，合理补偿，彰显制度创新亲和力

（一）创立农民滚动式预缴费制度

经过第一轮筹资，该县感到传统农民筹资方式即政府组织发动、镇村干部上门收费模式，存在筹资难度大、成本高、资金不安全等弊端。针对这种情况，该县于 2003 年 12 月份尝试启用农民滚动式预缴费制度，简称滚动筹资或滚筹。该制度具有简便、安全、低成本、可持续和农民乐意介入等优点，有效解决了农民筹资难问题。执行预缴费制度后比按传统模式筹资可节约 80%左右的成本。该县在第一轮试点期间，用 8 个月时间筹集农民参合资金 800 多万元，占下一年度农民应缴资金 80%以上。第二轮运作半年来，已筹集农民参合资金 500 多万元，占下一年度农民应缴资金 50%以上。

（二）确立适宜的补偿模式

补偿模式直接关系到农民的受益面和受益程度，从而影响到对合作医疗的认可度和参合率。只保大病必然导致受益面太窄，影响农民参合积极性，不利于合作医疗的长期顺利运作。因此，该县以可持续发展原则为指导，通过深入调研和科学测算，确立了保大保小合医药合防保的新型农村合作医疗补偿模式。目前补偿标准是：补偿范围限定为常规诊疗措施和基本用药目录。采取分级分段累计按比例的方法，起报点为零，封顶线为 2 万元。在村卫生室就诊补偿医药费的 25%；在镇卫生院就诊补偿 30%～45%；在县以上医院就诊补偿 15%～35%。中医药（中药限定为基本草药）和甲、乙类传染病医药费用补偿比例上浮 5%。将非计免药苗费、参加妇幼保健保偿产妇的正常住院分娩费、婚前医学检查费等纳入补偿范围，开展免费体检和健康教育与健康促进

活动等。长年务工农民在外地医院住院费用按县级医院比例报销。该模式获得了大病大受益，小病小受益，无病也受益（免费体检等）的积极效果，很好地满足了农民的需求，也解决了滚动筹资的经费基础。合作防保促进了预防为主方针的落实，用较少的资金解决了较大的防病保健问题，减少了农民医药费用与补偿支出，增强了合作医疗制度的生命力。

三、加大投入，规范管理，提供有序运作保证力

（一）建立健全合作医疗管理机构

根据省、市文件精神，县编委及时明确了县合管办机构性质和人员编制，县合管办配备7人，各镇合管办3～4人，县合管办工作经费按参合人口每人每年1元的标准列入了县财政预算。县、镇合管办均配备了办公用房和必要的办公设备。全县已经构建起比较健全的合作医疗管理组织。县合管办开展了多轮合作医疗业务培训，镇合管办加强了对镇村卫生人员的培训，切实提高了工作人员素质。县镇合管办及时开展业务检查和指导，确保工作规范一致。

（二）初步实现合作医疗网络信息化管理

全县累计投入60余万元，为县、镇合管办配备中心数据服务器2台和微机60余台，并统一安装宽带网，在县镇之间架构VPN网络，统一建立工作站，启用合作医疗管理信息系统和医院管理信息系统，并相互对接，实现稳定实时的数据交换。2004年10月开通了赣榆县合作医疗网站。全县初步实现了合作医疗网络信息化管理。

该县合作医疗管理信息系统将参合户（者）序号、姓名、性别、年龄、住址、身份证号等基础资料编入基本情况数据库，同

时将收费标准、诊疗及药物目录、补偿比例、预缴费、报帐、会计核算等常态和动态内容均设计在系统中，基本实现了管理信息系统的本土化。该县对系统进行了精心设计和适时调整，使系统信息全面必要，显示界面有利操作，限制输入和点击次数以符合科学程序并节约时间，计算准确并有纠错能力，打印内容科学分布并且节约纸张，方便数据统计、传输和报表，有管理员和加密等功能以确保信息安全等，基本实现了管理信息系统的科学化。

农民结报过程按照一个程序，执行一个标准。农民在镇卫生院就诊采用微机收费后，相关信息即自动传输到合管办，并自动开展审核与计算。由于村卫生室尚未配置微机，村级收费与补偿信息需要在定期报帐后，由镇合管办每月集中输入信息系统，间接实现网络信息化管理。

该县合作医疗网络信息化管理运行良好，实现了微机收费、自动审核补偿、自动统计报表、实时信息监控和快速准确发布信息等功能，使得记录参合者基本情况、补偿程序和数据统计、传输等管理活动以及医药收费实现了自动化或半自动化，合作医疗办事程序公开透明，合作医疗运作达到了高效、规范、快捷、方便、安全的管理要求，增进了农民的认可与满意。

（三）完善管理制度并统一材料模式

该县先后出台了《赣榆县新型农村合作医疗试点方案》、《赣榆县新型农村合作医疗实施办法（试行）》、《赣榆县新型农村合作医疗实施细则》等一系列政策文件，并及时下发补充和调整性的规定，如诊疗、基本药物目录、合作防疫保健、转诊、补偿标准和管理办法等，初步建立起比较完善的制度。县合管会统一制定了合作医疗规章制度，包括合管办、报销、微机、财务、定点服务机构管理等方面。县合管办统一制作了各种材料，包括合作医疗证、合同书（合管办与农民以及合管办与定点服务机构）、三联处方、参合登记簿、报销滚筹登记表和其它各种报表等，并统一了具体操作办法。

（四）建立县镇两级管理、以镇为主的管理体制

该县建立了与补偿模式相适宜的县镇两级管理、以镇为主的管理体制，促进了科学运行，方便了农民报销。县合管办在国有银行设立基金收入户和支出户，县财政局设立财政专户，镇合管办设立基金专户。基金分为合作防保基金（按年人均 2 元先从政府补助资金中提取）、基本医疗基金（65%）、大病统筹基金（25%）和风险基金（10%）。合作防保基金、10%的大病统筹基金和风险基金为县级资金，合作防保基金按季度根据各镇完成的防疫保健任务下拨，大病统筹基金审批后按月下拨。基本医疗基金和 15%的大病统筹基金为镇级资金，根据镇参合人口按月下拨。总体上，县合管办负责基金宏观调配、部分大病费用审批及对镇合管办和卫生机构的管理，镇合管办负责基金的具体运作和对镇村卫生机构的管理。参合者到县以上和外镇就诊后回本镇报销，在本镇卫生院和村卫生室就诊现场报销，村卫生室定期（每 10 日）到镇合管办结算。医药费超过 3000 元的，由镇合管办初审后报县合管办审核，再下拨大病统筹基金。该县于 2004 年 4 月取消了县内转诊制度，实行异地看病，属地报销。

（五）提升医疗卫生服务水平

该县高度重视医疗卫生机构的建设与管理，为合作医疗的实施提供了坚实的载体和支撑。加强了卫生机构基础设施建设和设备器械投入，不断完善医疗卫生服务功能。注重镇村卫生机构建设，正在逐步构建农村社区卫生服务体系，不断提高服务能力和水平，为广大农民提供质优价廉的综合卫生服务。不断加强镇村卫生组织一体化管理，夯实农村医疗卫生网的基础，确保镇村卫

生机构规范运作，村级报销和滚筹顺利操作。针对定点服务机构的日常管理，该县一是择优选取定点服务机构，签定服务合同，并加强督查考核；二是完善卫生行风长效管理机制，加强卫生技术人员培训，坚持省卫生厅规定的三合理制度，限定诊疗范围，防止过度医疗，并尊重农民自由择医权。三是开展药品集中招标采购，并对20余种常用药品实行最高限价。四是严格执法，规范医疗和药品市场秩序。

（六）强化检查和监督措施

县合作医疗监督委员会定期检查、监督合作医疗基金使用和管理情况。县镇政府加强督查，县人大、政协不定期开展视察，县审计局定期开展审计，县镇合管办加强业务检查和指导。建立诊疗和药物价格、目录、服务程序、报销及基金使用等公示制度和服务承诺制度，群众可以通过来人、来函、来电等形式向各级政府、部门、合管办等投诉和举报问题，有关部门在规定期限内予以查实解决并反馈。

在省、市的指导下，该县第一轮合作医疗试点期间，共补偿220.75万人次，补偿总额2 126.67万元，占筹资总额的92.04%，免费体检8.03万人。第二轮合作医疗运作9个月以来，共补偿132.75万人次，补偿总额1 474.67万元。通过实施新型农村合作医疗，初步缓解了农民因病致贫、因病返贫问题，参合农民对合作医疗满意度达90%。

该县新型农村合作医疗工作得到了上级领导和群众的一致肯定和认可。2005年3月28～29日，江苏省新型农村合作医疗和农村改水工作经验交流会在连云港市召开，该县被确定为现场参观点。2005年4月19日，江苏省新型农村合作医疗现场观摩会在该县召开，2005年7月28～29日，中国农村卫生改革与发展论坛暨第七期全国卫生局长培训班在该县召开，笔者在两次会上均就赣榆县的合作医疗工作情况作了汇报和演示。该县合作医疗工作经验和良好的现场得到了与会领导的好评。2005 年 8 月 24～26 日，在卫生部新闻办公室邓海华主任的带领下，由中央电视台、中央人民广播电台、人民日报、健康报、农民日报、新华社等主流媒体的记者组成的采访团，专程来赣榆县就新型农村合作医疗典型做法进行了采访，并给予了较高评价。

案例

赣榆县新型合作医疗免费体检做法与分析

新农合免费体检是增加参合农民受益面和提高受益程度的好措施，是推动农民继续参合的好办法，也是启动新的农村卫生资源、增进农民健康水平的好举措，可谓一举多得。象任何新生事物一样，新农合免费体检也是处于初期阶段，同样需要不断完善和规范。为合理确定体检对象，做到应检不漏，保证免费体检的内容、质量，保证费用的科学合理安全使用，结合赣榆县的做法，对这一新事物进行探讨和分析。

一、基本情况和背景

赣榆县是江苏省首批新型农村合作医疗试点县，自 2003 年 9 月份实施，目前已进入第二个运行年度，全县参合农民 77.36 万人，参合率稳定维持在 90%以上。该县在制定新农合实施方案时，从坚定农民的参合信心，增加新农合的凝聚力，给农民更多的实惠出发，确定为当年没有动用新农合基金的参合农民进行一次免费体检。为兑现这项政策，该县在第一运行年度结束后，在全县范围内组织开展了首次免费体检。

二、具体做法

1. 确定体检对象和范围

根据县新农合方案规定，凡参合农民，年内没有费用补偿的均在体检范围，具体对象由各镇合管办结合本镇实际情况确定，一般为 25 岁以上成年人，总体检人数控制在参合总人数的 10%左右。这一比例是根据县镇合管办微机处理中心提供的数据和现场调查结果，一年内不生病的参合农民约占10%左右。第一运行年度内赣榆共有77万农民参合，共为8.03万人进行了免费体检。

2. 规定体检内容保证体检质量

免费体检内容分为必查和个性化检查内容。必须检查的项目包括普通物理检查，X线（胸片或胸透）、超声（肝、胆、胰、脾、肾、膀胱，男性前列腺，女性子宫附件等）、生化检查（表面抗原、肝肾功能等）等；个性化检查主要是结合农民个人的病情或体情商定。从体检内容的全面性和针对性上保证体检质量。

3. 明确体检单位和付费单位

该县共有18个镇，以乡镇为单位划分体检辖区，镇卫生院负责辖区内的免费体检工作。各镇制定具体的体检方案报县合管办批准后实施。体检费用根据物价部门规定的标准下浮40%计算。体检项目指导价约60～80元，按40%折算约20～40元。免费体检的费用由县合管办代表政府为农民买单。阳性者的诊疗进入有偿服务，所发生的诊疗费按新农合规定报销，报销费用同样进入滚动筹资（赣榆县实施的收缴农民参合资金的方式）。

三、效果明显

通过对8.03万参合农民进行免费体检，发现这一特定人群（一般在35岁以上，50岁以上的约占80%）总患病率达到224.34‰，其中消化道疾病、高血压、糖尿病、肿瘤、妇科病等疾病患病率分别为84.22‰、42.73‰、7.53‰、2.15‰、60.84‰，其它疾病为27.23‰。通过免费体检，对查出患有疾病的均得到了积极治疗。下表为具体体检出的疾病情况。

疾病类别	患病人数（人）	患病率（‰）	构成比（%）
消化道	6766	84.22	37.54
妇科病	4859	60.48	26.96
糖尿病	605	7.53	3.36
肿　瘤	173	2.15	0.96
高血压	3433	42.73	19.05
其它疾病	2188	27.23	12.14
合　计	18024	224.34	100.00

四、讨论

1. 免费体检观念和目的

（1）通过免费体检兑现对参合农民的承诺，实现补偿模式上的大病大受益、小病小受益、无病也受益。

免费体检是政府站在参合者的立场上，给农民更多实惠的具体体现。通过免费体检，提高了农民对新农合的满意度，为维持参合率起到拉动作用，可以进一步增加农民对新农合的信任度，增强对新农合的凝聚力。农民从免费体检中受益是推动农民继续参加合作医疗的重要因素，成为提高参合率的重要措施。

（2）引导培育农民的“三早”观念

通过体检可以在相对健康的人群中发现疾病，通过诊断与治疗，达到早发现、早诊断、早治疗的目的。可以较好地引导和培养农民预防和治疗疾病的自觉意识和未病先防的观念，使一级预防、二级预防和三级预防变成可能。从预防角度出发，参合农民患病解决“三早”问题，促进农民无病防病，有病早看，提高了农民及时就诊率，既减少了农民家庭的疾病治疗负担，同时，在一定程度上也缓解了新农合基金的压力。

（3）增加基层医疗机构的经济效益

基层医疗机构通过为农民提供免费体检，主要从二个方面收益：一是，体检虽然对农民是免费的，但实际体检费用大部分由政府买单，从合作医疗结余基金中解决，医疗机构在提高人员设备的利用率的情况下也增加了业务收入；二是，通过体检促进发现患病的农民有病早治，增加了就诊率，提高了治疗率、手术率、住院率等，推动和启动了乡镇卫生院的医疗资源开发利用。

2. 做到计划周密，安排妥当，按照标准，确保质量

（1）明确体检的责任单位，合理确定体检范围

免费体检是一项面向农民的短期的阶段性繁重工作，做好事前计划组织非常重要。赣榆县的做法是在县政府领导下，卫生局作为牵头部门，以镇为单位组织实施。县合管办制定体检规范原则并负责指导检查，各镇根据体检规范原则具体制定实施方案并报县合管办备案，各镇卫生院具体负责体检。将农民免费体检放在乡镇卫生院，主要是基于保证体检质量、方便农民就近体检。若到县级医院体检，费时费力不方便，若在村卫生室，不具备条件，卫生院能满足农民体检的设备及技术要求，所以放在乡镇卫生院是比较适宜的。

体检前要做好以下几个方面工作：一是宣传动员要到位，让农民弄清楚搞明白免费体检的目的意义，积极参加体检；二是排查核实体检对象及人数；三是对体检人员登记造册；四是根据镇卫生院体检能力合理确定每日体检人数并分片进行。

（2）严格执行体检项目标准，确保体检质量

监督体检单位严格按照制定的检查项目和标准进行，该做的检查一定要保质保量到位，绝对不能糊弄农民，防止在体检过程中应该能够早期发现的疾病却没有被发现出来，导致体检过后不久症状明显疾病自身暴露，甚至引发不必要的纠纷。做到取信于民，让农民放心。除一般体检外，在体检过程中实行个性化体检，

既根据农民病情体情或提供的症状信息，有针对性的选择体检项目，目的是解决农民深层次受益问题。对于体检发现疾病需要尽快治疗的要向农民及时反馈信息说明疾病情况，动员及时治疗。

（3）合理分担免费体检费用

为农民免费体检的费用主要从当年合作医疗结余基金中解决，但由于为农民免费体检提供服务的医疗机构是仅次于农民受益的第二受益主体，也就是说，不搞合作医疗免费体检，很难打开农民体检的钱包，目前农民是不会自费体检的，而免费体检可给医疗机构一定的回报，所以让其承担一部分体检费用也是可以理解的，这指指导价下浮40％的部分。为此，赣榆在分担补偿体检费用上根据体检项目先按照物价部门规定的收费标准核实体检费用，在此基础上按照40％折算拨给体检医疗机构费用。采取40％折算的办法主要是考虑保证医疗机构成本费用。

3. 促进农村社区卫生服务工作发展

免费体检有利于农村社区卫生服务工作的开展，与社区服务工作相促进相融合，通过免费体检可以建立农民健康档案，便于开展健康跟踪服务；通过体检可以突显一二三级预防、保健与健康促进功能，解决了医疗机构与农民长期以来只看病不预防不保健的问题，在一定程度上解决了农民防病治病，未病防病的经济问题、观念问题；解决了医疗单位只经营医疗忽视经营其它业务领域的问题；解决了启动新的农村卫生资源与拉动需求之间良性互动的机制问题。

4. 存在问题

新农合免费体检目前还处于初始阶段，尚未形成一套完备规范的固定程式，很多问题还不能在短期内得到较好的解决。例如，体检的模式、规范、组织管理、收费标准及体检后继续跟踪服务等方面都需要进一步深入探讨和研究。

第三章　新型农村合作医疗制度与农村卫生工作

合作医疗制度是社会保障制度的一个组成部分，是医疗保险的初级阶段，是互助共济思想与中国“三农”工作实际相结合的产物。2002年中共中央、国务院出台的《关于进一步加强农村卫生工作的决定》提出，要改善乡村卫生医疗条件，积极建立新型农村合作医疗制度，实行对贫困农民的医疗救助等重大举措。并提出到2010年，要在全国农村基本建立起适应社会主义市场经济体制要求和农村经济社会发展水平的农村卫生服务体系和农村合作医疗制度。这必将极大地促进农村医疗保障的开展与完善。

农村卫生工作是我国卫生工作的重点，是构建和谐社会的重要方面，关系到保护农村生产力、振兴农村经济、维护农村社会稳定和发展的大局。目前，农村卫生发展相对滞后，农民健康状况令人担忧，因病致贫、因病返贫已成为社会发展的问题，医疗费用过快增加，而农民增收相对缓慢，看病贵、看病难较城市居民更为突出，造成的负面影响更大，农村的疾病控制与妇幼保健工作形势较城市更为严峻，所以，农村卫生事业的快速发展具有相当的迫切性。

新型农村合作医疗制度既是农村卫生工作的一个重要部分，又是促进农村卫生工作的一个催化剂。新型农村合作医疗制度的建立与发展，必将进一步提高农民的医疗卫生保健水平，推进卫生各项工作的开展，保护农村生产力，促进农村经济发展和维护社会稳定。如何将新型农村合作医疗制度与农村卫生各项工作有机结合，相互促进，共同发展，是需要我们认真研究探讨的重大课题。

第一节　新型农村合作医疗制度与农村卫生工作的辩证关系

新型农村合作医疗制度是由政府组织、引导、支持，农民自愿参加，个人、集体和政府多方筹资，以大病统筹为主的农民医疗互助共济制度。新型农村合作医疗制度的实施，部分地解决了农民的基本医疗问题，初步有限度地缓解了因病致贫、因病返贫问题，启用和激活了乡村卫生资源，推动了医疗卫生机构社会效益与经济效益的共同提高，促进了医疗卫生机构与农民之间的良性互动，改善了医患关系，提高了农民对医务人员的信任度，从而也促进了新型农村合作医疗制度的顺利实施，二者之间形成了相互促进、共同发展的良性循环局面。赣榆县有关调查显示：农民对新型农村合作医疗制度和医疗卫生机构服务满意度均达到90％左右。总的来看，正如城市医保和城市卫生改革之间互相促进的关系一样，新型农村合作医疗制度对农村卫生工作起到了巨大的促进作用，反过来也是如此。

一、合作医疗制度与新的卫生资源的启动

由于大多数农民经济不宽裕，农村看不起病、住不起院的现象普遍存在。2003年卫生部组织开展的第三次国家卫生服务调查结果显示，群众有病时，有48.9％的人应就诊而不去就诊，有29.6％的人应住院而不住院，其主要原因是农民经济困难。实施新型农村合作医疗制度以后，农民医药费用负担明显减轻，提高了农民对卫生服务的需求。通过实施新型农村合作医疗制度，有力拉动了广大农民的医疗卫生消费，带动了农村医药卫生市场的发展，提高了农村卫生资源的合理利用率，有力地维护了农民的

切身利益。目前，赣榆县开展新型农村合作医疗已接近两年，医疗机构的门诊人次、住院病人总数及业务收入较实施新型农村合作医疗制度以前明显增加，近期抽样调查显示：农民两周患病就诊率和确诊病人住院率均在75％以上。

以上材料充分说明了新型农村合作医疗制度对农村卫生事业的积极推动作用，而这种推动作用是通过启动新的卫生资源来实现的。所谓新的卫生资源是指新型农村合作医疗制度的实施所带来的新的卫生资源的启用和原有卫生资源利用率的提高。实行新型农村合作医疗制度以后，从卫生资源的角度来看，带来了三个方面的变化：一是农民患病后就诊、检查、治疗和住院等的卫生服务需求量扩大。二是医疗卫生单位为强化服务能力进行了必要的调整，如修缮楼房、增加设备、培训人员、改善环境等，使卫生资源总量扩大，闲置的资源得到开发利用，如床位使用率提高、手术床的使用率提高、大型仪器的使用率提高等。三是医疗卫生机构开辟了医疗市场以外的防疫、保健、康复、体检等新的业务领域。从市场经济的角度，市场是商品交换的场所，由供方、需方和第三方组成，市场运作主要是受供求机制的影响。卫生市场的供方要开辟新的业务领域，就要在人力资源、装备设施、环境改善进行必要的投入；需方要获得更高质量的卫生服务，就要加大购买的支出。新型农村合作医疗制度建立以后，促进了卫生市场的这种互动关系，扩大了卫生资源的总量，做优了卫生资源的存量。

新型农村合作医疗制度的实施，一方面为医疗卫生机构经济效益提高带来生机，为卫生技术人员综合素质提高创造了更多的机遇，为医院长效持续发展创造了条件；另一方面，新型农村合作医疗制度的实施，提高了医疗卫生机构的社会效益，激发了卫生技术人员的服务热情，融洽和改善了医患关系。总之，新型农村合作医疗制度的实施，从硬件、软件等方面提高了医疗卫生机构的服务能力。

随着医疗卫生机构的新的卫生资源的启用和服务能力的提高，农民所获得的卫生服务范围不断扩大，质量不断提升，同时随着合作医疗筹资标准的逐步提高，基金总盘子规模做大，他们所获得的医药费用补偿也将逐步增加，补偿的结构将日趋合理。农民从卫生服务和费用补偿两个方面的受益水平不断提高，必然会增进对合作医疗制度的认可度和满意度，使参合率维持在高水平，保证新型农村合作医疗制度的不断完善和发展。

二、合作医疗制度与预防保健工作的关系

合作防保是合作医疗制度与预防保健工作相互促进的中间环节，也是一个逻辑前提。以往由于卫生科技比较落后，预防保健的措施和手段比较单一，仅有的几种防病疫苗费用由国家负担，使得将预防保健纳入合作医疗补偿范围没有必要。传统合作医疗制度的补偿范围一般仅限于医药费用，对预防保健工作的促进作用难以发挥。随着卫生科技的不断进步，预防保健措施和手段不断丰富，而国家又没有能力全额负担，个人必须为此加大支出，形成了对合作防保的需求。同时，新型农村合作医疗基金构成中，政府补助资金占了大部分，而预防保健工作又是政府的重要职能之一，这就为合作防保带来了可能。

合作防保可以促进预防为主方针的落实和预防保健事业的发展，全方位地引导农民掌握卫生知识，改变生活陋习，降低发病率，提高生命生活质量，可以深层次地保护农民健康。坚持预防为主的原则，做到防中有治、治中有防、防治结合，力求防患于未然，也体现了大卫生观念在新型农村合作医疗中的应用，是一项带有根本性的措施，可以用较少的资金解决较大的防病保健问题，把疾病控制在未发和初发阶段，促进三级预防的实现。同时，发病率的降低，将使农民的医药卫生支出和合作医疗资金支出大

为减少，降低合作医疗成本，反过来促进合作医疗的良性循环和健康发展，增强新型农村合作医疗制度的生命力，使之更具有生机与活力。

健康教育是预防保健工作一个重要方面。开展健康教育工作能够增进合作医疗供、需、管三方的沟通和理解，提高农民的健康知识知晓率和健康行为形成率，促进合作医疗工作的顺利运作。实践证明，健康教育的开展，提高了广大农民的健康保健意识。农民掌握了必要的防病治病知识，是农村卫生工作和合作医疗运作的最好基础。反过来，合作医疗制度的建立与完善，使农民有了初步的医疗保障，减少了因病致贫和返贫，提高了健康水平，保护了农村生产力，增加了农民的认同感，从而有利于健康教育工作的顺利开展。

三、合作医疗制度与农村社区卫生服务的关系

社区卫生服务体系是由机构、队伍和管理等要素构成的，是适应市场经济和农村居民多层面卫生需求的一种新的农村基层卫生组织体系，社区卫生服务体系建设是农村卫生机构建设的一个正确发展方向和必然的选择。在社区卫生服务体系建设的过程中，由于农村经济薄弱，财政紧张，对卫生事业的投入相对不足，完全依赖政府投入构建社区卫生服务体系是不现实的。必须借助非政府的力量，其中卫生机构自身和民间资本的吸纳是两个重要的方面。农村卫生机构自身的发展力量也是有限的，基本上是自负盈亏，发展后劲不足。而新型农村合作医疗制度的实施为农村社区卫生服务体系建设带来了新的机遇。

合作医疗制度与社区卫生服务体系之间是相互依存，相互促进的，制度的健全可以促进体系的完善，体系的完善又为制度的顺利运作提供了有力的支撑。通过实施合作医疗制度，可以更好地、更合理地发挥现有卫生资源的效能，在一定的程度上增加卫

生机构的业务收入，为卫生机构的再发展提供物质前提。反过来，卫生服务体系的不断健全，卫生服务功能的不断完善，可以让广大农民获得更加优质、廉价的卫生服务，提高合作医疗制度的吸引力，促进其运作的进一步完善。二者之间的互动，将形成一个良性的循环，这正是政府、农村卫生机构和广大农民所期盼的一个局面。

四、合作医疗制度与镇村卫生组织一体化管理的关系

镇村卫生组织一体化管理是遵循区域卫生规划和医疗机构设置规划的要求与市场规律，以镇作为一个社区，在政府的领导下，以镇卫生院为中心，对镇村卫生组织的资源合理配置，实施卫生行业管理的农村基层卫生管理体制。也就是将村级卫生组织和镇级卫生组织合为一体进行管理，实行捆绑经营，镇村卫生机构是一个经济、技术有机结合的不可分割的、统一的整体，村级卫生机构相当于镇卫生院的院外科室。

村卫生室数量众多，一般一个县有几百个村级机构和几千人的乡村医生队伍，这个庞大的群体处在卫生工作的前沿，和农民是零距离的关系，他们的行为直接影响农民的感情，影响合作医疗的亲和力和农民的信任程度。实施镇村卫生组织一体化管理，通过外部管理内部化，降低了协调等管理成本，改变了镇村之间无序竞争的状态，形成了一种科学合理的卫生服务秩序。一体化管理有利于调动乡村医生的积极性，稳定乡村医生队伍，规范乡村医生的服务行为，促进村级六大功能的有效发挥，促进合作医疗的顺利运作。没有一体化管理，镇卫生院对村卫生室的管理就很难到位，村级的服务能力也很难提高，医疗费用就很难控制，重医轻防、重防轻保的倾向很难扭转，社区卫生服务的六大功能很难全部实现，新型农村合作医疗在村级报销和预缴费就很难操作，套取合作医疗资金的行为很难控制。

通过实施镇村卫生组织一体化管理，改变了原有的镇村两级单独经营、互相不公平、无秩序的竞争局面，促使其利益一致化，这有利于规范村级医疗卫生服务行为与合作医疗的运作，确保农民真实受益，对合作医疗制度的完善，具有不可替代的重大作用。反之，通过实施合作医疗，尤其是镇村医疗卫生机构同时开展报销，在一定程度上提高了镇村卫生机构的业务收入，密切了两者之间的关系，巩固了一体化管理的成果。

五、合作医疗制度与农村卫生改革的关系

当今是改革的时代，各行各业都需要不断的改革，才能适应形势的发展，取得不断的进步，农村卫生事业也不例外。近几年来，各地做了大量的农村卫生改革尝试，在产权制度改革、管理体制改革和运行机制改革等方面做了深入的探讨，取得了一定的成效，也出现了许多值得关注的现象。目前的农村卫生事业改革出现了百花齐放的局面，虽然还没有一个明确的具体方向，但是改革的过程将持续进行下去。

象城市医保促进城市卫生改革一样，新型农村合作医疗政策的执行必然会促进农村卫生改革的深入开展，达到一石激起千层浪的效果。这种促进作用体现在农村卫生改革的各个方面，包括卫生体制改革，如卫生院上划、镇村一体化等；运行机制改革，如人事分配制度改革，为新型农村合作医疗而改善服务质量的做法等；经营思想观念的变化，尤其是管理层经营理念的更新等。农村卫生改革推进的过程中，必然会遇到各种阻力和困难。由于政府给予新型农村合作医疗制度强力的支持，使广大农民得到了很大的实惠，同时使医疗卫生机构提高了合理化的收益，使医疗卫生市场运作更趋规范，竞争更趋有序，对医疗卫生机构的经营提供了一个制度化的保障，降低了其经营风险，缓解了改革带来的震动和压力。

农村卫生改革带来了体制和机制的创新，提高了职工工作的热情和积极性，使就医环境和服务质量得到了改善，提高了农民的满意度。实实在在的优质卫生服务提高了合作医疗对农民的亲和力，激发了农民强烈的继续参合的愿望，推动了新型农村合作医疗制度的完善和发展。

第二节 完善新型农村合作医疗制度

新型农村合作医疗制度的发展与完善是广大农民的迫切需要，也是党和政府的明确的政策要求。合作医疗制度可以分为筹资、补偿、管理和监督等几个方面，要完善新型农村合作医疗制度，就必须从这几个方面入手，确保筹资到位、补偿合理、管理科学、监督有力。

一、多方筹资

（一）对多方筹资的基本分析

多方筹资是指农民个人缴费、集体扶持和政府资助相结合的筹资机制。农民是合作医疗的直接受益者，有责任为自己的健康进行必要的投入，必须履行缴费义务。政府对保障农民健康负有义不容辞的责任，各级财政要安排专项资金给予资助，但如果全部由政府出资则压力太大、运作也缺乏生机。鉴于集体经济多样化，各地经济水平差距巨大，所以，应坚持实事求是、量力而行的原则，对集体扶持不可强求。总之，个人、集体和财政三方出资比例要适度。

由于地区经济水平和相关因素的差异，多方筹资原则应有不同的表现形式和要求。我们认为，经济富裕地区要适当提高筹资标准，以农民缴费为主，以政府资助为辅，经济状况好的村也可以集体买单；中等经济地区应以农民缴费与政府资助并重；经济欠发达地区应以政府资助为主，而且政府资助力度越大，对农民参合的拉动力度也越大，同时，应加强宣传，引导农民将合作医疗缴费与农民负担区别开来，加大健康投入。但是欠发达地区政府的资助能力较低，要办的实事好事太多，一时难于应筹，非常需要上级财政（特别是中央及省级财政）的支持。各级政府应根据不同地区的社会经济状况，对合作医疗资助政策做相应调整，使各类地区都能把实事办好，使农民真正受益。

为保证合作医疗政策的连续性和农民长期受益，建议各地先行合作医疗立法，以法律的形式解决筹资难的问题，并将新型农村合作医疗制度有力地巩固下来，为全国性合作医疗立法提供经验和基础。

（二）建立科学适宜的筹资机制

合作医疗筹资难在农民、集体和政府三方均有表现，必须建立科学适宜的筹资机制来解决筹资难问题。从政府补助的角度来看，筹资机制比较简单，也比较单一，主要是通过行政政策的推动来实现，只要加强检查，确保政令畅通即可。从集体资助的角度来看，由于自愿资助是前提，且资助的金额占合作医疗基金总额的份额非常小，其筹资机制重要性不高，主要是通过加大宣传倡导来实现。

合作医疗筹资难以农民筹资难最为突出，是难中之难，针对农民筹资问题建立稳定的可持续的低成本的筹资机制是新型农村合作医疗运作的前提和关键，必须予以高度重视。农民筹资模式有多种，如政府组织发动、镇村干部上门筹资；政府发动、财税部门代筹；农信部门代扣；卫生部门筹资；集体买单等。各种筹资模式各有利弊，应该在深入研究的基础上因地制宜地加以选用。同时，各地还应在实践中不断发展完善农民筹资机制，并积极探索可行的新的农民筹资机制。赣榆县在新型农村合作医疗试点工作中，积极创新，大胆尝试，建立了农民滚动式预缴费制度，并取得了良好的成效。

二、合理补偿

补偿模式直接关系到农民的受益面和受益程度，从而影响到农民对合作医疗的认可度和参合率。确立适宜的群众欢迎的补偿模式有利于合作医疗的长期运作和农民的长期受益。为此，要深入调研分析，处处为广大农民考虑，因地制宜地建立起有本土化的科学的补偿模式。

（一）补偿模式的基本类型与特点

根据医药费用补偿的对象，合作医疗的补偿模式可以分为三种，一是保大又保小，二是保大，三是保小为主，保大为辅。保大又保小模式的特点是大病小病都补偿，受益面广，大病受益程度相对较低，一般地适用于经济欠发达地区。保大模式的特点是补偿大病，仅对医药费用达到一定标准的病人予以补偿或对住院的病人予以补偿，受益面窄，受益程度相对较高，一般地适用于经济发达地区。保小为主，保大为辅模式的特点是以补偿小病为主，补偿的上限很低，大病受益相对较小，传统合作医疗由于筹资水平低，一般采取这种模式。

（二）经济欠发达地区应该建立保大又保小的补偿模式

实施大病统筹，缓解农民因病致贫和返贫是新型农村合作医疗的政策目标，但大病人数一般只占总发病人数的5%以下，只保大病必然导致受益面太窄。经济欠发达地区农民互助共济意识比较淡漠，如果不保小病，就意味着绝大多数农民参合而长期不受益，参合意愿和积极性就会受到影响，不利于合作医疗的持续健康发展。在农村的现实生活中，真正影响农村居民整体健康水平的是常见病、多发病。许多农村居民的大病也是因为小病无钱治而拖成大病的。从卫生经济学的观点来看，对大病的干预所获得的健康效果远不如对常见病、多发病的及时干预。只保大病，事实上放弃了对大多数人基本医疗需求的保障责任，不可能获得良好的投入绩效。

由于新型农村合作医疗政府补助力度比较大，农民个人缴费水平比较高，基金相对宽裕，在确保大病受益的同时也能保小病。因此，要综合考虑有关因素，制定科学的医药费用补偿标准，包括服务范围以及起付线、封顶线和补偿比例，适度保大与保小，合理确定受益面和受益程度，既要确保大病为主的政策目标的实现，切实缓解农民的因病致贫返贫问题，又要确保多数农民的受益，实现新型农村合作医疗的健康持续运行。

预防为主是我国卫生工作的主要方针之一，与医疗工作相比预防工作具有更为深远的意义。预防工作主要包括传染病和慢病防治、计划免疫和其他免疫、妇幼保健、健康教育等方面。在完善新型农村合作医疗制度的过程中，要树立预防为主的观念，把预防为主作为新型农村合作医疗运作的一个原则，建立合作防保的补偿模式，将有关防保服务纳入合作医疗服务和补偿范围，促进合作医疗制度与预防保健工作的良性互动和密切联系。赣榆县根据实际情况，将非计划免疫疫苗和药品，例如甲肝疫苗、乙肝疫苗、碘油丸、驱虫药等，以及妇幼保健保偿、住院分娩、婚前医学体检、健康体检等项目均列为新型农村合作医疗补偿范围。有关接种疫苗费用补偿比例为20%，参加妇幼保健保偿者正常住院分娩的医药费用补偿25%～40%，婚前医学体检的费用补偿40%等。以上规定扩大了参合农民的受益范围，丰富了受益内容，受到了农民的热烈欢迎，从另一方面，进一步激发了农民的参合积极性。

三、科学管理

新型农村合作医疗的科学管理包括对合作医疗供方、需方和资金三个方面的管理，具体表现为对规章制度、组织机构、硬件配置等方面的要求，并随着形势的发展而不断发展。

（一）完善规章制度

实现科学管理，首先必须建章立制，有了健全的规章制度，合作医疗的规范运作就有了可靠的保证。要加强筹资与补偿比的科学测算，确立科学的筹资与补偿标准，防止资金透支或结余，在此基础上制订实施办法、基本药物目录、诊疗目录等和相关具体规章制度，如报销、财务、报表、培训、宣传、定点服务机构、转诊等制度和参合者守则等。要以合同的形式明确供、需、管三方的权利、义务和责任。要统一科学设计并印刷有关合作医疗运行的各种必备材料，包括合作医疗证、合同书、专用处方、参合登记簿、报销登记簿、有关报表等，规范合管办的具体操作。在合作医疗试点工作中，各项制度必须适时地进行科学调整，不断完善，待进入稳定期后再予以相对固定。要强化对合管办和定点服务机构工作人员的培训工作。要加强对定点服务机构的管理，规范其服务行为。要加强对参合者的教育，促使其自觉遵守合作医疗规定。在合作医疗实施过程中，要加强督导检查和奖惩，发现问题及时处理，确保资金安全，确保制度得到认真贯彻执行，促进合作医疗规范运作。

（二）健全组织机构

合作医疗组织机构是开展工作的必要载体，新型农村合作医疗的实施以合作医疗资金的运作为主线，合作医疗资金筹集、补偿、管理等工作的有效开展都离不开合管机构。要成立新型农村合作医疗管理委员会及办公室，县合管办设在卫生局，镇合管办设在卫生院，人员从卫生部门内部调剂。必须落实县、镇合管办人员编制以及人员和工作经费，保证对合作医疗工作投入充足的人力和精力，促进新型农村合作医疗工作的正常开展。要确立科学的与实施办法相协调的管理体制，合理分配和划分县、镇两级合管机构的职能。

（三）加强硬件配置

新型农村合作医疗的顺利实施需要有坚强的硬件配置保障和良好的工作环境。硬件配置主要是指合管办的办公房屋和设备的配置，也包括定点服务机构的基础建设和设备投入。合管办必备的办公条件包括办公室、办公用品等。网络信息化管理是新型农村合作医疗规范化运作的必由之路，必须创造条件为合管办配备微机和管理软件，实现网络信息化管理。定点服务机构要加强基础建设和设备投入，不断提高服务能力和管理水平。

（四）应用现代管理理念与技术

新型农村合作医疗管理也要与时俱进，应用现代的管理理念、技术、原则与方法，促进其管理更科学、更先进。例如在政策的制订和执行中，应用以人为本的理念，以农民满意为目标和归宿，尊重农民，给予参合农民更多的权利，包括参与管理权、医药费补偿权、自由择医权、知情权、监督权等，并创造条件，使得农民的各种权利得以充分行使；站在农民角度，处处为农民着想，完善政策，扩大受益程度，确保各项政策的深入落实，使得新型农村合作医疗制度与农民的需要真正地吻合起来。又如更新观念，建立健康向上的促进良性运作的合作医疗文化。再如科学评估技术、管理激励原则和各种新工作方法的应用等。在实践中，我们还要认真借鉴医疗保险等的管理原则和方法，不断完善新型农村合作医疗制度。

四、强化监督

监督是规范和约束社会行为的必要途径，监督将有力地保障合作医疗工作的规范开展。通过监督，合作医疗管理机构、定点服务机构和参合农民可以加强联系和沟通，形成良性互动，保障各方尤其是农民的应有权益。

（一）充分发挥各监督主体的作用

各级人大、政府应定期视察检查合作医疗工作；要成立新型农村合作医疗监督委员会，并吸纳农民代表参加，加强对合作医疗运作的有效监督；合作医疗组织机构和卫生行政部门要加强对下一级的监督检查；要重视财政、审计、物价等职能部门的监督；要逐步开展司法监督，利用行政、民事诉讼等司法程序进行监督；要充分发挥社会团体和舆论的监督作用；要高度重视社会公众对合作医疗运作的有效监督，各镇、村应选举监督合作医疗的村民代表，并赋予其相关监督权力，有关单位和人员要切实转变观念，认真接受群众监督，确保群众享受公平的待遇，保证合作医疗的顺利推进。

（二）确保有关部门和公众的知情权

要建立汇报、检查制度，保证合作医疗信息的准确和畅通。要建立宣传和咨询制度，开展形式多样、内容丰富的宣传活动，解答群众的问题。要建立公示制度，公示内容包括合作医疗相关规章制度、各种价格、诊疗和药物目录、服务程序、报销和基金收支情况等。要有效利用新型农村合作医疗网站，充分发挥网络信息化管理的功能。定点服务机构的医生在开方时要认真执行告知规定，开具诊疗和药物目录以外的药品和服务项目前，先向患者或其家属履行告知义务等。

(三) 切实加强监督制度建设

实事求是制订各种监督规章制度，确立科学的监督标准，确保有章可依，制度化运作监督行为，加强对合作医疗供、需、管三方尤其是对供、管两方的监督。要建立服务承诺和信访制度，对合作医疗执行过程中的问题，群众可以通过来人、来电、来函等形式向各级政府、卫生行政部门、合作医疗管理机构等进行投诉和举报，有关部门要在规定期限内予以查实并反馈。对参合者过度医疗消费和借证给他人等违规行为也应加强监督。要建立责任追究制度，对发现的问题要根据事实和情节追究责任人的责任。

第三节　农村卫生改革与发展

要不断推进农村卫生改革，促进农村卫生事业的发展，为广大农村居民提供优质的综合的卫生服务，为新型农村合作医疗制度的完善提供有力的载体和制度支持。当前，必须以新型农村合作医疗制度为契机，拓宽思路，积极推进农村卫生改革，构建农村卫生服务新网络、农村卫生管理新体制和新型农村合作医疗制度三位一体的农村卫生服务新体系。

一、积极推进农村卫生改革

农村卫生改革牵涉到机构、队伍、管理等内容。具体的改革形式可以分为三类，一是产权制度改革，二是卫生管理体制改革，三是运行机制改革。产权制度改革形式包括公有卫生机构民营化、股份制改造、合作经营制改革等。卫生管理体制改革形式包括卫生监督与疾病预防控制体制改革，镇卫生院医防分设，镇卫生院上划县管理以及构建农村社区卫生服务体系等。运行机制改革形式主要包括人事分配制度改革，如实行聘任制，技术人员评聘分离制，结构绩效工资制，按劳与按资分配相结合，大中专毕业生实行双向选择，清退闲置性临时工，坚持非卫技人员不得进入卫生部门等。

改革的实质是利益结构的重新调整。卫生改革的目的是引入竞争机制，调动职工积极性，促进卫生事业的发展。为了保证改革的成功，首先要在广泛搜集信息的基础上，制定科学可行的改革方案。要拓宽改革思路，积极探索和尝试，如试行生产要素参与分配等。要善于抓住机遇，如以行政区划调整为契机，进行卫生资源的战略性调整，按照分散变集中、小村并大村的原则，积极推进镇村资源重组等。要遵循积极稳妥、注重效果的渐进式低成本的改革原则，确保卫生改革的顺利推进与卫生事业的稳定发展。要及时总结经验，及时调整改革方案，把改革的负面影响降到最低点。

二、加强卫生机构服务能力建设

卫生机构服务能力主要由基础设施、硬件设备、技术力量（包括人员素质、业务技术水平等）和规章制度建设等因素决定。

随着形势的不断发展和卫生事业的不断进步，卫生机构原有的基础和硬件设备逐渐不能够适应居民的卫生需求，必须及时予以更新。硬件的投入要坚持量力而行、符合实际的原则以及政府投入和卫生机构积累相结合的原则。楼房的修缮和重建既要科学设计，满足现在和将来较长时期的需要，又要实事求是，勤俭节约，用最少的钱办最好的事。设备的购进要坚持预先评估和政府招标采购，力争设备发挥出最大的经济效益和社会效益。要抓住国家对公共卫生体系建设高度重视的机遇，积极争取政府加大对卫生事业的投入力度。

要进一步加强卫生队伍建设，提高卫生工作者的综合素质。

队伍建设的目标是卫生技术人员主要由医药院校的毕业生构成，作为队伍的主体，人员的学历、学科和职称等结构合理，人员的数量适中。人员结构要不断地向合理化方向调整，坚持人员准入制度，新进人员主要从正规医药院校毕业生中解决。对卫生技术人员要依法管理，持证上岗。在学历要求上，县级卫生机构以本科生为主，镇级卫生机构以专科生为主，村级卫生机构以中专生为主。要加强在职职工的业务培训。积极拓宽培训渠道，丰富培训内容，活化培训形式，通过学历教育与非学历教育相结合，使广大卫生工作者及时掌握新理论、新知识、新技术，提高综合素质。

卫生机构要加强规章制度建设，不断提高科学化管理水平。工作人员要合理分工，明确职责，确保各项工作落实到位。要坚持奖勤罚懒，体现按劳分配的社会主义分配原则，提高职工工作积极性。要引入现代化的管理理念，坚持科学发展观，坚持以人为本的理念，尊重职工的合法权益。要通过科学管理，提高卫生服务质量和水平，提高卫生机构的两个效益。

三、健全和完善农村社区卫生服务体系

建设社区卫生服务体系的目的是改善农民的就医环境和就医条件，增强为农服务内容。在国外和国内城市，社区卫生服务已经开展多年，为农村基层卫生的发展发挥了样板和表率作用。城市社区卫生服务存在着四个缺陷，一是没有解决好政府投入机制，二是没有形成成熟的模式，三是没有充足的全科医生，四是没有规范的管理监督机制。在农村社区卫生服务体系推进和建设的过程中，一定要认真吸取城市的经验，同时要采取适宜措施，尽量避开这些弯路。

农村社区卫生服务体系建设应以原卫生院（室）转建制作为主导方式，以新建作为补充。在镇卫生院的基础上，构建社区卫

生服务中心，镇卫生院加挂社区卫生服务中心的牌子，村卫生室实行撤室建社区卫生服务站，小的村设社区卫生服务点，形成农村社区卫生服务网络，提高镇村定点服务机构能力。资金筹集是农村社区卫生服务体系建设的重要前提。筹资的基本思路是三个一点：政府支持一点，卫生机构积累一点，市场化运作吸纳民间资金解决一点（包括乡村医生个人的参与）。

社区卫生服务具有六大功能，六大功能的展开也就带来了启动新的卫生资源的新课题。扩大卫生服务市场，不仅是份额的扩大，而且是经营领域的扩大，拉动并满足农民的卫生需求也成为新的课题。基层卫生组织往往关注生存和发展，重医疗轻防保，对康复业务的开展比较生疏，对健康教育巨大效应认识不足。要在保证农民基本医疗的基础上，统一实行预防、保健、医疗、康复、健康教育、计划生育技术指导六大功能，为辖区内居民提供综合性卫生服务。要保障社区卫生服务的六大功能，首先要提高认识，扭转重医轻防和轻视其他功能的倾向。其次，政府要加大投入，对防疫保健、健康教育等实行以政策倾斜为措施的思路。第三，完善制度，加强管理，确保工作的规范开展。第四，扩大合作医疗的服务内容，将防疫保健、康复作为补偿内容。第五，加强健康教育与宣传，提高农民健康防病知识，解决农民重治轻防轻保的习惯，提高群众对医疗以外其它功能的响应程度，使农民自觉地提高对卫生服务的利用率。

四、实行镇村卫生组织一体化管理

镇村卫生组织一体化管理指镇村纵向一体化，村卫生室相当于镇卫生院的一个内设科室，经济上相对独立核算，镇村卫生机构是一个经济、技术、管理有机结合的整体。当前，农村地区应该进一步深化镇村卫生组织一体化管理。这种新的一体化管理有别于过去的松散的一体化管理，卫生室不是简单地依附卫生院，或无原则地与卫生院争饭吃，而是要逐步过渡到院办院管，最终农村卫生机构要镇村融为一体，取消村级，保留县镇两级，镇卫生院院长成为村卫生室的实际法人，实行县镇二级，镇村一体的管理体制。

赣榆县实行的镇村卫生组织一体化标准是：三制四统一管理。三制是指卫生院对乡村医生的聘任制、工资制和养老金保险制；四个统一是指卫生院对卫生室实行行政统一管理，业务统一管理，财务统一管理，药品统一管理。每年镇卫生院院长为乡村医生发放聘任书，镇卫生院按月为乡村医生发放工资，并统一为乡村医生办理养老金保险。乡村医生实行结构绩效工资制，工资按月考核发放。乡村医生的培训、晋级、调资，县卫生部门制定统一的标准，由各镇参照执行。镇卫生院对村卫生室的工作人员在全镇范围内统一调配，定期检查指导村卫生室工作的开展情况，村卫生室定期（5～10 天）到镇卫生院报帐，村卫生室的所有药品由镇卫生院统一内部调拨。

第四节　政府对合作医疗与农村卫生的组织领导

一项社会政策出台之后，需要政府的大力支持才能有效地运作和执行。一般来讲，政府支持主要包括政策支持和人力、财力、物力等的支持，其中最重要的是财力的支持。

一、加强对合作医疗和农村卫生的政策和法律支持

政策和法律支持能够为新型农村合作医疗和农村卫生事业的顺利发展提供强有力的制度保障。更进一步地，要保证我国新型农村合作医疗和农村卫生工作的顺利发展，必须有法律作为后盾，不能仅停留在卫生行政部门的文件和规定上。德国于 1884 年制定

了《疾病保险法》，此后，世界各国的医疗保障制度的建立和发展大多有法律作为后盾。

二、加大对合作医疗和农村卫生的合理化投入

新型农村合作医疗作为一种农村医疗保障制度，是整个社会保障的组成部分，在消费上具有非竞争性和非排他性，具有公共产品的特点。公共产品或准公共产品主要由政府组织生产和提供。在城乡二元经济结构模式下，城市医疗保障项目中，政府、用人单位和职工三方出资，职工个人只缴纳工资的极少部分。但在农村，农民以家庭为单位从事效益很低的农业生产，经济水平较低。政府应该承担起供给公共产品的责任，投入相当大的财政资源，切实改善财政资金在城乡卫生的差异化支出结构。农民的支付能力是影响就医的主要因素。政府的投入加大必然拉动农民的医疗卫生消费，二者无疑是成正比关系。从当前来看，政府无论通过对供方的补偿还是对需方的补贴，都必须投入更多的医疗卫生经费，提高居民的卫生消费能力，尤其是那些经济状况差但又是最需要医疗服务的农村低保人群的支付能力。

各级政府应该不断地加大对卫生事业的投入力度，持续地增加卫生事业经费占财政总支出的比例，并要改善投资结构，确保农村卫生事业的快速、健康发展。

案例一

赣榆县乡镇卫生院实行合作经营情况

为有效拓展卫生院生存空间，增强发展后劲，赣榆县自 2001 年 8 月起，采取先试点、后推进的方式，在 26 家镇卫生院中的 22 家卫生院实行了以政府举办、合作经营为主要模式的产权制度改革。

一、改制过程

确立改制模式，制定改制原则 改制模式为以国有资产入股（评估不变现），院内职工投资控股以及管理层持大股为特征的政府举办、合作经营改革。改制遵循“民有民管民受益”（民有指财产经营权归全体职工所有，民管指职工即股东代表大会拥有重大事务决策权和监督权，民受益指以按劳分配为主，按资分配为辅的分配原则）原则，做到六个坚持：一是坚持公有制为主体；二是坚持改革、发展、稳定相结合，确保国有资产保值增值；三是坚持股权平等、同股同利、利益共享、风险共担；四是坚持机构职能、隶属关系、国家投入不变；五是坚持体制与运行机制改革相结合；六是坚持“两为”方针和两个效益相统一。

加强组织领导，广泛宣传发动 为保证改制的稳步实施并达到预期效果，县政府成立了改革领导小组及办事机构，依照《中华人民共和国公司法》，出台了《赣榆县医疗卫生单位合作经营章程试行草案》等政策。各改制单位也成立了相应的领导机构，保证了组织到位、措施到位。积极做好宣传发动，组织卫生院干部职工学习合作经营知识，明确改革的目的与指导思想，把思想统一到“为什么改、改什么、怎样改”上来，坚定职工改革的信心与决心。

严格资产评估，严肃财经纪律 切实加强国有或集体资产管理，严禁借机处理公有资产，严禁借机突击花钱，严把资产界定关。评估小组把改制单位的资产界定为国有资产和集体资产。

国有资产参股，管理层持大股 按照投资主体的不同，合理设置国有股和个人股。国有股是通过资产评估后的部分，股权归国家所有；个人股是卫生院职工个人认购的部分，原则上要求职工投资控股，管理层持大股，股权归个人所有。

健全管理机构，完善收益分配 根据《章程》召开全体股东大会，按照1人1票的原则，依法选举董事会、监事会，同时选举董事长、监事会主任。实行董事会领导下的董事长兼院长负责制，副院长由院长提名，董事会聘任。股东大会为最高权力机构，董事会是决策机构，对股东大会负责，监事会对国家资产和股东个人资产承担监督职责。新的法人治理机构按《章程》行使权力，履行职责。

在合作制经营条件下，重新核定岗位，实行全员聘用制。以按劳分配为主、按资分配为辅、股权平等、同股同利的原则进行收益分配，即职工原工资作为档案工资，建立包括基本工资（原工资的70%）、浮动工资（原工资30%）、效益工资和激励工资组成的新的绩效工资制。

二、改革成效

转换经营机制，增强内部活力 改制后卫生院经营风险由国家或集体及职工共同承担，卫生院的效益与职工利益捆绑在一起，按劳按资分配，职工的积极性、责任感大为提高，改变了过去软、懒、散的局面，服务质量得到全面提升。管理层持大股，使切身利益与卫生院经营效益贴紧，增强了他们的工作责任感。

拓宽投入渠道，壮大发展实力 通过职工入股，22家卫生院共筹集资金近2000万元，缓解了政府投入不足问题。资金投向急需的基础设施、医疗设备、适宜技术引进和药品招标采购等。在特色专科与队伍建设方面，普遍选择1～2个专科作为发展重点，与县外名院、名科、专家合作，提高自身医疗服务能力。

留住了病人，提高了效益 卫生院的服务功能得到极大增强，医疗质量、服务质量、服务态度、社会满意度逐步提升，两个效益明显提高。绝大多数改制卫生院门诊人次、住院人次、手术人次、业务收入较改制前有大幅度增长。

增收节支意识增强 通过实行成本核算，水电费、车费、材料消耗等各种经常性业务支出稳步下降。

案例二

赣榆县公共卫生体系建设情况

2002年以来，江苏省赣榆县针对农村公共卫生部分网底破损、管理体制不顺、服务体系不健全和补偿经费不足等问题，对公共卫生建设与投入机制进行了大胆探索，并取得了初步效果。

一、主要做法

1. 深化公共卫生体制改革，形成垂直管理体系

（1）县级实施疾病预防控制和卫生监督执法两项改革：撤销县卫生防疫站、皮肤病防治所、健康教育所，将卫生监督执法与疾病预防控制分设，组建县卫生监督所与疾病预防控制中心。

（2）镇级实行医防分设，成立卫生监督防保所。在完成卫生院人员、业务、经费、管理上划县管理的基础上，将防保部分从镇卫生院剥离，增加卫生监督职能，使县卫生监督职能延伸到镇村，在原卫生院防保所基础上成立镇卫生监督防保所，所长由镇驻地卫生院院长兼任，实行“一个大门三块牌子”，分别为镇（中心）卫生院、镇卫生监督防保所、社区卫生服务中心。非镇驻地卫生院防保所合并到所在镇卫生监督防保所，人员、业务、经费、管理等全部划归镇卫生监督防保所统一管理使用，并由镇所根据需要，在原地设立分支机构，承担本辖区卫生监督防保工作。镇卫生监督防保所行政上受卫生局直接领导，并接受县疾病预防控制中心、卫生监督所和妇幼保健所的技术指导和管理。

（3）村级推行社区卫生服务站建设。原村卫生室按社区卫生服务预防、保健、健教、医疗、计生、康复“六位一体”功能进

行规范后，实行市场化运作，吸纳民间资本解决村级硬件建设，挂社区卫生服务站牌子。每行政村公开招聘一名防保员，承担村级防疫、保健工作，接受镇卫生院和卫生监督防保所管理。

2. 深化运行机制改革，强化公共卫生网络功能

(1) 县公共卫生单位实行人事分配制度改革。全面实施以全员聘用制、全面质量管理、全过程优质服务为中心内容的“三全工程”，科室负责人公开竞争上岗，科主任和职工之间双向选择。

(2) 镇卫生监督防保所人员实行公开招聘、竞争上岗。竞聘工作由县人事局、县卫生局共同组织实施。卫生监督防保人员在卫生院在编医疗防保人员中竞聘产生，落聘者一律转岗分流到其它医疗服务岗位。村防保员主要在村医中招聘。

(3) 将县级公共卫生管理机能延伸至镇村。县疾控中心和卫生监督所以镇卫生监督防保所为据点，将防疫保健和卫生监督执法机能延伸到镇村，技术上予以指导和管理，功能上相互配合支持，进一步强化对乡村公共卫生的监测和应急处理能力。村级社区卫生服务站与镇卫生院和卫生监督防保所实行一体化管理，加强农村社区卫生服务功能。

3. 创新投入机制，提高公共卫生投入效率

一是镇卫生监督防保所人员和办公经费由县财政支付；二是以新型农村合作医疗制度为依托，确立合医药合防保的原则，将有偿防疫保健纳入补偿范围，补偿内容包括非计免药苗费、参加妇幼保健保偿孕产妇的正常住院分娩费、婚前医学检查费、当年无病免费体检等，同时提高甲、乙类传染病医药费用补偿比例(上浮 5%)，使政府对合作医疗年人均投入 20 元的 10%左右用于防疫保健；三是有偿防保服务利润的结余仍然用于公共卫生建设；四是提高了居民未病先防和自身健康投入意识，提高了居民的生

命生活质量和出生人口质量，降低了患病率、畸残率、新生儿破伤风发生率、孕产妇和婴幼儿死亡率。

二、改制后的公共卫生服务体系特点

1. 在技术服务和业务管理上实行三级网络垂直管理

垂直管理理顺了网络通道，简化了三级网络服务程序，明确了网点功能，也符合区域卫生规划原则，同时公共卫生网络实行信息直报，提高了工作效率。将相应机构、队伍和功能延伸到镇与村，以强化枢纽和网底功能为主要特色，县一级作为技术指导和疫情监测的中心地位得到强化，镇级网络枢纽作用得到突出，村级由以前主要提供基本医疗服务，转向在重点提供公共卫生服务，同时也提供基本医疗服务，网底功能得到定位。这样有利于落实防保任务，提高对突发公共卫生事件的应急处理能力，提高农村居民享受公共卫生服务的公平性。

2. 实行医防相对分设，体现“大卫生”观

通过医防相对分设，在强化镇卫生监督防保所作为基层公共卫生体系枢纽地位的同时，又按照医防结合的需要，将县级医院和镇卫生院的医疗部门都作为网点相互协调地开展工作，共同做好疫情监测和临床预防，体现了防中有治、治中有防、防治结合的大卫生工作思路。这样既解决了“重医轻防，重防轻保”现象，又可以提高资源的有效利用率。

3. 精减了机构和人员编制，提高了工作效率

县级实行“三全工程”，镇卫生监督防保所人员实行公开招聘，村级公开招聘防保员，使近百名富余人员退出公共卫生服务单位或关键岗位，尤其是镇卫生监督防保所在人员、经费和业务

相对独立的同时，与卫生院一个法人代表，实行“一个大门三块牌子”，精简了机构和人员编制，又加强了公共卫生队伍建设，提高了服务质量和工作效率。同时非驻地镇卫生院的防保部分划归镇驻地卫生院，让其成为以提供医疗为主的机构，有利于深化医疗体制改革。

4. 转变了投入模式，体现了政府职责

在重建农村公共卫生体系时，将以前的向供方投入转变为以政府购买防保服务为主的模式。一是政府直接投入，即县镇公共卫生机构的人员和办公经费由县财政支付，出现突发公共卫生事件时，按需要再行投入；二是政府间接投入，把有偿防保纳入新型农村合作医疗的补偿范围，引导农民有病早治、无病早防，降低发病率和畸残率，这样反过来又能降低合作医疗成本，促进合作医疗的健康发展，使公共卫生体系建设与新型农村合作医疗互惠互泽，提高政府投入的产生效率；三是用有偿防保的结余来弥补公共卫生建设经费的不足，达到以防养防的目的。

案例三

赣榆县建设农村卫生服务新体系方案摘录

一、目标要求

坚持政府主导的原则，以政府和集体投入为主，加大对农村卫生的投入，通过加强农村卫生机构基础性建设，逐步建立起以社区卫生服务的便利性、新型农村合作医疗的保障性和一体化管理的规范性为特征的“三结合”的农村卫生服务新体系。

本着布局合理、方便就医的原则，将镇卫生院改建为社区卫生服务中心，将村卫生室改建为社区卫生服务站（点）。将社区卫生服务站（点）纳入社区卫生服务中心，实行一个法人主体。对乡村医生实行“三制”，即聘任制、工资制、养老保险制，对社区卫生服务站（点）实行“四统一”管理，即行政统一管理、业务统一管理、财务统一管理、药品统一管理。以社区卫生服务为平台，以一体化管理为措施，进一步巩固和发展新型农村合作医疗。

二、实施方法

（一）搞好村级卫生机构的规划设置和建设

按照服务人口 2 000～5 000 人标准设社区卫生服务站，人口较少的自然村可以设点。

1. 房屋及基础设施建设。社区卫生服务站（点）房屋要求用铝合金门窗、吊顶棚、贴地瓷砖和墙裙。社区卫生服务站实用面积不得少于 80 平方米，社区卫生服务点不得少于 60 平方米。要六室分开，有条件的设资料室和微机室。

2. 设备、器材配置。社区卫生服务站（点）必须设有诊察床、桌、凳、听诊器、血压计、体温计、出诊箱、污物桶、压舌板、处置台、注射器、纱布罐、方盘、药品柜、紫外线灯、高压锅、手电筒、一般外伤处置器械等基本医疗设备和用药目录120种常用基本药品以及必须的急救设施、急诊电话等。

（二）做好乡村医生的录用、调配和培训工作

1. 乡村医生的基本录用标准为：遵纪守法；身体健康；男性不超过60周岁，女性不超过55周岁；登记在册，获得《江苏省村卫生技术人员执业证书》，具有较好的业务技术水平；经县卫生局统一考试合格；5年内无重大医疗事故等。

2. 对录用的乡村医生，实行全员聘任制，聘任期一年，其身份确定为系统内聘用人员。聘任后，根据乡村医生的技术水平和专长等，进行合理搭配，分配至各社区卫生服务站（点）工作。

3. 社区卫生服务中心要加强对乡村医生的全科医学知识培训，一年至少培训一次，培训成绩作为聘用、职称评定的依据。

（三）明确镇村社区卫生服务管理责任

1. 将社区卫生服务站（点）作为一个科室纳入社区卫生服务中心，实行镇村一个法人主体。对乡村医生实行“三制”，对社区卫生服务站（点）实行“四统一”管理。

2. 社区卫生服务站（点）必须取得《医疗机构执业许可证》，按照确定的执业范围和诊疗科目开展医疗保健工作。站（点）人员调动由中心安排，并报县卫生局审批，办理变更注册手续。

3. 社区卫生服务站承担预防、保健、健康教育、医疗、计生、康复等六项服务功能。社区卫生服务点以预防、保健、健康教育为重点，原则上弱化医疗活动。服务站一般不允许在患者家内输液，但对年老体弱、活动不便者，可适当设立家庭病床。

4. 由县统一制定相关工作制度、岗位职责，发放到各站（点）张贴上墙。门诊日志、处方笺、各种票据、表册卡簿、印章等由中心统一制发。中心要建立健全站（点）的各种管理制度和检查考核办法等，定期组织人员进行督查。

（四）加强社区卫生服务站（点）制度建设

1. 药品集中管理制度。社区卫生服务站（点）所需药品必须由中心药库统一调拨。要建立详细的药品登记、进销记录。社区卫生服务中心对每个站（点）进药情况每月统计一次。对贵重药品要重点统计，建立逐日消耗制度，有条件的站（点）可对药品实行逐日消耗，设立明细帐。站（点）盘点时，中心要派人参加。

2. 规范药价及服务收费制度。严格执行物价政策，对常用药物和医疗收费要公示上墙，严禁乱收费、私收费和不收费。

3. 认真落实新型农村合作医疗制度。规范使用基本用药目录，坚持合理检查，合理用药，合理治疗。严格执行新型农村合作医疗报销程序，严禁套用、截留合作医疗报销资金。切实做好滚动式预缴费。按时到镇合管办报帐。

4. 严格会诊转诊制度。必须逐级转诊（急诊除外），不准截留病人。

5. 建立医疗事故报告制度。发生医疗事故要立即报告社区卫生服务中心，并采取紧急措施保护好现场。对发生医疗事故的责任人，报县卫生局或其他有关部门处理。

6. 严格执行消毒隔离制度和无菌技术操作规程。坚持做到设施齐全，操作规范。认真执行法律法规，做好传染病防治、疫情监测报告和消毒隔离等工作。

7. 建立健全文书档案制度。做到看病有登记有病历，取药有处方，收款有凭据，防保资料齐全，搞好统计上报等工作。

（五）落实乡村医生的工资待遇

1. 合理确定乡村医生工资报酬。实行结构工资加绩效工资相结合的工资制度，并建立正常增资机制。结构工资，按乡村医生现任职务、职称、学历、工作年限，由县卫生局统一制定工资标准，各镇根据实际情况参照执行。

社区卫生服务中心按统一制定的考核标准，对乡村医生进行考核，考核结果分为优秀、合格、基本合格、不合格四个档次。凡连续三年考核为优秀的人员，经县卫生局批准后可晋升一个工资档次；凡不合格的，取消该年度绩效工资，连续两年不合格的，予以解聘。

乡村医生工资，按“成本核算，以收定支”原则，站（点）的收入在提取农村卫生事业发展基金（纯利润的5%～10%），扣除成本费用，缴纳养老保险金后，能发足基本工资的，超出部分提取60%～70%，用于发放乡村医生绩效工资，其余部分用于社区卫生服务中心公积金的积累。不能支付其所有人员基本工资时，中心应按有关规定标准数额发放。对站（点）负责人，要给予一定数额的职务补贴。

2. 建立乡村医生养老保险制度。被录用聘任的乡村医生必须参加农村社会养老保险，年缴费总额为600～1200元，中心和个人分别承担50%。

（六）强化社区卫生服务站（点）财务管理

1. 收入管理、核算。社区卫生服务站（点）“业务收入明细帐”，按规定将收入分为“医疗收入”、“药品收入”、“其它收入”，并进行明细分类核算。每5～10日向中心报帐缴款。

2. 支出管理、核算。站（点）所用卫生材料、其它材料、低值易耗品、固定资产等均由中心调拨，人员工资及其他费用由中心支付，未经批准不得擅自开支或坐支有关费用。所有支出纳入站（点）经济核算，统一核算收益。

3. 固定资产、医疗器械管理。对站（点）的固定资产及小型医疗器械的管理，要建立健全各项管理制度。实行二级帐卡制度，即中心财务科或总务科设置总帐、明细帐，各站（点）建立登记卡簿，中心财务科每半年对固定资产及小型医疗器械进行清查、核实，对盘盈（盘亏）的固定资产及小型医疗器械均应查明原因，报院长审查后，按规定进行帐务处理。

三、保障措施

（一）加强领导，明确责任

卫生局成立建设农村卫生服务新体系工作领导小组，并设立办公室。领导小组成员分别与各单位建立责任联系点。各社区卫生服务中心相应成立建设农村卫生服务新体系工作小组。要制定工作计划，落实责任分工。

（二）深入宣传，广泛发动

由县政府召开各镇相关负责人会议。卫生局组织人员到各社区卫生服务中心召开乡村医生会议。中心要对乡村医生进行集中教育。各社区卫生服务中心还要充分利用宣传栏、橱窗以及发放资料等形式，宣传建设农村卫生服务新体系的政策。

（三）积极协调，强化监管

社区卫生服务中心要认真落实各项规章制度，严格内部管理。县卫生局要深入各单位进行指导、协调和检查。县卫生监督所和各中心要加强对医疗市场的监管力度。

第四章　农民滚动式预缴费制度的理论分析

农民滚动式预缴费制度是指参加合作医疗的农民在报销医药费用时，本着知情自愿的原则，用报销所得的费用向所在镇合管办和村卫生室预先缴纳该户次年参加合作医疗资金的制度。这种筹资制度又被简称为滚动筹资或滚筹。滚动筹资是江苏省赣榆县在新型农村合作医疗试点过程中，尊重和把握农民消费观念和受益拉动参加合作医疗的心态，以适宜的筹资模式标准为导向，逐步建立的新的农民筹资机制。滚动筹资是合作医疗实践的产物，也是相关理论指导下的产物，其建立与运作也丰富了合作医疗的实践和理论。这种筹资新模式具有良好的筹资效果，符合许多学科的理论要求，本章对此做一深入分析。

第一节　农民滚动式预缴费制度的社会学分析

社会学是社会科学的一门基础性学科，主要研究社会现象及社会发展的规律等。社会是一个大的系统，由许多层子系统所构成。各个构成要素之间具有相互影响的关系，只有适应这种关系，才能得到生存与发展。换句话说，社会组织或个人必须适应周围的环境。农民滚动式预缴费制度是在合作医疗试点和持续运作的过程中，在充分考虑相关因素的前提下，提出了滚动筹资的思路，并通过先试点后推开逐步建立的。该制度具有理论和实践上的可行性与优越性，适合农民口味和政策的要求，其生命力是强大的。在探索新的筹资机制的过程中，社会学的理论指导了我们的实践，给予了我们勇气和信心。

一、发展中的农村社会需要农民滚动式预缴费制度

随着我国农村经济社会的不断发展进步，农民的富裕程度不断提高，特别是党和政府的“三农”优惠政策，如农村税费改革、粮食直补等政策的出台和全面落实，农民的实际收入逐年增加，同时，农民负担较以前大幅度减轻，目前每人每年大约 50 元左右，主要是一事一议、以资代劳和农用水费等。随着我国工业化和城镇化进程的加快，农村大量富余劳动力向非农领域转移，农村经济结构调整速度加快，农民富裕渠道多样化的积极影响不断显现。在增收与减负并举的情况下，农民经济实力日渐丰厚，支付能力得到较大幅度的提升。目前，全国广大农村地区在解决温饱问题的基础上，已基本实现小康，农村的富裕地区达到了较高的小康水平。

支付能力不断提升的广大农民，是否能全面理解新型合作医疗政策并积极踊跃地参加呢？答案并不是非常肯定。从经济的角度来看，特别是欠发达地区，尽管农民的可支配收入比以往有较大增加，但同时其家庭支出也在不断增加，比如建房、婚嫁、增人减人支出、成本较大的生产资料支出、日常生活资料支出、子女教育支出、民间礼尚往来支出等，其结果是农民的经济条件仍然是处于入不敷出、捉襟见肘的状态。在这种情况下，虽然多数农民能够支付得起十几元的参合资金，但是参合资金在其支出的排序中位次是靠后的。而从农民的观念角度来看，经济社会的进步必然带来观念的更新，但是二者并不是同步的，观念往往要滞后于经济社会的发展。对广大农民来说，传统观念、小农意识等在他们的思想中仍然占据很大的位置。每人每年十几元参合资金，这对城市居民或者是富裕地区的农民来说是微不足道的，缴纳起来几乎没有困难。但是，这对一般农村居民来说就不一样了，多

数农民能够支付得起十几元钱，却不愿意缴这十几元钱。这在农村地区，尤其是欠发达地区，是一个客观存在的现象，丝毫不值得奇怪。在农村社会的这种背景下，坚持农民自愿的原则开展农民筹资，尽管有多种可以选择的方式方法，却很难找到一种最佳的模式，来克服农民筹资难，达到理想的筹资率。而农民滚动式预缴费制度虽然不是最佳的模式，但是它减少了筹资环节，方便了农民缴费，减轻了筹资任务，降低了筹资成本，保障了资金安全，这些鲜明的特点正在被全国几十个地区的筹资实践所证实。这种筹资模式与当前及今后较长时期农村社会的状况具有较好的匹配性，回应了农民的需求，能够解决农民筹资问题，是一种可行的、符合农村社会需要的筹资模式。

二、农村社会广补偿的观念满足了农民滚动式预缴费制度的需要

农民解决了温饱问题以后，他们的卫生需求日益增长，开始关心家庭的保健问题。卫生部门要构建社区卫生服务体系，提高队伍整体素质，转变经营和服务理念，解决农民的防病、治病问题，迎合农民的卫生需求。但是，农村居民与城市居民相比，在经济上、消费上、观念上有很大区别。总体上讲，农村居民大病的发病率比较低，一般在5%以下，绝大多数农民发生的是小病。所以，从观念上看，农民既需要保大病，解决因病致贫、因病返贫问题，也需要保小病，解决基本医疗、防疫、保健、康复等问题。任何事物，包括城市医保和农村合作医疗制度等在内，只要失去大部分的人支持都是不能长久的，如果进一步依靠不切合实际的偏激政策保驾，更会适得其反，这是一个普遍的社会规律。因此，农民的这种群体性的保大保小的广补偿的愿望必须得到尊重和满足，否则，多数农民不受益，降低了参合积极性，就不利于合作医疗的持续运作。

为此，在合作医疗补偿实践上，要体现广补偿的原则，全面

考虑参合农民的受益问题，要相对加大门诊和小病的补偿范围和比例，并且不要过度保大，封顶线不宜设得过高，不要用大多数人的参合资金为极少数人的利益服务，从而牺牲绝大多数农民的利益。对特大病例，要靠医疗救助来解决，或从增大的合作医疗基金份额中适度解决。许多地区实事求是地确定了保大又保小的合作医疗补偿模式，或者叫做低水平广补偿的模式，将合作医疗基金分为大病基金和基本医疗基金，全面适度地满足农民的需要。这种补偿模式使得参合农民的受益面非常广泛，也为滚动筹资提供了坚实有效的群众基础、经费基础和观念基础，全面满足了农民滚动式预缴费制度的需要。

三、农民滚动式预缴费制度符合社会学角色理论

从社会学的角色理论来看，社会组织或个人要有正确的角色定位，才能够得到更好的发展。合作医疗管理机构的职能是对合作医疗基金运作的管理，这种管理应该既包括资金的补偿支付，也包括资金的筹集。在传统筹资模式下，筹资任务交给了镇村干部，合作医疗管理机构最多当一个配角，其职能是不完全的，缺乏对合作医疗筹资的控制权，出现了角色和职能的分离。

农民滚动式预缴费制度的实施，使筹资角色转移，即由镇村干部转移到了合管人员，使筹资职能转移到了镇合管办和村级卫生机构，这样以来，合作医疗管理机构的角色和职能就得到了统一。同时，滚动筹资使筹资环境和筹资方向发生了变化，由上门入户收缴变为到镇合管办和村卫生室预缴。缴费角色和收费角色都发生了变化，即缴费角色从缴费主体（农民）先通过医疗服务变成受益主体（报销后的受益农民），再预缴费，且缴费由被动变为主动；收费角色从过去的镇村干部变成镇合管办人员，这种缴费角色与收费角色的转变与转换，自然而有力地促进了收费主体和缴费主体的积极呼应，保证了良好的筹资效果。

四、农民滚动式预缴费制度是农村社会的一个稳定器

目前，基层政权的巩固和乡镇机构改革仍然是迫切需要解决的一个问题，而同时，乡镇财政普遍存在四个问题：财政收入增长缓慢；债务包袱较重；机构庞大，干部队伍膨胀，吃皇粮的人较多；财务管理有待很好地规范。农民滚动式预缴费制度对于解决以上问题能够发挥一定的作用，成为农村社会的一个稳定器。

首先，实行农民滚动式预缴费制度有利于巩固基层政权。滚动筹资回避了镇村干部与农民群众因收费所引发的矛盾，使农民自觉自愿地缴费参合，充分享受到党和政府的新农合政策带来的众多实惠，密切了党群干群关系，使新农合发挥党和政府得民心的正面作用，从而促进了基层政权的巩固。

其次，实行农民滚动式预缴费制度有利于乡镇机构改革。采取传统筹资方式，镇村干部上门收费，每年一次，费时费力，收费成本大，增加了镇村财力支出。实行滚动筹资，能够把镇村干部从反复上门收费中解脱出来，腾出时间做其它事情。因此，从某种程度上讲，滚动筹资有利于转换基层政府职能，有利于精减镇村干部，能够促进乡镇机构改革。

再次，实行农民滚动式预缴费制度有利于解决内侵新型农村合作医疗基金的风险。欠发运地区乡镇财政入不敷出，少数地方借收新农合费搞搭车收费，同时截留基金，当前镇村基本上没什么收费项目，现在合作医疗费用交给他们收，内侵基金的风险较过去更大。实行滚动筹资，解决了镇村干部收费可能出现的搭车、截留、内侵新型农村合作医疗基金的风险，避免形成新的上访源和引发新的有关社会问题，所以说，滚动筹资的机制再次充当了农村社会的稳定器。

第二节　农民滚动式预缴费制度的经济学分析

经济学是研究经济活动和经济关系的规律的科学，以达到最优地筹集、开发、配置和利用资源，更好地满足人们的物质需要的目的。合作医疗运作的实质是对合作医疗基金流动的控制，因此，包括农民滚动式预缴费制度在内的合作医疗运作可以归属于经济活动。经济学规律与农民滚动式预缴费制度有联系的有成本效益理论、经济基础理论、市场需求理论以及政府与市场的作用理论等。

一、农民滚动式预缴费制度符合成本效益理论

要维持合作医疗的长期运行，管理成本是一个很大的具体的问题。由财政承担合作医疗管理成本，这是必须的。但是，欠发达地区财政比较困难，就是财政宽裕的地方，首要的也是如何降低管理成本，这是一个现实的必然的选择。合作医疗管理成本主要包括筹资、补偿、管理、监督等发生的人力、物力、财力等费用。我们认为滚动筹资可以降低筹资成本的80%，赣榆县和其它地区的实践已经证明了这一点。

在尽可能降低管理成本、减轻财政支出的前提下，所必须的管理固定成本和变动成本，应该由财政解决。但是我国幅员辽阔，广大农村地区的情况千差万别，不可能用一种模式或方法来解决管理成本问题，起码暂时是不行的。因为有的地方财政就是吃饭的财政，他们能拿出合作医疗补助资金，就已经很不容易了，再要承担过大的合作医疗管理成本是不现实的。经济十分困难的地区，财政确实无法兜底的，是否可以从以下两个角度来解决，也就是我们要讨论的管理成本投入多元化的问题。一是是否由上级

财政通过转移支付的方式解决，二是暂时由定点服务机构承担部分成本（实行内贴的办法）。因为管理成本对供方和需方都是必要的，管理效益的出现，除了为需方服务外，也为供方创造了可观的社会和经济效益，譬如就诊率的提高，就为定点医院增加了毛收入，而供方并没有增加固定成本，所以供方暂时地负担适量的管理成本也有一定的道理。我们建议从供方的利润中提取10%左右，来弥补财政难以担负的部分合作医疗管理成本。

成本效益理论是指在经济活动中要力争降低成本，提高效益，以实现投入和产出比的最大化。也即在固定成本相同时争取得到最大的效益，或在相同的效益时争取成本最低。农民滚动式预缴费制度与传统农民筹资模式相比，由于转换了筹资机制，避免了庞大的筹资队伍和过长的筹资时间，在很大的程度上降低了筹资成本。从筹资效果来看，农民滚动式预缴费制度由于找到了合适的载体和抓手，筹资方式也符合农民的消费心理，在实践上收到了很好的效果，其筹资效益也超过了传统筹资。

二、农民滚动式预缴费制度具有厚实的经济基础

政府补助力度大是新型农村合作医疗的一个重要特点。传统合作医疗政府几乎没有投入，而新型农村合作医疗基金结构中，政府投入占了大部分，个人投入占了小部分，二者之比一般为2∶1。这样以来，新型农村合作医疗的基金总额比较大，比传统合作医疗基金大了三倍以上．农民参加新型农村合作医疗的总体受益程度与范围也有较大提高，其投入与受益之比达到了1∶3，而传统合作医疗仅为1∶1或稍高。2005年8月10日，国务院又出台了新政策，温家宝总理主持召开的国务院第101次常务会议决定，从2006年开始，中央财政对中西部参合农民的补助在目前人均10元的基础上再增加10元，地方财政也要相应提高补助标准，农民个人缴费标准仍保持不变。另外，将中西部地区农业人

口占多数的市辖区和山东、辽宁、福建省部分困难地区的县（市）纳入中央财政补助范围，只要按规定条件开展试点，中央财政按参合农民年人均 20 元予以补助，地方财政补助也相应到位。这将进一步做大基金蛋糕，农民的受益程度和参合积极性也将随之提高。因此，从个人与家庭为保健的投入与回报（指报销比例提高，得到更大的实惠）的经济学观念来看，财政投入大了，农民得到回报也就大了，拉动农民参合的力度也大了，新型农村合作医疗农民筹资就更具有现实的有利的经费基础。

与其它筹资办法相比，农民滚动式预缴费制度具有许多令人满意的特点。当合作医疗基金的总盘子增大以后，补偿范围和比例就将相应增大，这就意味着农民报销得到的现金就更多。在新农合基金蛋糕不大的时候，滚动筹资是通过大额报销费用一次性预缴与小额报销费用多次预缴相结合。现在是大额费用和小额费用的报销比例都增大了，再加上深入的宣传和组织引导，农民滚动式预缴费制度就有了良好的资金和观念基础，滚动筹资的成功率自然就高，甚至过去不愿意参加合作医疗的农民在进一步加大的优惠政策的感召下也进入了参合队伍，筹资的难度将减轻，筹资的速度将加快，筹资的效率将提高。

三、农民滚动式预缴费制度符合市场需求理论

市场经济的实质是把市场作为资源配置的基础，实现资源效益最大化。市场机制是通过供求、价格和竞争等机制来实现的。企事业提供产品和服务必须以社会需求为导向。借鉴市场经济的规律，就必须高度重视社会需求问题，只有找准了问题，才能够对症下药，更好地解决问题。在医疗保障方面，广大农民既需要得到质优价廉的医疗卫生服务，又需要得到医药费用的补偿，因此，新型农村合作医疗制度对农民来说是非常需要的，合作医疗政策满足了他们对保健政策的需求。从辩证的角度来看，由此，

为参加合作医疗而缴纳参合资金也是农民的一种制度需求，从总体上看，农民为享受合作医疗制度愿意缴纳参合资金。但是，农民受经济、观念、消费和农村普遍存在的信任危机等因素影响，在具体筹资的过程中，农民筹资难又是一个客观现实。这种农民对合作医疗制度的需求与不愿意出现金参合的矛盾一时难以解决，但是又必须解决，这不但是政府与合管机构的愿望，更是广大农民的愿望，是他们的迫切需求。农民滚动式预缴费制度从机制上解决了这一内在矛盾，满足了广大农民的需求。与市场需求理论联系起来看，农民需要合作医疗制度，但是，只有坚持理论和机制创新，解决了农民筹资难问题，合作医疗制度才能持续健康发展，才能满足农民对保健制度的需求，如果不解决筹资机制问题，就会造成制度缺失和失范，合作医疗制度就难以持续，农民对合作医疗制度的需求就无法兑现，因此，滚动式预缴费制度符合市场需求理论的规律。

四、农民滚动式预缴费制度符合政府与市场作用理论

在经济领域，存在着政府与市场的作用问题，经济活动既需要政府即有形的手的调控，也需要市场即无形的手的调控。同时，政府调控和市场调控由于性质和手段不同，各有千秋，当其难以发挥作用时，就出现了政府失灵与市场失灵问题。农民滚动式预缴费制度把筹资主体从镇村干部转移到了镇合管办和村级卫生机构，从机制上避免了政府筹资机制上的失灵问题。同时，该制度使得合作医疗的筹资始终处在有组织的可控制的状态，避免了自由的市场化运作和市场失灵问题。

因此，从经济学的角度来看，农民滚动式预缴费制度是当前新型农村合作医疗筹资模式的可行性选择。

第三节　农民滚动式预缴费制度的辩证分析

新型农村合作医疗的筹资必须坚持农民自愿的原则，而对自愿和农民筹资制度应该从辩证的观点来加以分析，同时，补偿模式和具体补偿标准直接影响到了农民的受益分布和农民对合作医疗的预期，影响到他们继续参合的积极性和筹资的难易，也应该予以辩证分析，从而为实践提供有益的指导。

一、关于农民自愿参合的辩证分析

（一）农民自愿参合的分析

在实践中，针对农民筹资问题，对个人自愿参加合作医疗有两种比较极端的理解和运用。第一种观点认为，自愿仅是一种口号，由于农村经济落后和农民传统观念的影响，以及农村经济体制改革之后，集体经济萎缩导致的农民集体主义观念的削弱，多数农民对各种筹资，不论是合法的、合理的，还是不合法的、不合理的，统统持一种抵触的态度，因此，让农民自愿缴费是不太现实的，必须通过采取有组织的、相对强硬的一些措施来达到完成收费任务的目标。这种观点可以被归纳为激进的观点。第二种观点认为，除了国家强制性的税收之外，其他各种收费都应该采取绝对自愿的原则。这种观点可以被归纳为保守的观点。在这种观念的指导下，农村的有关收费行为很难达到预期的效果。导致这种观念产生的重要原因之一是，有的基层干部没有能够很好地处理积极作为和社会稳定的关系，他们惧怕收费包括合理合法的收费会引起群众的反感，影响干群关系，从而采取了放任自流的态度和苍白无力的措施。

从辩证的角度来看，以上这两种观点都是不科学的、不可取的，在实践中很难收到好的效果，必须予以纠正。针对农民收费问题，正确的态度应该是，既不能采取过于强硬的措施，也不能采取放任自流的态度，要在加强宣传的基础上，有组织地引导广大农民提高认识水平，积极缴纳合法、合理的费用。有人将这种做法总结为“组织引导下的自愿”或“有组织的自愿”。这种观点在理论上是正确的，但由于各种主客观因素的影响，其在实施的过程中，仍然面临较大的困难和阻力。

（二）必须探索筹资机制解决农民自愿参合问题

新型农村合作医疗政策是在中共中央、国务院的直接关怀下出台的，合作医疗收费不属于农民负担。因此，新型农村合作医疗收费具有合法性基础，采取“组织引导下的自愿”的方式进行合作医疗收费是现实的选择。同时，考虑到我国农村的具体情况，中央在出台的合作医疗政策中明确强调了农民筹资的自愿原则，这一点全国各地都应该也必须严格执行。这样对“组织引导下的自愿”又形成了一定的冲击。在具体的实践中，以上状况给合作医疗筹资造成了一种两难的处境。基层干部不太愿意加大对筹资的组织力度，而过分地强调自愿的结果使筹资效果差，难以达到一定的参合率，使互助的人群和共济的能力下降。

如何摆脱这种两难的处境呢？在现有的方式方法中徘徊犹豫显然是难以找到答案的，必须拓宽视野和思路，寻求新型的、科学的、适宜的筹资载体或筹资机制来克服农民筹资难问题，达到“四两拨千斤”的效果。通过各地的积极探索，新的合作医疗筹资载体和机制不断涌现，如通过农村信用社扣缴、采取医保模式筹资以及赣榆县的农民滚动式预缴费制度等。

（三）农民滚动式预缴费制度解决了自愿参合问题

农民滚动式预缴费制度的思路来源于古已有之的兑换、顶账等社会经济实践。我们再将其运用于合作医疗筹资的实践中，又赋予了新的内容，增强了规范性和可操作性，使其成为一个科学的制度。这个制度的主要内容是，参合者本着知情自愿的原则，在报销现场用报销所得向所在镇合管办和村卫生室预缴次年参合资金。可以说，农民滚动式预缴费制度就是一种兑换与顶帐的经济活动，农民用自己的报销所得将下一年度应缴纳的“欠帐”提前顶上，到下一年度就不需要再重新缴费了。

这一制度直接回避了镇村干部上门收费，从根本上摆脱了农民自愿参合的偏激观点和保守观点带来的负面影响，符合辩证的实事求是的观点。通过实施滚动式预缴费制度，把合作医疗筹资的任务从镇村干部转移到镇合管办和村卫生室，使得镇村干部上门收费方式成为历史。客观地来看，在大力宣传和耐心解释的前提下，参合农民在知情自愿地预缴费之前，没有先行得到与预缴费等额的报销资金，而是直接将等额的报销资金扣缴为次年预缴资金，这体现出一定程度的“组织引导下的自愿”，似乎也有一点有前提的“强制性”。这种相对的、善意的、可接受的强制性是滚动式预缴费制度所必须具备的一个重要性质，也是一个重要特点。有了这种相对强制性，就从制度上有力地保证了“组织引导下的自愿”的实施，保证了合作医疗筹资的良好效果。从另一个方面来看，这一制度实施的前提是农民的知情、自愿和受益，同时，筹资的主体由镇村干部转变为镇合管办和工作人员，这种主体不具备行政上的强制性，其筹资行为更多地是基于同参合农民之间的民事协议关系，农民具有相对完全的选择权，他们既可以主动预缴费，心甘情愿地说“好”，又可以拒绝预缴费，理直气壮地说“不”，这样，该制度的实施就基本上贯彻了完全自愿的筹资原则。

二、关于补偿标准的辩证分析

(一)保大与保小的辩证关系

有关理论分析和实践经验均表明，在经济欠发达的农村地区，保大又保小是较适宜的合作医疗补偿模式。保大又保小是一个定性的概念和描述，具体要用明确的补偿标准来体现。在保大又保小的前提下，补偿标准有多种选择，最终的选择取决于对保大与保小辩证关系的认识。

首先，保大与保小具有相互依存的关系，保大与保小是相对的，二者也没有一个非常明确的可划分界限。其次，保大与保小具有消长作用，反映了受益面与补偿程度的关系，在合作医疗基金总额固定的前提下，提高大病的补偿标准必然就会降低小病的受益面和程度，反之亦然。在制定补偿标准的时候，要坚持科学合理和公平公正的原则，把握好大病和小病补偿的度。既要充分满足大病患者的补偿需求，也要全面满足小病患者的补偿需求。一般地，为确保参合农民全面受益，补偿的起付线应为零；在目前的筹资标准下，小病的补偿比例应在20%～35%之间，大病的补偿比例应在30%～60%之间；封顶线既不能太低，也不能太高，应在1～2万元之间。大病的补偿标准不宜过低，因为过低就难以缓解因病致贫、返贫问题，也不能过高，因为过高就是通过牺牲小病的补偿来满足大病的补偿。要注意高风险费用段的共付比问题，农村一般经济状况的农户在医药费用达到3 000～5 000元时，就很难再有支付能力了，此即为高风险费用段，应予以相对提高报销比例，帮助农民爬坡，以度过难关。封顶线也不能太高，因为能够达到封顶线的大病家庭多是富裕家庭，如果封顶线过高，其结果将导致大部分一般农户或贫困农户的参合资金被极少数富裕农户占用，这就有“劫贫济富”之嫌，不利于缓解因病致贫、返贫问题。特大病的最终的、合理的解决应该依靠医疗救助制度或其它制度，依靠人均30元的合作医疗资金来解决是不太合理的，也是不太现实的。

（二）补偿标准的设置与参合农民预期的辩证关系

新型农村合作医疗补偿标准是由医药费用的补偿范围和补偿比例构成的。补偿范围主要表现为诊疗目录和用药目录。在制定和执行补偿标准的过程中，既要依据科学的测算，也要注意分析、引导和满足参合农民的期望。

关于诊疗目录和用药目录，有两种截然相反的观点，一种观点是坚持必须执行目录，认为通过这一手段，可以达到控制不合理诊疗与不合理用药的目的，实现合作医疗基金的安全；另一种观点相反，坚持没有必要设置目录，认为目录会增加定点服务机构与合管办的麻烦，引起参合农民的反感。目前，第一种观点占主导地位。诊疗目录和用药目录的设置将直接影响到参合农民受益的分布和结构，如果设置不合理，就难免会出现补偿的不公平问题。为此，必须对目录进行科学的调整并严格执行，尽可能满足参合农民的合理要求，同时，要加强对定点服务机构诊疗活动的规范，以实现尽可能的公平，并减轻农民医药费用负担。另一方面，也要加强对参合农民的宣传和教育，促进他们对诊疗和用药目录的理解，让他们明白医药费用并不能全部都在报销范围，支持合作医疗的有关运作。

在合作医疗基金总额固定和补偿范围确定的前提下，补偿比例也就确定了，其变化只能在不同的医药费用段之间进行调整，而参合农民总是希望有尽可能高的补偿比例，实现受益的最大化。解决这个矛盾的根本出路是提高筹资标准，一是提高农民筹资标准，二是加大政府补助力度，这就有了提高补偿比例的基础。在现有的筹资标准下，解决这个矛盾也必须从两个方面入手，一是加强科学测算，确保补偿比例符合实际，二是加强对参合农民的宣传和教育，使他们对报销比例不要有太高的不切实际的期望值。

保大又保小的补偿模式是滚动筹资运作的基础，无论是从理论上，还是从实践上看，解决了以上有关问题，也就保证了滚动筹资的顺利开展。

第四节 农民滚动式预缴费制度的心理学分析

一、经济欠发达地区农民缴费心理分析

农村经济体制改革之后，集体经济逐渐解体，使得农村的多种税收和费用的征收必须以农户为单位，收费的工作量大大增加。尤其是二十世纪九十年代以来，由于各种主客观因素的影响，农民的各种经济负担空前加重，导致收费的难度不断加大，对干群关系造成了消极的影响，干部和群众对农村收费问题形成了一些固定的观念。近几年来，随着党和政府对三农问题关注程度的不断提高，农民税费改革得到了深入推进，农民负担得到了很大程度的减轻，对原有的收费观念产生了比较积极的影响。但是，观念的形成与改变是一个长期的过程，不是一朝一夕就能够彻底完成的，同时农民还有一些合法合理的负担依然存在，这种状况的结果是，农村原有的收费观念依然占据突出地位。

农村的收费观念可以从干部和农民两个角度来分析。从干部的认识来看，一般来讲，多数认为农民素质低、小农意识强，对收费不论是合理的，还是不合理的，容易持抵触和反对的态度，农民收费比较困难。这种观点从有的地方流传的顺口溜“农村干部两大难，计划生育和收钱”可以看出。从农民的认识来看，多数认为，农村税费的大部分是不合理的，是基层干部违背政策乱收费。这种客观存在的收费观念对农村收费的负面影响将是长

期的。

二、农民滚动式预缴费制度符合农民心理

农民滚动式预缴费制度从实质上采取的是一种自愿的扣缴。这种做法在实践的初期农民不够理解，不理解的主要原因是，农民怕被糊弄，在农村社会有个不成文的说法，自己的钱只要出了手，就是别人的钱，就是泼出去的水，难以收回，因此，农民怕合作医疗管理机构不能兑现承诺，使他们不能真正受益。这种心理也是现有的农村收费观念的一个表现。针对这种状况，合作医疗管理机构要做的工作，一是耐心地解释，二是及时兑现承诺。在这样的基础上，预缴费制度是非常符合农民心理的。

农民参合自愿性受到各方面因素的影响，其中最主要的是受益问题。农民真正受益后，对参合就会产生自觉的自愿态度，否则，就会采取不自愿或不自觉的自愿态度。农民滚动式预缴费制度的一个重要配套措施就是保大保小合医药合防保的补偿模式，这种模式满足了绝大多数农民的需要，符合他们的心理愿望。大多数农民关心投入的眼前既得利益，缴费农民中患大病的比率极低，而患小病的比率极高，只有既保大又保小，才能满足农民的眼前利益，其结果是从根本上成为提高农民参合自愿性一个良性因素，保证了较高的参合率。在其它方面，采取政府加大补助力度；调整药物目录等，解决补偿公平问题，消除农民的误解；提高卫生服务水平；加强合作医疗宣传等，都会提高农民参合自愿性。这种自愿性就成为滚动筹资的强有力的基础和铺垫，使得农民滚动式预缴费制度符合农民心理期望。

在合作医疗规范运作的前提下，绝大多数农民认识到缴费是应该的，是合理的，是必须的。既然这样，在报销的时候预缴次年参合资金就没有什么不妥，这时候农民已经受益，手头有了报销经费，缴费非常方便。如果等到年终一次性缴费，届时可能手

头经费紧张，并且受益间隔时间一长，部分农民可能会好了疮疤忘了痛，反而影响到及时参加合作医疗。另一方面，提前预缴费所生成的利息也将肯定地用于参合农民的医药费用报销，这对农民来说是公平的，而且利息的数额非常之小，对于单个的农户来说是微乎其微的。

另外，从众心理是人群中普遍存在的一种心理现象，这种心理尤其在文化水平较低的人群中更为广泛。客观地来讲，农民的总体文化水平是比较低的，他们存在着比较强烈的从众心理。从众心理由于场合的不同，会产生不同的结果。如果正确引导，就可能把大多数人引向好的方向，产生积极的效果；反之，就会产生消极的效果。农民滚动式预缴费制度是一个有利于合作医疗持续运作的好制度。在报销现场的场合中，许多农民在充分理解的前提下，主动地预缴费，也有少部分农民是在从众心理的作用下预缴费的，这不但不违背农民的利益，而且是从众心理的一个积极表现。

三、农民滚动式预缴费制度符合干部心理

由于合作医疗农民筹资额度比较小，再加上合作医疗政策比较严格，禁止了有关提成、折扣等行为，镇村干部开展合作医疗筹资不能在所筹资金中提取额外的报酬，欠发达地区镇级财政和村级集体经济又非常困难，难以为合作医疗筹资支付合理的报酬，这些原因的结果是镇村干部对合作医疗筹资缺乏积极性。实施农民滚动式预缴费制度使得合作医疗筹资主体发生了质的移位，由镇村干部转移到镇合管办和村卫生室，镇村干部的筹资任务大幅度减轻甚至成为历史，筹资的责任大幅度减小，这在客观上与镇村干部的心理是吻合的。

实施农民滚动式预缴费制度之后，镇村干部对合作医疗农民筹资应承担的责任主要是加强领导和政策支持，这一任务是比较

轻的，绝大多数镇村干部都能做到。赣榆县在预缴费制度实施初期，有少数镇村干部对该制度持怀疑态度，认为难以收到良好的效果，如果运用该制度不能够保证较高的参合率，他们担心所余下的较大的筹资任务还要由镇村干部来承担，这时筹资的状况比较复杂，筹资的压力更大。但事实上该县的实践证明，农民滚动式预缴费制度具有多方面的优越性，能够收到良好的效果。事实胜于雄辩，实践打消了他们的疑虑，改变了他们的怀疑心理。

四、农民滚动式预缴费制度符合管理人员心理

农民筹资问题是合作医疗运作的前提和关键，只有解决了农民筹资问题才谈得上合作医疗的长期持续运作。解决农民筹资问题需要有适宜的筹资方式、方法，或者叫筹资模式。在经济欠发达地区，传统的政府组织发动、镇村干部上门收费的筹资模式难以取得好的效果，各种新的筹资模式正处在试点和探索之中，需要经过不断的实践来检验。农民滚动式预缴费制度就是这许多的探索中的一个初步成功的筹资模式，它虽然不能说是最好、最优的模式，但在目前全国范围内尚没有非常明确的可行的主导模式情况下，却是一种现实的选择。

从合作医疗管理机构的人员的角度来看，他们的职能就是搞好合作医疗的科学管理，促进合作医疗的良性运行，而实现和发挥其职能的前提就是合作医疗资金的及时筹集到位。合管人员在传统筹资的过程中，也饱尝了酸甜苦辣，他们非常希望能够建立一个适宜的、稳定的合作医疗筹资机制。农民滚动式预缴费制度的产生解决了农民筹资难，迎合了他们的心理，让他们看到了合作医疗长期发展的美好前景。与上门收费相比，实施农民滚动式预缴费制度以后，合管机构减轻了工作压力，减轻了工作量，而且通过完善合作医疗管理信息系统能够使滚动筹资变得更加方便快捷。

五、农民滚动式预缴费制度符合卫生人员心理

合作医疗在为广大农民提供医疗保障的同时，也为卫生机构的不断发展带来了新的契机。实施合作医疗制度，激发了农民的医疗卫生需求，提高了卫生资源的利用率和卫生机构的效益。如果说新型农村合作医疗的第一受益主体是农民的话，卫生机构就是名副其实的第二受益主体，农民受益和卫生发展的实践就说明了这一点。从卫生机构的人员来看，他们希望合作医疗制度能够长期运作，因此，他们对合作医疗长期运作的前提——滚动式预缴费制度是持赞同态度的。

第五节　农民滚动式预缴费制度的保险学分析

一、农民滚动式预缴费制度符合社会保险的基本特征

社会保险制度是由国家和社会运用法律形式，通过特定的组织机构和制度安排，对社会保险运行的各个方面进行计划、组织管理、监督实施，以实现社会保险政策的目标与任务的管理体系的总称。

由于中国二元社会经济结构的长期存在，城乡社会保险水平的差异也将长期存在。客观地看，建国以来，除了农村合作医疗以外，农民所享受的社会保险几乎不存在。随着形势不断发展，党和政府对“三农”问题的重视程度不断提高，这种状况正在不断地得到改善，但农村社会保险水平要达到与城市基本相当，还需要一个较长的历史阶段。从保险学的角度来看，新型农村合作医疗制度是医疗保险的初级阶段，属于社会保险的范畴，具有社会保险的一些基本特征。由于中国农村的实际情况，有关新型农村合作医疗政策的规定与理论上的社会保险也有一定的出入。但

从长远来看，合作医疗制度最终将被医疗保险所取代。

农民滚动式预缴费制度作为新型农村合作医疗制度的一个重要方面，与社会保险制度的一些基本特征是吻合的。社会保险制度的基本特征有强制性、保障性、互助互济性、普遍性、非盈利性等。

强制性是社会保险的一个基本特征，许多国家通过立法等手段来达到实施社会保险的目的。新型农村合作医疗筹资却是以自愿为前提，这在表面上看起来与社会保险是截然相反、格格不入的，但从深层次来看，其间却有着更大的互通性和统一性。不管是自愿还是强制，都是为了在实事求是的前提下，实现医疗保障的目标。农民滚动式预缴费制度是在自愿的前提下实施的，同时又在深入宣传的基础上具有一定程度的“强制性”，这与医疗保险制度的基本特征是吻合的，实现了自愿与强制的高度统一，为未来农民医疗保障制度的“自愿的强制”打下了坚定的基础。

普遍性，也有的表述为大数原则，是指保险制度要尽可能多覆盖所有的应参保对象，这样既能够提高人群的保险水平，又能够提高保险基金化解风险的能力和运作的安全性。新型农村合作医疗制度应该也必须遵循普遍性的原则，这就要求要尽可能地提高筹资的覆盖率。农民滚动式预缴费制度通过转换筹资机制，恰恰能够实现这一目标，贯彻了保险学的普遍性原则。

二、农民滚动式预缴费制度符合社会保险基金运营的要求

不管是社会保险基金，还是新型农村合作医疗基金，其来源不外乎以下几个方面：一是个人缴纳的社会保险费或合作医疗资金，二是政府资助或补贴资金，三是基金的投资运营收入。前两者构成基金的主体，后者是补充性的收入，但也是不可忽视的。

社会保险基金的运营是为了抵御通货膨胀的影响，补充社会保险基金的来源，减轻社会保险支付水平提高带来的支付压力。

社会保险基金的运营在稳妥性、收益性等原则的前提下，可以有多种投资方向，如银行存款、有价证券、委托银行贷款、投资不动产等，以获得最大的收益。

目前，新型农村合作医疗基金运营是受到政策限制的，除银行存款以外，其余各种投资方向都是不允许的。银行存款主要优点是收益有保障，风险性非常小，其缺点是收益水平低。但是，合作医疗资金总额相对来说还是比较高的，较高的本金和较长的存款时间能够产生较高的利息额，这对广大参合农民来说是非常有益的。农民滚动式预缴费制度的运作使得参合农民平均提前半年预缴参合资金，合作医疗基金中农民缴纳部分的存款利息额翻了一倍（用年初统一筹资的方式，农民缴纳资金的存款利息平均也是按半年计算），在政策允许的范围内，最大限度地实现了社会保险基金运营的要求。

第六节　农民滚动式预缴费制度的管理学分析

一、农民滚动式预缴费制度符合创新理论的要求

创新理论是管理学的一个新发展，主要是指在管理的过程中，应用新的观念、新的制度、新的技术等来推动事物的发展，也包括这种发展的结果。创新理论的本质是要不断地发现事物发展的规律，并及时地指导有关实践活动，以实现社会的进步。在管理活动中，只有不断地创新，才能够规避或克服困难，实现效益最大化，达到管理的目标。

创新包括观念创新、组织创新、制度创新、技术创新等。农民滚动式预缴费制度属于制度创新，同时也具有观念创新、结构创新和技术创新的特点。该制度有效地克服了合作医疗的农民筹资难问题，为合作医疗的可持续运作打下了坚实的基础，是合作

医疗管理领域运用创新理论并取得成功的一个典型。

二、农民滚动式预缴费制度符合绩效理论的要求

绩效从字面上看就是成绩和效果，绩效是管理活动的目标，既是出发点，也是归宿。管理的本质要求就是用合法合理的手段和措施来达到最好的绩效。绩效理论既重视过程，也重视结果，但更重视结果。农民滚动式预缴费制度从运作结果看，能够收到切实的效果，保证合作医疗下一年度的参合率。从运作过程看，是建立在农民知情和自愿的基础上，符合农民的心理，虽然尚无法律法规的依据，但具有合理性，能够得到农民和政府的认可。绩效原理还牵涉到成本问题，其要求用最小的成本实现既定的绩效，或者用一定的成本实现最大的绩效。传统筹资模式的运作需要一年一宣传一发动一收钱，每年县镇村都要有负责筹资的人员，每次筹资少则数月、多则半年，这种庞大的筹资队伍和过长的筹资时间需要消耗大量的成本，并且还难以收到良好的筹资效果。而滚动筹资回避了镇村干部筹资问题，将筹资职能转移到镇合管办和村卫生室，大幅度降低了筹资成本，能够收到良好的筹资效果，非常符合管理学的绩效理论。据估算，用滚动筹资方式在赣榆县每年需要费用30万元左右，而传统筹资每年需要150万元左右，滚动筹资每年估计节约筹资经费120万元左右，占传统筹资经费的80%。

三、农民滚动式预缴费制度符合基金安全的要求

在经济领域或有关领域，管理的一个重要目标是资金安全。新型农村合作医疗实质上属于经济活动，其管理的最主要方面就是基金的管理，基金安全是合管机构追求的主要目标。合作医疗基金运作包括资金的筹集、上划、存储、下拨、支付等几个环节，也即基金的动态流程。要解决合作医疗基金安全问题，必须在以

上各个环节上加强管理，而其中资金筹集是首要的一个环节，没有筹资的安全，就谈不上其它环节的安全问题。

在传统的筹资模式下，由于各种因素的影响，合作医疗资金筹集的安全性缺乏有效的保证。少数地方在筹资过程中存在着严重错误的做法，比如为了保证合作医疗筹资进度，违背农民意愿，采取搭车收费、捆绑收费等做法，或者要求干部、卫生人员、教师等垫资，镇村不能及时上解农民参合资金，更有甚者，直接挪用截留资金，导致合作医疗资金的不安全。以上行为从农村的现实生活中，从有关报刊中，以及有关通报处理的案件中都能够得到反映。造成其资金不安全的原因是多方面的，直接的原因是少数基层干部为完成上级下达的任务，不择手段，什么钱都敢用，不惜截留农民的保命钱；其深刻的社会经济根源和思想根源是农村经济基础薄弱、法制不健全、观念落后等。

农民滚动式预缴费制度从根本上转换了筹资机制，从管理的角度，实现了合作医疗农民资金的及时筹集和及时上解，保证了筹集资金入口的安全。滚动筹资以补偿为前提，还促进了报销支付的规范运作，保证了资金的封闭运行，有利于对资金的严密控制，对合作医疗基金安全具有十分重要的意义。

四、农民滚动式预缴费制度符合定位理论的要求

定位理论是说在管理活动中，管理者要全面深入地分析管理对象所处的环境以及相互之间的关系，明确管理对象具有的优势和劣势，在此基础上，设定合理的目标，并努力为之奋斗。定位理论反映了“知己知彼，百战不殆”的思想，也反映了实事求是的思想，用俗话说就是找准自己的位置，把握自己的角色。按照定位理论开展管理活动，就容易制定正确的目标和措施，促进切合实际的目标的实现。违背定位理论开展管理活动，就可能好高骛远，目标和措施不切合实际，从而难以达到管理的目的。

农民滚动式预缴费制度是在深入分析经济欠发达农村地区实际情况和各种传统合作医疗筹资模式优缺点的基础上积极探索而建立的新的筹资机制。该制度是深入分析合作医疗农民筹资困境的结果，是认真领会上级合作医疗政策的结果，其采取的措施是方便的容易被农民接受的，符合客观实际，其设定的目标是能够达到的，也是必须达到的。总的来说，农民滚动式预缴费制度符合管理学的定位理论，在经济欠发达地区较长的时期内都是有生命力的，具有推广的必要性。

第五章　农民滚动式预缴费制度的产生与做法

农民筹资对合作医疗运作具有极端重要性。新型农村合作医疗运作的实质就是合作医疗基金筹集与支出的过程，因此，筹资机制、补偿机制、管理机制与监督机制是新型农村合作医疗运作的四个关键环节。筹资机制是合作医疗运作的基本前提，补偿机制是运作的基本依据，管理机制与监督机制是运作的基本保证。在新形势下，新型农村合作医疗基金主要由政府补助资金和农民个人缴纳资金两个部分组成，另外，以集体经济的扶持和社会捐助等形式作为补充。由于政府为民办实事的决心和政策的不断强化，政府补助资金及时足额到位是有保证的，但是，同级和上级财政的到位却是以农民筹资先行到位作为前提，因此，农民筹资与筹资及时足额到位是新型农村合作医疗运作首要的关键问题。

政府要办好合作医疗，并且使合作医疗可持续健康发展，就不可避免地要直面农民筹资问题，农民筹资的运作必然要面临筹资模式的选择。筹资模式是指在筹资过程中所形成的，在总体上具有区别性特点的，筹资的主体、对象、内容以及具体的操作方式方法的复合体。模式的选择关系到筹资的成功与否，因地制宜选择适宜的筹资模式，就能够减少筹资的阻力，克服筹资的困难，从制度和机制上，保证筹资的成功，反之，就很有可能失败。因此，探索建立一种方便的、低成本的、可持续的、适宜的农民筹资模式具有十分重大的意义。

传统农民筹资模式以政府组织发动、镇村干部上门收费为代表，就全国而言，这是一种主流模式。该模式具有一定的优势，也存在着难以突破的带有瓶颈性质的问题。在新型农村合作医疗试点过程中，全国大部分地区仍然采取了传统的筹资办法，所以农民个人筹资难问题再次凸显出来，这是造成包括国务院试点省，特别是中西部地区农民个人参合率低的主要原因。实践再次证明，不管是传统合作医疗，还是新型农村合作医疗，继续采取原来的办法向农民筹资，这个路是很难走通的。尽管新型农村合作医疗国家及地方财政的扶持力度是史无前例的，但是，不破解农民筹资问题，其依然难以得到可持续发展。为此，赣榆县通过对农民筹资难进行认真分析并进行深入的探索和实践，认为传统筹资存在诸多无法克服的问题，难以适应农村的实际情况，必须予以抛弃。同时，该县在调查研究的基础上，在尊重农民意愿的基础上，在相关理论的指引下，在有关领导专家学者的关心指导下，通过积极探索，大胆创新，建立了新的筹资模式——农民滚动式预缴费制度，简称滚动筹资或滚筹，并取得了具有说服力的成效。

第一节 筹资模式的种类与特点

计划经济时代合作医疗基金完全由集体经济包揽，或采用村组代扣的方式筹集农民个人资金。上世纪 80 年代，由于不能适应农村经济体制的重大变化，使以往依托集体经济为基础的合作医疗受到了严重的冲击。上世纪 90 年代之后，我国重新恢复和发展农村合作医疗，但农民个人出资仍然是合作医疗筹资的主渠道。2003 年以来，全国各地逐步探索实施新型农村合作医疗制度。新型农村合作医疗在农民个人的筹资方式上，传统的筹资方式仍然发挥着重大作用，尤其是经济欠发达地区，筹资方式仍以“政府主导式”为主体，即由政府组织实施、干部逐户上门收取的筹资方式仍占主要地位。

无论是从理论上还是在实践中，筹资模式都是多种多样的，这与我国幅员辽阔、人口众多、农村社会情况千差万别的实际是分不开的。每种筹资模式都具有独特的优点和缺点，同时具有不同的适用范围和地区。多种多样的筹资模式应该也可以予以分类，通过分类，有利于更加科学地把握各种筹资模式的特点。

从历史和时间的角度，可以将筹资模式分为传统筹资模式和新型筹资模式。传统筹资模式是指在实施传统合作医疗过程中，所实行的各种筹资模式，以及在实施新型农村合作医疗过程中，所实行的与传统合作医疗筹资模式相同或相仿的各种筹资模式。传统筹资模式包括政府组织、镇村干部上门收费；政府组织、镇村与卫生部门共同收费；村集体买单；卫生部门收费等。新型筹资模式指的是在新型农村合作医疗实施过程中，实行的创新性的与传统合作医疗筹资模式截然不同的各种筹资模式。目前，由于历史惯性和创新的艰难，传统筹资模式在新型农村合作医疗的运作中，仍然占主导地位，发挥着重要的作用和影响。而各种新型筹资模式均处在探索和创立时期，没有定型，目前仍不占主导地位，但是由于其与时俱进的特征，符合实际的情况和需求，在未来的发展过程中具有强大的生命力。本书所要阐述的主题——农民滚动式预缴费制度，即属于新型筹资模式的一种，将在以下几个章节予以详细探讨和分析。

根据筹资模式所使用的范围和时间长短，或者说其使用的广度和频度，可以将其分为主流模式和非主流模式。主流模式是指被大部分地区，在较长的时期内广泛使用的模式，如政府组织、镇村干部上门收费，财税部门代收等模式属于主流模式。非主流模式是指小部分地区和/或在较短的时期内使用的模式，如农村信用社代收，单纯卫生部门收费等模式属于非主流模式。

以下对上述的几种具体筹资模式的优缺点予以简要的分析与回顾。

一、政府组织、镇村干部上门收费模式

为了保证农民个人筹资的顺利到位，到农户家中主动收费的方式在全国各试点县采用得最为普遍，尤其是在经济水平居中或偏低的地区。这种政府组织、镇村干部上门收费模式是指在县镇政府的组织和发动下，由镇村干部组成收费队伍，分工包村逐一入户，在宣传动员的基础上进行合作医疗收费。该模式是传统筹资模式的典型性和代表性的模式，是由村级集体普通收税和收费模式所自然派生而来的模式。该模式的优点是能够保证一定的参合率。但是该模式工作难度大、筹资成本高，在筹资过程中，难免会出现粗放式操作，不利于促进干群关系，并且容易出现捆绑收费和搭车收费问题，给违规操作埋下了隐患，非常可能出现截留和挪用合作医疗资金现象，这也是该种筹资模式的一个致命性的缺陷。

二、政府组织、镇村与卫生部门共同收费模式

政府组织、镇村与卫生部门共同收费模式是指在县镇政府的组织和发动下，由镇村干部和镇村卫生人员组成收费队伍，分工包村逐一入户，在宣传动员的基础上进行合作医疗收费。该模式的运作与上一模式相仿，其优点与缺点也与上一模式相仿。由于卫生部门的参与，筹资的阻力相对较小，同时也对违规操作发挥一定程度的遏制作用。另一方面，多头参与筹资，非常可能出现推诿现象，不利于责任的落实和效率的提高。总体上看，该模式是上一模式的变体和衍化。

三、财税部门代收模式

财税部门代收模式是指在县镇政府的领导下和有关政策支持下，由镇财政和税收部门在农户同意的前提下，在征缴农业税等

税收和费用的同时将农民参加合作医疗资金纳入筹资范围，统一征缴。该模式的优点是通过一定程度的捆绑收费，可以节约成本，并且参合率和工作效率较高。但是也难以控制违规操作，容易出现截留和挪用合作医疗资金现象。问题的实质是，在有的地方，只要镇村干部介入收费，内侵合作医疗基金的风险也就随之而来，只是程度有轻有重，而且很难控制到位，从各种信息资料中都能反映出这一严重现象。更进一步地看，近年来，在中共中央、国务院关于减轻农民负担的政策指引下，各省、自治区、直辖市纷纷推行税费改革，出台了减免农业税和有关费用的政策，受到了广大农民的普遍欢迎。但是从合作医疗筹资的角度看，这对通过财税部门代收合作医疗资金造成了冲击，弱化甚至拆除了筹资的平台和载体，使这种模式的运作失去了依托。

四、统一代扣模式

对于乡镇企业较为发达的地区，集体经济实力强的村多由企业为职工代缴部分个人保障金，其余应付的缴纳金从工人工资中扣除，以企业为单位缴纳。在很多经济不发达地区，由于经济贫困和卫生保健意识的缺乏，由村集体在村民上缴的村提留、乡统筹提留中代扣也是常用的筹资方式。统一代扣可以迅速提高参合率，有效筹集资金，但筹资过程不易控制，容易出现强迫参加，代垫资金、套取补助等不规范做法。

五、集体收缴模式

经济水平较好、农民对合作医疗的认知意愿高的地区多采用这种收费方式。可根据生产、分配的季节性确定收缴费用次数，季节性不明显的地区，规定为某月为注册点（如年底或是年初），统一缴纳给村委会。对于以农业为主，生产、分配季节性高的地区，较多采用一年多次缴费的方式。如在每年的夏、秋两季随农村“三项提留”时“以物折价、统一收取”，或在收取农田承包款、征购、征收棉粮油等的同时收取农民参合资金。这种集体统一筹资的办法操作简单规范，但是筹资效率低、覆盖面小，而且会牵涉到与粮食收购等部门的沟通问题。

六、农村信用社代收模式

农村信用社代收模式是指在县镇政府的领导下和有关政策支持下，由县、乡镇农村信用社在农户同意的前提下，将农户在信用社存款帐户中的资金统一划拨作为农民参加合作医疗资金。该模式的优点是找到了一个合作医疗筹资的中间载体，避免了筹资主体与缴费主体的直接联系，减少了筹资环节，有利于提高筹资效率和参合率。但是，在许多欠发达地区，农民在农村信用社的存款的覆盖面还比较低，导致该模式的实施还要有其它筹资模式作为配套和补充，这也带来了操作环节多和成本增加的问题。

七、村集体买单模式

村集体买单模式是指在村级集体经济比较宽裕和村民同意的前提下，由村委会用村级集体资金代农户缴纳合作医疗资金。该模式的优点是能够确保全覆盖，一般可以将一村内的所有村民全部纳入参合对象，此外，该方式操作简便，群众欢迎满意。该方式的缺点是适用范围比较窄，仅适用于经济较发达农村地区，而这种富裕的村数量太少，该方式难以大面积推广。

八、卫生部门收费模式

卫生部门收费模式是指在县镇政府的领导下和有关政策支持下，在镇村干部的配合下，主要由镇村卫生人员组成收费队伍，分工包村逐一入户，在宣传动员的基础上进行合作医疗收费。该模式的优点是，群众比较信任卫生部门，收费阻力比较小，可以避免镇村干部的中间环节，资金比较安全。特别是乡村医生威信高的村，效果更好。该模式的缺点是，首先，收费缺乏权威性，难以克服自愿与自流的矛盾，不能保证较高的参合率，同时，收费成本比较高，政府财政不愿负担，卫生部门必须付出成本，收费积极性不高，并且，收费主体错位，职能错位，收费体制不科学，难以形成制度化运作。

合作医疗的农民筹资方式还有很多，如实行与电费或其他公用事业经费类似的扣缴、缴费卡代缴等新的筹资方式；留本基金合作医疗，即村民一次性缴纳较多的合作医疗保障金，以后每年不再缴纳，利用基金利息保证参保者享受合作医疗待遇；“健康银行”的个人筹资模式，凡自愿入储家庭在遇到大病时均可凭账户得到相应数额的医疗贷款，以备急用之需；“一卡制”账户的形式建立家庭储户卡制度，将合作医疗基金存入家庭储户卡中，超支自负，如有结余可转入下年度继续使用等。

第二节　传统筹资模式在实践上的挫折与缺陷分析

农民筹资难具有普遍性。由于农村与农民经济、文化、观念等各种主观因素和客观因素的影响，农民筹资难是一个普遍存在的问题，这在改革开放以后恢复传统合作医疗制度的过程中，表现尤为明显。2003 年以后，在党中央、国务院加强农村卫生工作政策的指引下，全国各地逐步地建立了新型农村合作医疗制度。各地在新型农村合作医疗试点和面上推开的过程中，都再次遇到了农民筹资难的问题。虽然中央和地方财政首次为农民看病给予补助，而且财政拿大头，农民个人拿小头，虽然农民的富裕程度有了很大的改善，但是农民筹资的难度丝毫没有降低，并成为影响合作医疗持续运作的瓶颈。而传统筹资模式不能够解决农民筹资难的问题，在实践上遭遇到了挫折，使得我们对传统筹资的缺陷有了更深刻的认识。

一、传统筹资模式在实践上的挫折

由于没有很好地解决筹资问题，传统合作医疗处在一种惨淡经营的处境，困难重重，合作医疗资金青黄不接，导致农民报销时断时续。群众形象地说："收费如山倒，报销挤牙膏"。

建立农民医疗保障制度，是农村经济发展和广大农民的迫切需要，也是初级卫生保健工作重要内容和关键环节。90年代初，赣榆县积极响应上级号召，创建初级卫生保健合格县，该县把恢复和重建农村合作医疗制度作为初保工作的重点和难点，采取多种有力措施，如政府支持、分类指导、典型引路、强化宣传等，以乡镇为统筹单位，逐步重新建立了传统农村合作医疗制度。该县新一轮的合作医疗断续运作了近十年，十年中有成功的经验，通过运作，加强了合作医疗的群众基础和制度基础，形成了有效的铺垫。同时，他们也有失败的教训，最大的感受就是，农民筹资难问题难以从根本上得到解决，阻碍了合作医疗的长期发展和良性运作。由于他们采用的是政府组织发动、镇村干部上门收费的传统方法，而该方法存在着筹资难度大、筹资成本高和资金不安全三大缺陷，导致筹资效果不够好，很难控制违规操作，很容易导致合作医疗春办秋散。

赣榆县传统合作医疗运作时间比较长，有关经验和感受体会比较丰富，合作医疗运作的政策、制度基础和群众基础比较好，相关工作成绩一直得到省市政府和有关部门的表扬和肯定。2003年，赣榆县被江苏省人民政府批准为首批新型农村合作医疗试点县。在新型农村合作医疗试点期间，在没有新的筹资办法的情况下，该县仍然采用传统筹资模式即政府组织、镇村干部上门收费方式进行合作医疗收费。

该县通过积极努力，尤其是县镇政府的有力推动，新型农村合作医疗试点工作取得了较好的成效。但是，在筹资过程中，与以往实施传统合作医疗筹资一样，该县又一次深深地感受到，由于欠发达农村地区经济、社会、观念、信任危机等因素的综合影响，譬如农民互助共济意识和预期治病投入意识不强、宣传不到位、基层干部的认识与工作力度不够，没有积极性而粗放操作，历年对农收费失信于民等等，农民对传统筹资不理解不接受。他们在不认识和未受益的情况下，对合作医疗不信任，不愿意参与，不愿意出现金参加合作医疗，农民自愿与政府推动之间的矛盾难以从根本上得到解决，并且容易出现各种违规操作，传统农民筹资十分困难、效果不好，并且将长期存在，同时，没有适宜的筹资机制，光靠政府的推动也不是办法。

二、传统筹资模式的缺陷分析

传统筹资模式以政府组织、镇村干部上门收费方式为代表，该模式应用的历史比较长，应用的范围比较广，但是该模式的筹资机制难以从根本上克服农民筹资难问题，在新的形势下，面临着改进完善或者被淘汰出局的选择。以下着重对该模式的缺陷和原因予以深入分析。该县通过分析，认为传统筹资方式存在三大不可逾越的障碍和缺陷，一是筹资难度大，二是筹资成本高，三是资金不安全。

（一）筹资难度大

首先，经济欠发达地区的小康是低水平的，农民增收缓慢，支出增大，这是造成筹资难的根本原因。在低水平的经济基础的条件下，绝大多数农民的经济收入较低，支付能力较差，支出结构比较传统，以建房、红白事、农业生产资料、日常衣食住行、子女教育及人情往来等为主，卫生保健支出往往很难纳入其支出范围，合作医疗资金是一种预期医疗支出，更难纳入支出计划。农民一般是在生病后被动地支出资金，通过动用家庭储蓄或者借贷等方式予以解决。

其次，新型农村合作医疗的缴费主体是千家万户的农民，改革开放以来，农村实施了经济体制改革，实行了家庭联产承包责任制，原有的村集体经济基本上不存在了，农民以家庭为生产和生活单位，经济上相对独立，是一个散在的庞大的群体。由于不存在计划经济时期的集体经济买单的做法，筹资必须到千家万户反复上门收费，这种状况导致合作医疗的农民筹资范围广、时间长、任务重。

第三，农村的生产和生活社会化程度低。中国农村的社会结构以家庭为核心，家庭既对下代有抚育责任，也对上辈有赡养义务。时至今日，中国农村经济有了很大发展，但并没有使中国农村的社会结构发生根本性改变，农民在基本生活和生产方面的社会化程度很低，家庭保障模式依然具有稳固的社会基础，而在较大范围内具有横向共济性质的农村医疗保障制度，其需求层次和社会化程度均较高，这种矛盾对合作医疗的建立及模式选择有很大影响。因此，在合作医疗模式，包括筹资模式的选择上，假如不顾及这种矛盾，不寻求适宜的机制，则难以被农民所接受。

第四，是农村传统观念文化的影响。经济欠发达农村地区农民通常安于现状，农民更多顾及眼前利益，他们通常不肯为近期没有把握获得“收益”的事付出，这与合作医疗是对未来事件的一种承诺，而在加入合作医疗的当时可能看不到结果或不能即时获利的本质有着相当大的距离。农民具有强烈的家庭自助、不求“外人”的家庭观念，团体观念淡薄，缺乏横向团体互助共济的合作精神，较少有通过互助趋利弊害的意愿，这种传统观念文化成为以团体互助精神为基础的合作医疗制度建立和发展的阻力和障碍。

由于传统观念的遗留，同时由于新型农村合作医疗知识政策宣传不到位，以及镇村干部在筹资过程中的一些粗放操作和失信于民等现象的消极影响，农民对防病治病的主动参保意识还没有完全形成，由此出现在筹资过程中，许多农民有抵触情绪，不够配合，对筹资的顺利开展造成了较大的阻力。从总体上看，农村地区尤其是经济欠发达地区广大农民的新型农村合作医疗参与意识还需要做进一步的宣传引导和培养。同时，由于合作医疗筹资没有提成和回扣，有的基层干部缺乏筹资的积极性，对筹资的效果也有一些消极的影响。

以上原因造成镇村干部筹资任务重、压力大，他们尽管跑断了腿、磨破了嘴，要生了人，要熟了狗，仍然难以完成筹资任务。

（二）筹资成本高

传统筹资模式的运作需要一年一宣传一发动一收钱，每年县镇村都要有负责筹资的人员，每次筹资少则数月、多则半年，这种庞大的筹资队伍和过长的筹资时间需要消耗大量人力物力财力，如人员、会议、宣传、资料、通讯、交通等费用。

以下介绍赣榆县运用传统筹资方式每年需要花费的成本测算情况。该县有18个镇，26个镇合管办，行政村按500个测算，参合人口为77万人，按25万户测算。从筹资人力成本看，村级按参合人口1.2元/人计算，需要92.4万元；镇级按每镇30人，每人300元计算，需要16.2万元；县级按36人，每人500元计算，需要1.8万元，合计110.4万元。从会议培训成本看，村级按每村2次，每次100元计算，需要10万元；镇级按每镇5次，每次500元计算，需要4.5万元；县级按5次，每次1000元计算，需要0.5万元，合计15万元。从宣传资料成本看，镇级按0.3元/户，需要7.5万元；县级按0.1元/户，需要2.5万元，合计10万元。从交通通讯成本看，村级按参合人口0.1元/人计算，需要

7.7 万元；镇级按每镇 30 人，每人 100 元计算，需要 5.4 万元；县级按 36 人，每人 200 元计算，需要 0.72 万元，合计 13.82 万元。总的筹资成本合计为 149.22 万元。

这种筹资在赣榆县每年需要 150 万元左右的成本，约占农民筹资总额的 20%。根据有关资料，湖北省有的县农民筹资成本达到 25%，全国其他地方甚至高达 30%、50%、70%不等。

过长的筹资时间和过大的筹资成本，在政府财政难以兜底的情况下，给新型合作医疗的持续运作摆下了一道难以逾越的障碍。因为县本级能解决农民参加合作医疗的地方配套资金已经十分不容易了，再要解决每年度的巨额筹资成本，显然是不科学的、不可能的。

（三）资金不安全

运用传统筹资模式，农民参加合作医疗资金收缴不齐、不能及时上解的现象普遍存在，只是各地存在的程度有所不同。由于筹资难度大、成本高，有的地方经过政府的反复宣传发动，也只能筹集到 60%左右。镇村筹资任务不能及时完成，资金就不能及时上解到县合管办，很容易导致合作医疗运作年度之间的资金脱节。

更糟糕的是，在筹资过程中，少数镇村干部缺乏群众观念，个别地方经常出现违规操作现象，如捆绑收费、搭车收费、各种无原则垫资，甚至截留、挪用农民参加合作医疗资金。

捆绑收费是指镇村干部将各种收费项目合在一起，按照合计数的标准统一进行打包收费。他们不愿意一项一收，也不可能每项单独收费，因为这样做操作更难、成本更高。但是，捆绑收费容易造成收费凭据记录不清，不利于查找与核对。

搭车收费与捆绑收费有相似之处，如有的地方在合作医疗筹资过程中，搭车收取其它的税收或费用，拒绝接受农民单独缴纳合作医疗资金。

垫资是指有的基层政府为完成上级分配的筹资任务，采取强迫性的、机械性的要求镇村干部个人、卫生机构工作人员，甚至学校教师等，先行为参加合作医疗农民代为缴纳参合资金的现象。

截留、挪用农民参加合作医疗资金的行为主体一般是镇级政府或村委会，其目的一般是为了应付和缓解税费征交的困难。

以上原因导致筹集的农民参合资金不能及时足额上解县合管办，人为地造成基金缺口，使年度之间经费脱节和农民报销不能兑现，对新型农村合作医疗的持续运作构成了严重的威胁。

传统筹资模式所存在的以上重大缺陷导致该模式很难收到良好的效果，很难达到农民的满意，很难适应经济欠发达地区的需要。

第三节　农民滚动式预缴费制度的建立与实践

传统筹资模式的缺陷与困境表明，在经济欠发达地区继续运用该模式开展新型农村合作医疗收费是没有出路的，必须谋求新的办法。

一、确定筹资模式的标准

赣榆县在探索新型筹资模式的道路上，首先确立了适宜的筹资模式的标准，并以筹资模式标准作为基本原则，结合实际，进行实践和探索。该县通过深入调查研究和分析，认为适宜的筹资模式应符合方法简便，成本低廉，资金安全，农民接受，效果良好五条标准。

操作方便是指向农民筹资的环节少，手续简便，既方便农民，又不过多地增加合管办的工作量与办公成本。

成本低廉是指筹资的人员、会议、宣传、资料、通讯、交通等费用成本均比较小，在地方人力和财力可接受的范围内。

资金安全是指所筹集的合作医疗资金能够及时安全上解到合作医疗专户，实行资金封闭运行，钱帐分离，并及时足额划拨到镇合管办用于农民医药费用报销。

农民接受是指所采用的筹资模式符合农民的医疗消费支出的习惯和心理，容易得到农民的支持和配合。

效果良好是指运用该模式筹资能够实现较高参合率。

二、农民滚动式预缴费制度的产生

如何摆脱传统筹资的困境成为赣榆县合作医疗管理人员的一大心病和苦苦追求的目标。他们对能否解决农民筹资问题始终充满着责任感和危机感，并怀着强烈的信心，对筹资新模式开展了积极的探索。他们深入分析了农民和干部对合作医疗的心态。许多农民不愿意将参合资金交给村干部，主要是怕收了钱不办事，从而不能真正受益，而对卫生部门是比较信任的。同时，由于筹资面广量大，好事难办，基层干部面临许多困难，许多干部具有畏难情绪。

他们在新型农村合作医疗有关调查中发现，只有农民受益，在看得见摸得着的实惠面前，受益的农民及其亲属邻居才相信合作医疗，愿意继续参加合作医疗，特别在结报现场，农民心情十分愉快，满意的心情溢于言表，和村干部上门收费、农民不愿意出现金参加合作医疗形成鲜明对比。这种受益的农民表现出的强烈的继续参加合作医疗的意愿，给了他们一个很大的启示，即萌发了在结报现场收费的念头。

通过进一步分析认为：

从消费心理上讲，农民在未受益时，不愿意出现金参加合作医疗，而在结报现场，在获取报销资金的时候，农民用报销的钱直接预缴费，不需要再拿现金参加合作医疗。特别是报销现钱较多的农户，对预缴费主动踊跃参与。

受益是农民继续参加合作医疗的直接动力；大病大受益，小病小受益，无病也受益的补偿模式，增加了绝大多数农民的信任度；典型宣传的导向作用，大病大受益的辐射作用，使受益农民的亲属和邻居受到了直接的渲染，放大了群众的信任范围。

农民在接受医疗卫生服务并实时报销以后，此时实施预缴费，合作医疗收费环境由镇村干部上门收费转变为在镇合管办和村卫生室预缴费，这时农民已经受益，心中满意，由于收费环境的变化和农民心情的改变，收费工作好做，使预缴费变为可能。

由此，他们尊重和把握农民消费观念和受益拉动参加合作医疗的心态，以适宜的筹资模式标准为导向，通过先试点后推开，在全县逐步建立了新的农民筹资机制，即农民滚动式预缴费制度，简称滚动筹资或滚筹。

三、农民滚动式预缴费制度的概念与做法

滚动筹资的基本概念：农民滚动式预缴费制度是指参加合作医疗的农民在报销医药费用时，本着知情自愿的原则，用报销所得的费用向所在镇合管办和村卫生室预先缴纳该户次年参加合作医疗资金的制度。

滚动筹资的具体做法是：

农民在本镇卫生院就诊后，凭新型农村合作医疗证和收费凭据等材料在镇合管办报销，并用报销资金直接预缴费；

农民在外镇和县及以上医疗单位就诊后，回本镇合管办报销，并用报销资金直接预缴费；

农民在村就诊是间接预缴费，即在村就诊后直接报销并将报销的费用暂存卫生室，由村医定期（每 10 天）到镇合管办集中按户代为预缴费。村卫生室实行三联处方制，处方内容包括病人基

本情况、用药与诊疗情况、医药费用情况、报销滚筹情况、医生和划价人员以及病人签字等。三联处方一联由卫生室留存，一联由病人留存，并具有收费凭据的功能，还有一联是上报镇合管办，用于合作医疗报销资金结算。

当年没有预缴齐的农户大约占参合农户的15%左右，对这部分农户分别情况对待，采取：

（1）对当年预缴资金达半数以上的尚缺尾款的农户，动员农民自愿在报销现场拿出零星现金一次性缴齐，缴费时间定在合作医疗运作年度的最后二个月，地点是在镇合管办和村卫生室；

（2）预缴资金半数以下的，可在下年度再顺延滚筹1个季度直至缴齐为止，对顺延一个季度仍然未缴齐的农户，动员农户自愿把尾款缴齐。

滚动筹资以农户为单位，各农户当年缴齐为止。农户资金缴齐后由镇合管办随时完善相关手续，如出具省市财政部门统一印制的收费凭据、镇合管办与农户签订参加合作医疗合同书、进行合作医疗证的签章注册等，确定农户的参合身份。

对过去没有参加合作医疗的农民，不管什么原因，不管什么时间，都可以随时参加，并即时享受新农合政策的一切待遇，任何人不得从中作梗，哪怕是现看病，现参加合作医疗，现报销，现滚动筹资都是允许的，这对维持较高的参合率十分必要。

滚动筹资的运作以低水平、广补偿、全滚筹作为一个原则，即新型农村合作医疗在目前的筹资标准还是相对较低的，但是为了保证合作医疗的长期运作，应该采取保大保小合医药合防保的补偿模式，尽量扩大参合农民的受益面，在此基础上，将所有参加合作医疗并受益的农民作为滚动筹资对象，其受益的现金必须纳入滚动筹资，全力提高农民筹资覆盖率，确保绝大多数农民长期参合，长期受益。

第六章　农民滚动式预缴费制度的具体做法与程序

农民滚动式预缴费制度是指参合农民在报销医药费用时，本着知情自愿的原则，用报销所得的费用向所在镇合管办和村卫生室预缴该户次年参合资金的制度。该制度从定义上看比较简便。在具体运作中，该制度与合作医疗补偿活动是紧密结合在一起的，其操作要有一套基本的统一的流程，通过这些流程的规范运作，农民滚动式预缴费制度就容易落实和兑现。本章结合赣榆县的有关实践，对农民滚动式预缴费制度的基本做法与工作流程做一介绍。

第一节　农民滚动式预缴费制度在村卫生室的运作程序

农民滚动式预缴费制度必须以保大保小的补偿模式作为保证措施之一。因为，只保大病不保小病，大部分患小病的农民不受益，农民参加合作医疗的积极性势必受到影响，不利于合作医疗的可持续发展，不保小病，滚动筹资也将失去绝大部分的份额，难以运行。在保大保小的补偿模式下，在各级医院和各个报销的费用段均实行零起付线，农民在村卫生室看病也报销，村卫生室的合作医疗报销从资金量上占了一个较大部分，从报销人次上占了绝大多数，这就使得村卫生室在滚动筹资的运作中占据了一个基础性的重要的地位。同时，由于村级卫生室的村医有限，一般村 2～3 人，以村为单位参加合作医疗的农民也有限，一般 1000～

2000 人口的村占大多数，没有必要也不可能在村级设立合作医疗管理机构和专职的管理人员。村级合作医疗运作必须由村卫生室来承担或代管，由村卫生室实行看病、报销和滚筹滚存的一条龙服务。

一、农民在村卫生室看病、报销和滚筹的基本流程

首先，是疾病诊断阶段。病人及其家属进入卫生室后，先向接诊医生出示新型农村合作医疗证，接诊医生在详细询问病情和开展必要体格检查的基础上，对病人进行诊断。

其次，是开处方阶段。接诊医生根据病人所患的疾病及严重程度，按照科学合理的原则，使用新型农村合作医疗专用处方(一式三联)，开具相应的治疗药物，并开展必要的治疗措施。

第三，是划价阶段。病人或其家属将处方递交到药房进行划价。工作人员要按照国家制定的药价及医疗收费标准，将各类费用及总费用分别划出，同时严格按照村卫生室新型农村合作医疗诊疗和药物目录和规定的补偿标准，将应报销的金额也核算划出。

第四，是缴费及预缴费阶段。病人或其家属将划价后的处方递交到接诊医生或专职收费人员处，后者先要对划价情况复查一下，认为无误后，根据处方划价情况，进行医药费用收费。收费人员在收费后要在处方上签字。

然后，征求病人的滚筹意愿，填写村卫生室新型农村合作医疗报销滚筹登记表（内容包括：合作医疗证号、姓名、日期、医药费用金额、报销金额、滚筹金额以及病人签字等）和新型农村合作医疗证相关记录以及按户的滚筹记录表。报销滚筹登记表和三联处方一定要有病人或其家属签字，如不识字，可按手印代替。新型农村合作医疗证一定要有经手人签字。若该户次年参合资金未缴齐，报销费用病人不拿走，手续备齐后费用暂存卫生室，由村医定期代为预缴费。

如该户次年参合资金已缴齐，则不再滚筹，病人只需缴纳报销后的自己应负担部分的医药费用，相当于直补式减免。

第五，是取药和诊疗阶段。新型农村合作医疗专用处方一联由收费人员保留，用于定期到镇合管办报帐；另一联由病人递交回药房取药，最终由卫生室留存；最后一联由病人自己保留，其作用一是核对备查，二是相当于收费凭据。病人取药后，按医嘱用药或接受其他治疗。

二、村卫生室定期到镇合管办报帐的基本流程

村卫生室每10日要到镇卫生院与镇合管办进行报帐一次。

首先，是报帐准备阶段。村卫生室负责报帐的人员多数是卫生室室长。室长在到镇报帐以前首先要做好各项准备工作。要对一旬的新型农村合作医疗专用处方上报联和普通处方进行检查审核汇总，并填写好处方封面后，按规定装订。然后检查汇总报销滚筹登记表，填写业务收入和报销滚筹汇总单，并与相关现金核对，确保帐款相符。报销滚筹登记表一式两联，一联由卫生室留存，一联上报镇合管办。业务收入和报销滚筹汇总单一式三联，一联由卫生室留存，一联上报镇合管办，一联上报镇卫生院。

其次，是在镇合管办报帐阶段。室长将合作医疗专用处方及处方封面、报销滚筹登记表、业务收入和报销滚筹汇总单等报到镇合管办出纳会计处，同时凭上述材料报结本旬补偿经费，并上缴提前预缴的参合户次年参合资金。

第三，是在镇卫生院报帐阶段。卫生室室长到镇卫生院的一体化管理办公室进行业务报帐。上报业务收入和报销滚筹汇总单，并将本旬的医药费（包括未参合的医药费和参合者自负部分的医药费）和在镇合管办结算的补偿经费缴纳到出纳会计处，换得相应的收据。

第四，是公布报销滚筹情况阶段。村卫生室定期公布全村合

作医疗报销和滚筹情况，公示要具体到本村每一户，对通过滚动筹资收齐的农户和未滚齐的农户一起公示，确保农民享有合作医疗知情权和监督权。

第二节　农民滚动式预缴费制度在镇合管办的运作程序

滚动筹资和保大保小的补偿模式使得合作医疗的大部分工作由镇合管办和村卫生室来完成，镇合管办成为合作医疗管理承上启下的主要环节，县镇两级管理、以镇为主的新型农村合作医疗管理体制成为必然的选择。镇合管办既要直接开展镇级和县级以上医疗卫生机构合作医疗报销和滚筹，又要接受各村卫生室的报销和滚筹，同时承担相关的帐目制作、整理和归档。

一、农民到镇合管办报销和滚筹的基本流程

首先，是疾病诊疗和收费阶段。病人在县内定点服务机构自由就诊，不需转诊手续；如出县诊疗，需首先由本县县医院或中医院出具转诊证明（急诊者可后补手续）。病人在卫生机构接受相关诊疗，并缴纳医药费用，获得相关病历、新型农村合作医疗专用处方（一式二联）、入出院证明（记录）、收费凭据和医药费用清单等材料。

其次，是报销和滚筹阶段。病人在镇卫生院门诊就诊实行现场报销，在镇卫生院住院治疗和到县以上医疗卫生机构就诊，诊疗结束或出院后实行一次性报销。

病人或其家属持新型农村合作医疗证、病历、新型农村合作医疗专用处方（报销联）、入出院证明（记录）、收费凭据和医药费用清单、转诊证明等材料到镇合管办。镇合管办报销员要严格审核参合者的材料，并征求病人的滚筹意愿，调出从门诊收费系

统传来的收费信息并转至合作医疗管理信息系统，或将参合者的有关信息输入合作医疗管理信息系统，打印出报销滚筹清单，并认真核对。

然后，按照新型农村合作医疗诊疗和药物目录和规定的补偿标准，核对报销滚筹清单，填写新型农村合作医疗报销滚筹登记表（内容包括：合作医疗证号、姓名、日期、诊疗机构级别、医药费用金额、报销金额、滚筹金额以及病人签字等）和新型农村合作医疗证相关记录以及按户的滚筹记录表。报销滚筹登记表一定要有病人或其家属签字，如不识字，可按手印代替。新型农村合作医疗证一定要有报销员签字。一次性报销所得超过 100 元的，要经镇合管办主任签字。

最后，根据核算开展医药费用报销和滚筹的兑现，并将有关材料退还给参合者。如该户次年参合资金已缴齐，要出具省市财政部门统一印制的收费凭据，并不再滚筹。

在镇卫生院住院治疗和县以上就诊的，要对其医药费用和报销情况另行再次按户记录，以便于统计和出具年内累计报销情况证明以及分段累计按比例报销。（微机记录完善的可省略此程序）

第三，是上报审批阶段。如果病人的医药费用达到了大病统筹标准，镇合管办要为其出具年内累计报销情况证明和大病统筹补偿申请审批表，并与其他材料附在一起，定期（按旬或月）上报到县合管办审批后，再行报销和滚筹，程序同上。

二、镇合管办报销员定期报帐的基本流程

镇合管办报销员每日要到镇合管办出纳会计处进行报帐一次。

首先，是报帐准备阶段。镇合管办报销员在到出纳会计处报帐以前首先要做好各项准备工作。要对一日的新型农村合作医疗专用处方（报销联）、医药费用收费凭据、入出院证明（记录）、医药费用清单、转诊证明、年内累计报销情况证明和大病统筹补

偿申请审批表等材料进行检查审核汇总，并填写好封面后，按规定装订。然后检查汇总报销滚筹登记表，填写报销滚筹汇总单，并与相关现金核对，确保帐款相符。报销滚筹登记表和报销滚筹汇总单均一式两联，一联由镇合管办报销员留存，一联上报镇合管办出纳会计处。

其次，是报帐阶段。镇合管办报销员将新型农村合作医疗专用处方（报销联）、医药费用收费凭据及封面、报销滚筹登记表、报销滚筹汇总单、入出院证明（记录）、医药费用清单、转诊证明、年内累计报销情况证明和大病统筹补偿申请审批表等材料报到镇合管办出纳会计处，同时凭上述材料报结当日补偿经费，并上缴提前预缴的参合户次年参合资金。

第三，是公布报销滚筹情况阶段。镇合管办定期公布并及时更新全镇合作医疗报销和滚筹等资金运作情况，公示内容要具体到镇辖村及大病病人的报销与滚筹情况，确保农民享有合作医疗知情权和监督权。

三、村卫生室数据的输入和与镇合管办数据的登记与核对

由于目前村卫生室尚不具备条件购置微机，还不能直接实现村级合作医疗的网络信息化管理，这就必须由镇合管办定期将村卫生室的合作医疗报销与滚筹情况输入合作医疗管理信息系统，使村级间接实现网络信息化管理。

镇合管办在接受村卫生室的报帐以后，及时按照村卫生室新型农村合作医疗报销滚筹登记表，将合作医疗证号、姓名、日期、医药费用金额、报销金额、滚筹金额等信息输入合作医疗管理信息系统。

镇合管办合作医疗管理信息系统及时生成通过滚动筹资缴齐次年参合资金的农户清单，主要是通过镇村两级和县级以上医院报销滚筹来完成，根据清单出具省市财政部门统一印制的收费凭

据，并在参合登记簿上予以登记，同时在农户的新型农村合作医疗证上进行登记注册，并与其签定参加合作医疗合同书，确定该户下一年度参加合作医疗的身份。

合作医疗运行过程中，镇合管办将各村卫生室登记的按户的滚筹记录表和镇合管办登记的按户的滚筹记录表进行核对，并与合作医疗管理信息系统生成的农户预缴次年参合资金情况清单相核对，再与参合登记簿相核对。发现问题要及时查找原因并纠正。到合作医疗运行年度的最后两个月，对极少数通过滚动筹资没有预缴齐的农户，动员其在报销现场将所缺尾款（指农户家庭成员全年报销滚筹没有达到人均10元的标准，所缺的款项）一次性缴齐或下一年度顺延一个季度继续滚筹。

第三节　县、镇合管办农民滚动式预缴费制度的帐务处理

合作医疗会计帐务处理是管好、用好合作医疗资金的重要一环。县合管办在国有商业银行设立新型农村合作医疗基金收入专用帐户和支出专用帐户，县财政局设立新型农村合作医疗基金财政专用帐户，镇合管办设立新型农村合作医疗基金专用帐户。县合管办收入户的资金及时划入财政专户，各级财政补助资金也及时划入财政专户。县财政局每月按需要将财政专户的资金划入县合管办支出户。县合管办每月按序时进度从支出户划拨合作医疗资金（包括风险医疗资金）至镇合管办，镇合管办及时入帐，以保证镇村二级的报销所需。镇合管办每月向县合管办报表（帐）一次，报表内容为本镇新型农村合作医疗报销滚筹及财务收支情况月报表等，并向县合管办收入户上缴当月提前预缴的参合农户次年参合资金。

县、镇合管办要严格按照财务管理要求，管理好合作医疗基

金专户，并规范建立合作医疗财务帐簿，确保合作医疗资金专款专用，资金收支和使用符合规定，帐目清楚、明白。针对合作医疗报销支出和滚筹收入情况，县合管办定期检查镇合管办，镇合管办定期检查村卫生室和镇合管办专职报销员，及时发现问题并予以纠正。

滚动式筹资是赣榆县广大人民群众在吸取了以往的合作医疗做法的经验和教训的基础上，结合实际情况，首创的适合经济欠发达地区的一种新的筹资方式。它在给参加合作医疗农民的医疗费用补偿过程中，经参合农民同意，从报销的费用中，预缴该户下一年度的参合资金，以达到农民连续参合长期受益的目的。其主要实施过程在村卫生室和镇合管办完成，而帐务处理主要是在镇合管办和县合管办。下面具体介绍一下县镇合管办农民滚动式预缴费制度的会计帐务处理程序。

一、镇合管办农民滚动式预缴费制度的帐务处理

滚动式筹资做账程序和相关具体工作，是由村卫生室、镇合管办工作人员共同实施的：

1. 参合农户在村卫生室看病报销时，村卫生室人员根据合作医疗证等手续，给予补偿医药费用，账务处理为：借：合作医疗基金支出，贷：现金。在参合农户同意的前提下一并预缴下一年的参合资金，滚动筹资预缴费的账务处理为：借：现金，贷：合作医疗基金支出；如当时预缴不齐，村卫生室人员要把预缴金额、预缴时间、收款人等登记在预缴人的合作医疗证上，次次累计；预缴齐后报镇合管办开具省市财政部门统一收据。所预缴参合农户的参合资金，村卫生室每10天报一次账到当地镇合管办，并及时登录到合作医疗管理信息系统。

2. 参合农民在镇合管办报销时，帐务处理和村卫生室的做账是一样的，账务处理为：借：现金，贷：合作医疗基金支出。镇

合管办在补偿时，要查看该户下一年的参合资金是否筹齐，如预缴不齐的，经参合农户同意，预缴补偿金额作为下一年度的参合资金，直至滚筹齐备，账务处理为：借：合作医疗基金支出，贷：现金，对预缴费收齐的农户，同时开具省市财政部门统一收据，镇合管办与参合农户户主签订下一年度的参加新型农村合作医疗合同书。

3. 参合户所缴参合资金经过镇合管办财务人员汇总，按一定时间（月）或一定金额等，上划到县合管办收入户，账务处理为：借：应缴合作医疗基金，贷：银行存款，并注明是哪一年的参合资金。镇合管办收到县合管办拨入的合作医疗基金时，账务处理为：借：银行存款，贷：拨入合作医疗基金，要核对一下所拨入款的金额是否正确，数额不对时，要及时与县合管办财务室人员联系。

4. 各镇合管办其他的账务处理如下：在收到银行存款利息时，账务处理为：借：银行存款，贷：其他收入——利息收入；在付“手续费”等时，账务处理为：借：其他支出——手续费等，贷：银行存款；年底设置一个合作医疗结余科目，并对合作医疗基金支出与拨入合作医疗基金科目进行结转，有结余时结转下年度继续使用，账务处理为：借：合作医疗基金结余，贷：合作医疗基金支出和账务处理为：借：拨入合作医疗基金，贷：合作医疗基金结余。

至合作医疗运作年度的最后二个月，仍会有少数参合农户没有滚筹齐下一年度的参合资金，对此，镇合管办和村卫生室采取以下具体做法收缴农户滚筹尾款和拟下一年度参合农户的参合资金数额：

1. 村卫生室将本村滚筹情况进行公示，对尚缺零星资金的农户，由镇合管办人员和村医做工作，动员参合农民自愿在报销现场一次性补齐剩余参合资金。

2. 对于不愿在报销现场一次性补齐的农民，也可在下一年度再继续顺延滚筹1～3个月直至缴齐为止。

3. 也可由镇合管办和村卫生室人员动员农民主动缴纳滚筹尾款和次年参合资金，或者上门收缴。

4. 对于经济确实困难的农户，可由政府采取医疗救助政策，或发动社会开展捐款予以解决。

农户次年参合资金缴齐后，由镇合管办出具省市财政部门统一印制的收费凭据，并完善有关手续，确定其参合身份。

二、县合管办农民滚动式预缴费制度的帐务处理

赣榆县参合农户报销是实行属地管理，即在参合农户属地的镇合管办报销，所以在县合管办的账务处理上没有参合农民报销的做账处理内容。现将滚动筹资的做账程序在县合管办实施情况介绍如下：

1. 在收到各个镇合管办上划的参合农户的预缴参合资金时，账务处理为：借：银行存款，贷：应交财政专户。

2. 县合管办财务室在汇总了各镇上划的参合资金后，要按月上划到县财政局财政专户，账务处理为：借：应交财政专户，贷：银行存款，以备财政局核实参合资金。在下年度的参合资金数达到省政府的规定的标准后，准备在规定时间申请下一年度的省、市级配套资金。

3. 在县合管办收到县财政局下拨的合作医疗资金时，账务处理为：借：银行存款，贷：合作医疗基金收入。

4. 县合管办按月下拨合作医疗基金到各镇合管办，以备报销所用，账务处理为：借：合作医疗基金支出，贷：银行存款；因为该县实行的是参合户在审核后报销费用超过3000元的，各镇要上报到县合管办审核的，审核后的报销金额有县合管办另行下拨，账务处理为：借：大病风险基金支出，贷：银行存款。

5. 防保基金的具体分配既可以以镇为主开展包干，也可以由县合管办统一按照各镇的实际业务量分配，下拨周期可按月份，也可按季度。县合管办下拨防保基金到各镇合管办，以备报销所用，账务处理为：借：防保基金支出，贷：银行存款。

6. 参合农民在一个参合年度内没有动用新型农村合作医疗基金的，可以在参合年度末到镇卫生院免费体检，这个免费体检费用另行下拨到各个镇合管办，账务处理为：借：体检基金支出，贷：银行存款。

7. 县合管办其他的账务处理如下：在收到银行存款利息时，账务处理为：借：银行存款，贷：其他收入——利息收入；在付银行"手续费"、支票"工本费"等时，账务处理为：借：其他支出——手续费等，贷：银行存款。

8. 年底的结余科目，对合作医疗基金支出与拨入合作医疗基金科目进行结转，结余时结转下年度继续使用，账务处理为：借：合作医疗基金结余，贷：合作医疗基金支出和账务处理为：借：拨入合作医疗基金，贷：合作医疗基金结余。

以上几点为滚动式筹资在账务方面的处理情况。因为合作医疗账务处理刚刚起步，目前还处在摸索阶段，没有统一规范的财务管理模式，所以在账务处理方面还有待不断完善。

第七章　农民滚动式预缴费制度的可行性与优越性

农民滚动式预缴费制度是合作医疗实践的历史与现实结合的产物，是赣榆劳动人民总结几十年来传统合作医疗的经验与挫折的基础上，针对全国普遍存在的个人筹资难问题，首创的农民筹资机制方面的带有结构性改革的举措，是在我国经济社会转型时期基础上和政府关于新型农村合作医疗的有关政策的背景下，积极探索的结果。与传统筹资相比，滚动筹资模式建立了新的筹资机制，选择了适宜的筹资模式的标准。该模式符合经济欠发达地区的实际，可操作性强，在理论和实践上具有政策、经济、技术和观念等方面的可行性和优越性。该模式的优势被江苏、内蒙等地的实践所证实，全国其他地方在初步实施这一制度的过程中，也再一次证实了其确切的效果。

第一节　农民滚动式预缴费制度的可行性

农民滚动式预缴费制度符合参合农民缴费心理和参合意愿，对农民来说具有观念上的、消费习惯上的可行性；滚动筹资导致了收费环境和收费方向的改变，对合作医疗经办机构来说具有操作上的可行性；滚动筹资建立在广补偿的大部分农民受益的基础上，具有农民群众认可和运作上的可行性；该筹资模式符合卫生机构和政府的要求，具有政策上的可持续性。

一、滚动筹资符合农民缴费心理

一是，滚动筹资是建立在农民受益和知情自愿的基础上，符合农民缴费心理，农民乐意介入。农民在接受医疗服务并得到相应补偿的时候，用报销所得的现金（而不是口袋里的现金）提前缴纳次年参合资金，符合农民的缴费心理，迎合了农民的参合心理，农民在受益的前提下，对合作医疗信任有加，没有理由不参加预缴费，这样既妥善地解决了农民不愿出现金参合的的问题，也妥善地解决了镇村干部不愿上门收费的突出问题。二是，预缴费使散在的千家万户的参合家庭通过经年累月逐日地不间断地接受医疗卫生服务并获得补偿，从过去的未受益的缴费主体变成受益主体。受益农民通过合管办的平台认识了并信任了合作医疗，觉得将钱缴给镇合管办比较放心，以后看病可以直接找合管办报销。三是，农村干群之间的隔阂和信任危机由来已久，一时难以去除，过去好多收费农民没有完整受益，农民有怨气，是可以理解的，同时群众也是讲道理的，所以农村工作一定要尊重农民的意愿。如果不这样做，就很难取得成功，譬如，对为农民办好事的合作医疗，农民不愿意把钱缴给村干部，如果坚持这样做，收费的效果就不会好。而滚动筹资避免了镇村干部上门收费的中间环节，解决了农民不愿意把钱缴给村干部和干部不愿上门收费的二难问题，使二难变成二乐意，这是农村社会最理想的事情。四是，滚动筹资从经费管理上解决了筹资与上解资金的问题，避免了收费与解款中的违规操作，为广大农民带来了深入的安全感。

连云港市卫生局局长助理姜仑同志深有感触地说："经济欠发达地区的农民更实际、更在乎从自己口袋里掏出来的10块钱。如果在报销过程中，在报销费用中扣除农民下一年度的参合资金，要比从口袋里掏现金更容易让农民接受。这也正是农民滚动式预缴费制度的生命力所在。"

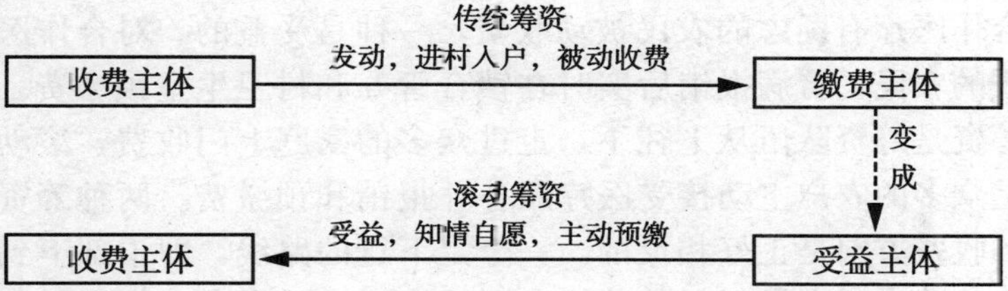

图 7-1　传统筹资与滚动筹资意愿比较

图 7-1 说明两种筹资缴费意愿的比较。滚动式预缴费是在缴费主体变成受益主体的前提下实施的，先把缴费主体变为受益主体（受益的缴费主体），农民在受益的基础上，知情自愿，主动预缴费。后一收费主体已不是镇村干部，而是镇合管办的工作人员。两种筹资的取费方向是相反的。

二、滚动筹资导致了收费环境和收费方向的改变

滚动筹资是机制创新，也是技术创新，它改变了新型农村合作医疗农民个人缴费的收费环境和收费方向。

传统筹资的收费是在农民家庭中或在村委会办公室等环境下进行的。在这种环境下，农民容易受到以往各种筹资的负面影响，往往不够欢迎和配合，难以取得好的筹资效果。滚动筹资的收费是在镇合管办或村卫生室等环境下进行的，在这种环境下，农民真实受益了，在实实在在的补偿资金面前，深信和感激党的惠民政策，他们发自内心地愿意继续参加合作医疗，对个人缴费就能够欢迎和配合，容易取得好的收费效果。

滚动筹资的取费方向具有很强的可行性。滚动筹资与传统筹资两种筹资模式的取费方向比较：传统筹资是被动地反复进村入户收费，滚动筹资是工作人员在镇合管办接待受益的农民预缴费；

一种是镇村干部组成的筹资队伍反复走进千家万户，向未受益的、对合作医疗有疑虑的农民被动收费，一种是受益的、对合作医疗信任的农民，看病报销后实时在镇合管办和村卫生室预缴费。传统筹资是筹资队伍从上往下，走进众多的家庭上门收费，滚动筹资是众多的农户主动接受医疗服务并报销和预缴费。两种筹资方式的收费方向是正好相反的。一个是下行的路线，即干部下到村到户收费，一个是上行的路线，即千家万户的农民因病主动到卫生部门接受服务，并把报销的钱缴给合管办。

过去的传统筹资是庞大的筹资队伍进缴费主体的千家万户的农民家庭收费，现在的滚动筹资是受益主体的千家万户的农民到镇合管办预缴费，这一由被动的收费到主动的预缴费的转变，解决了传统筹资存在的问题，扭转了合作医疗筹资的被动局面，从根本上解决了农民的筹资难问题，有效地突破了制约合作医疗运作的一大瓶颈。该模式通过改变取费方向，直接导致了从被动收费到主动预缴费的由机制创新所带来的革命性的变化。

新华社记者朱旭东于 2005 年 4 月在内参上报道了赣榆县滚动式预缴费制度解决农村合作医疗农民筹资难的消息，文题为《赣榆：滚动式预缴费解决农村合作医疗筹资难》。该文客观地报道了四种传统筹资制度不同程度地存在缺陷，即筹资任务重、筹资成本大、资金不安全等问题，全面系统地介绍了滚动筹资的效果和五条配套措施，认为经济欠发达地区适宜推广滚动筹资，对相关领导层起到了很好的推介作用。其中，朱记者在问该县金山镇一位参合老农民愿不愿意继续参加合作医疗，得到的回答是，不要问我们想不想继续参加合作医疗，老百姓担心的是政府的合作医疗会不会长期办下去。这位老农民的回答，反应了广大农村普遍需要新型农村合作医疗制度的呼声，他们担心的是好的制度能否长期存在，农民客观上十分乐意通过滚动筹资这种方式缴钱，达到继续参加新型农村合作医疗以长期受益的目的。

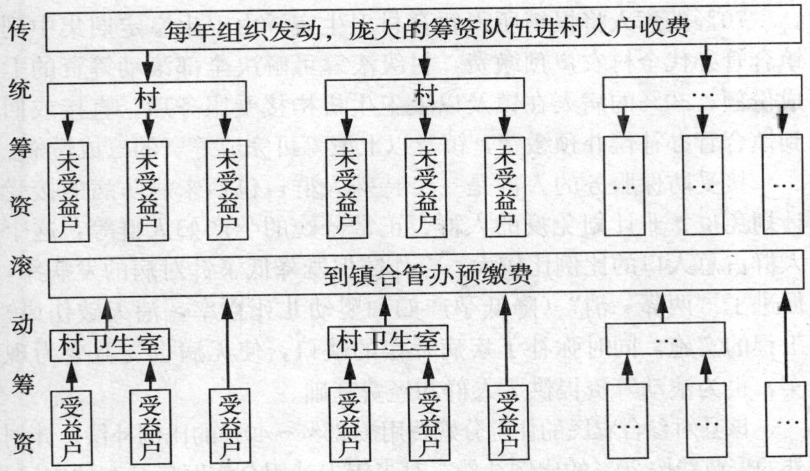

图 7-2　传统筹资与滚动筹资方向比较

图 7-2 说明筹资方向。该图中的受益户，是指在村以上医疗卫生机构接受服务并补偿了医药卫生费的农户。该图表达了两种筹资的取费方向是相反的。

三、滚动筹资以广补偿全滚筹的模式作基础

所谓广补偿的模式即是保大保小、合医药合防保的模式。保小是为了满足农民的基本医疗。从发病率看，农民患病 95％是小病，所发生的医疗费用也相对较少，而且大部分在基层医疗卫生机构就诊和接受治疗。

滚动筹资的运作要求与农民的就诊分布相吻合。从农民就诊的流向来看，70％的病人在村卫生室就诊，这部分病人多是小病和小额费用；25％的病人在镇卫生院就诊，其中兼有大病和小病；5％的病人在县及县以上医院就诊，其中多为大病和大额费用，报

销后一次预缴全户全年费用的比例很大。

70％的病人将报销所得暂存村卫生室，由卫生室定期集中到镇合管办代全村农户预缴费，村级滚筹可解决全部滚动筹资的七成份额；30％的病人在镇及以上卫生机构接受服务后，直接或回到镇合管办补偿并预缴费，镇及以上滚筹可完成筹资的三成份额。

接受防保服务的人群是一个特殊人群，包括未病防病的接受计划免疫、非计划免疫的人群、正常分娩的孕产妇人群等，这个人群占总人口的比例比较大。合作防保既降低了针对病的发病率，促进了“两降一消”（降低孕产妇和婴幼儿死亡率，消灭破伤风）工程的实施，同时弥补了疾病补偿的缺口，使无病也受益变为现实，也为滚动筹资提供了人群和经费基础。

该县对参合农民的住院分娩费用按25％～40％的比例补偿，计划外的疫苗费按20％的比例补偿，对当年未动用合作医疗基金的农民，给予免费体检，按体检费用的20％补偿，并均进入滚筹。

在广补偿全滚筹的思路指导下，因大病所发生的大额费用一次性预缴费和因小病小额费用多次预缴费，再辅以防疫保健等费用的报销和预缴费，通过滚动筹资的方式基本上可以完成85％的筹资份额。

采取广补偿全滚筹的模式是经济欠发达农村地区的现实选择，也是农民滚动式预缴费制度的需要。针对广补偿全滚筹的模式，有人也会提出这样的疑问：虽然政府对新型农村合作医疗的补助力度较大，但是合作医疗年人均基金毕竟仅为30元左右，广补偿是否会导致大病受益程度过低和基金透支的风险呢？在此有必要做一分析和探讨。

从理论上讲，广补偿模式的大病受益程度会低于单纯保大模式的大病受益程度，这是没有疑问的，因为在合作医疗基金总额固定的前提下，扩大参合农民的受益面，必然导致补偿标准的相对降低。但是与传统合作医疗相比，人均30元的合作医疗基金毕竟是原基金的三倍，传统合作医疗即能够在补小病的基础上，给予大病一定程度的补偿，新型农村合作医疗更加可以既补大病又补小病，且其大病的受益程度是大大高于传统合作医疗的，从这个角度看，合作医疗的补偿标准应该循序渐进地提高，广补偿模式不会导致大病受益程度过低的问题。而且，就合作医疗大病补偿的最高限额（即封顶线）来说，通常的做法是以当地农民年人均纯收入的 2～4 倍为标准，而赣榆县大病补偿的封顶线为 2 万元，高出此标准的上限（该县农民的年人均纯收入为 3 765 元，封顶线应在 0.75～1.5 万元之间），能够满足参合者的大病补偿需求。关于合作医疗基金透支问题，更是不必过于担心，只要把握好两个主要的环节就能够避免这一风险，一是科学测算补偿标准，二是加强基金管理。赣榆县在实践上也解决了这些问题。该县通过制定科学合理的补偿方案，并采取了全面的有力的管理措施，既满足了参合农民小病的补偿需要，也满足了参合农民大病的补偿需要；并且合作医疗基金既没有出现透支，结余也在合理的范围内，第一轮新型农村合作医疗运作期末，合作医疗基金结余占年度合作医疗基金总额的 9%左右，用事实回答了有关疑问。

四、滚动筹资使农民、卫生机构和政府获得三赢

滚动筹资提供了一个新的利益制衡机制，其利益导向作用将获得农民、卫生机构和政府的赞同和认可，达到农民受益、卫生发展、政府满意的良好效果。

农民在受益的基础上，对新型农村合作医疗满意并愿意继续参加合作医疗，这就保证了他们能够不断提高基本医疗卫生服务水平，提高健康水平和身心素质，减轻因病致贫和因病返贫的发生率和威胁。

从医疗卫生机构的角度看，医疗卫生机构是新型农村合作医疗运作的第二受益主体。通过合作医疗报销，使农民医疗费实际

支出减少，农民对卫生服务的需求相应增加，增加的程度与补偿比例是密切相关的。保险因子就是反映了这种增加的状况。尤其是在保大保小的补偿模式下，通过落实合作医疗广补偿原则，在一定程度上刺激了参合农民的基本医疗卫生消费，提高了广大农村基层卫生机构，即镇卫生院和村卫生室的业务收益，同时县级医疗机构的业务收入也有一定提升。这种收益要靠新型农村合作医疗的持续运作来保证，而农民滚动式预缴费制度恰恰又保证了新型农村合作医疗的持续运作。因此，从利益驱动的观点来讲，医疗卫生机构对农民滚动式预缴费制度的实施是持欢迎态度的。

从政府的角度来看，在传统筹资模式下，县及乡镇政府尤其是镇政府对新型农村合作医疗筹资要付出大量的人力物力财力投入，这将在很大程度上牵涉基层领导干部的时间和精力。而实施农民滚动式预缴费制度后，政府就不需要再直接组织新型农村合作医疗收费，这就减轻了基层政府的合作医疗筹资压力和成本支出压力，同时合作医疗筹资的效果又是良好的，因此，各级政府尤其镇级政府对农民滚动式预缴费制度也是持赞同态度的，政府与合管办不需要再为农民参合资金不到位发愁了。

第二节　农民滚动式预缴费制度的优越性

农民滚动式预缴费制度克服了传统筹资的缺陷，现场预缴手续简便，可操作性强，减少了筹资环节，保证了资金安全，降低了筹资成本，有利于可持续运作，筹资模式与筹资过程达到了农民知情自愿和简便安全低成本可持续的目的，筹资效果良好。

一、滚动筹资操作方便

与传统筹资相比，滚动筹资操作简便，筹资环节少，取费流程简单，减少了镇村干部的工作量。

传统筹资的流程是：政府每年组织发动，同时组建筹资队伍，反复进缴费主体的千家万户的农民家庭收费，所筹资金由村委会统一缴镇财政所后，上解县合管办，再划入县财政专户。

滚动筹资的流程是：受益的千家万户的农民随时一次预缴或多次预缴，预缴的资金由镇合管办上解县合管办，再划入县财政专户。

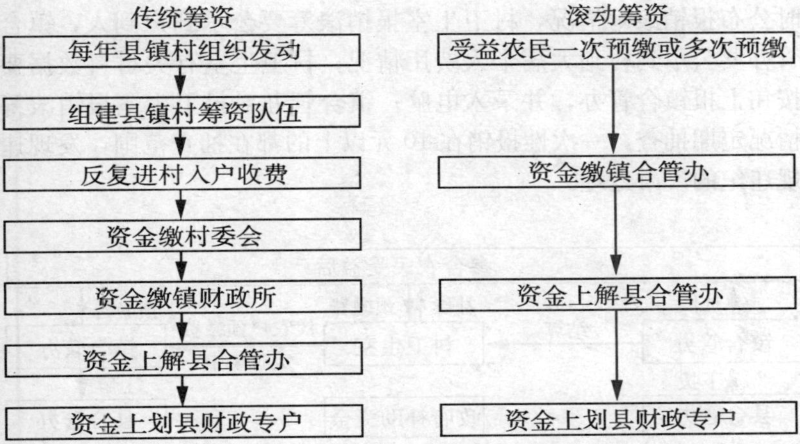

图 7-3　传统筹资与滚动筹资流程比较

图 7-3 展示了合作医疗的传统筹资与滚动筹资的取费流程，并进行了比较。滚动筹资的突出优势是筹资环节少，操作简便，从而保证有高的筹资到位率，同时降低了筹资成本，并且镇村干部不再介入收费，减轻了镇村干部参与筹资的工作量，他们基本上不再为筹资担心，保证了所筹资金的安全与及时上解。

二、滚动筹资资金安全

滚动筹资的预缴资金按月足额上解县合管办，利息进入合作医疗基金，基金和所发生的利息全部用于农民的医药费用补偿，促进了资金的封闭运行，控制和避免了违规操作，保证了筹资与上解资金的安全。

为确保合作医疗资金的筹集和使用安全，赣榆县完善了有关规章制度，保证了运作手续的完整、全面、严密。村卫生室要使用新型农村合作医疗专用三联处方，镇卫生院要使用专用两联处方；村卫生室和镇卫生院并要认真搞好各种登记表格和台帐；及时公布报销滚筹情况，村卫生室报销滚筹要公示到户到人，镇合管办要公示到村到大病个人费用情况；村卫生室有关材料数据要按旬上报镇合管办，并录入电脑；镇合管办对村卫生室报销滚筹情况定期抽查，一次性报销在10元以上的都在抽查范围，发现违规违纪的严肃处理。

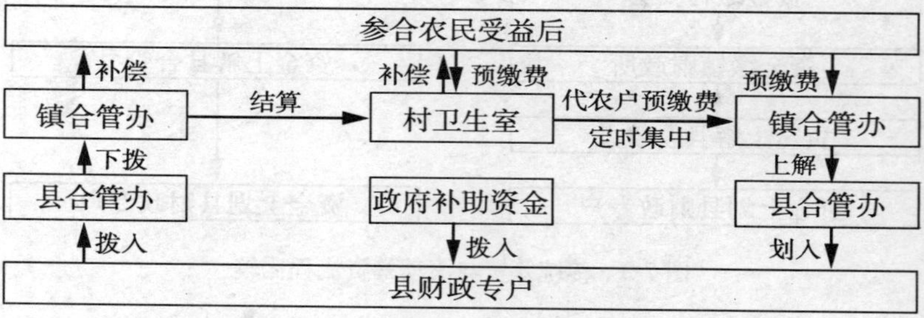

图7-4　滚动筹资模式下的合作医疗基金封闭运行图

图7-4示意封闭运行状态的基金流。在滚动式预缴费制度模式下，合作医疗基金的运作流程形成了一个封闭安全的环。

三、滚动筹资成本低廉

滚动筹资的筹资环节和工作量较传统筹资明显减小，由于大幅度减少了人力、会议培训、宣传资料和交通通讯等成本，总的筹资成本明显降低。同时，由村医代农户预缴费没有过多地增加村医的工作量和成本，因为按照镇村卫生组织一体化管理的要求，村医每五至十天必须到镇卫生院报帐。合管办及工作人员是滚动筹资的收费主体，他们同样也没有增加太多的工作量，只是增加了一个滚动筹资预缴费的财务科目。换句话讲，就是不搞滚动筹资，合管办及其工作人员照样存在相应的管理与财务事务。

以下介绍赣榆县运用滚动筹资方式每年需要花费的成本测算情况。该县有18个镇，26个镇合管办，行政村按500个测算，参合人口为77万人，按25万户测算。从筹资人力成本看，村级按每村一位村医兼职，其每年每人按260元的滚动筹资劳务费计算，需要13万元（500村医×260元/村医）；镇级按每个镇合管办因为滚动筹资增添工作人员0.5～1人，平均按5000元计算，需要13万元；县级因为滚动筹资增加的工作量可以忽略不计，人力成本合计26万元。从会议培训成本看，村级有关工作量可以忽略不计；镇级按每个镇合管办5次，每次100元计算，需要1.3万元；县级按5次，每次1000元计算，需要0.5万元，会议培训成本合计1.8万元。从宣传资料成本看，村级按每村30元计算，需要1.5万元；镇级按每个镇合管办200元计算，需要0.52万元；县级有关费用可以忽略不计，宣传资料成本合计2.02万元。从交通通讯成本看，村镇两级有关费用可以忽略不计；县级按督查6次，每次300元计算，需要0.18万元，交通通讯成本合计0.18万元。总的筹资成本合计为30万元。

赣榆县滚动筹资方式每年30万元左右的成本，占农民筹资总额的5%以下。而传统筹资每年需要成本150万元左右，约占农民筹资总额的20%。与传统筹资相比，滚动筹资每年估计节约筹资经费120万元左右，占传统筹资经费的80%。如果按县区和农村居民人数计算，将滚动筹资模式推广到全国，那么每年可节约筹资经费10亿元左右，可带来巨大的经济和社会效益。

表 7-1　赣榆县传统筹资成本测算(年)

项目	村级		镇级		县级		合计（万元）
	标准	数额（万元）	标准	数额（万元）	标准	数额（万元）	
人员	1.2 元/人 * 77 万人	92.4	30 人/镇 * 300 元/人 * 18 镇	16.2	36 人 * 500 元/人	1.8	110.4
会议培训	2 次/村 * 100 元/次 * 500 村	10	5 次/镇 * 500 元/次 * 18 镇	4.5	5 次 * 1000 元/次	0.5	15
宣传资料			0.3 元/户 * 25 万户	7.5	0.1 元/户 * 25 万户	2.5	10
交通通讯	0.1 元/人 * 77 万人	7.7	30 人/镇 * 100 元/人 * 18 镇	5.4	36 人 * 200 元/人	0.72	13.82
合计		110.1		33.6		5.52	149.22

表 7-1 说明赣榆县传统筹资成本测算

表 7-2　赣榆县滚动筹资成本测算(年)

项目	村级		镇级		县级		合计（万元）
	标准	数额（万元）	标准	数额（万元）	标准	数额（万元）	
人员	500 村医 * 260 元/村医	13	26 镇合管办 * 5000 元/镇合管办	13			26
会议培训			5 次/镇合管办 * 100 元/次 * 26 镇合管办	1.3	5 次 * 1000 元/次	0.5	1.8
宣传资料	30 元/村 * 500 村	1.5	200 元/镇合管办 * 26 镇合管办	0.52			2.02
交通通讯					6 次 * 300 元/次	0.18	0.18
合计		14.5		14.82		0.68	30

表 7-2 说明赣榆县滚动筹资成本测算

四、滚动筹资有利于合作医疗持续运作

滚动筹资的预缴费从时间上是连续顺延的，从空间上是大额补偿一次性预缴和小额补偿多次预缴相结合，从运作上是滚动的不间断的，不是一年一次性上门收费，避免了上下年度经费脱节，为合作医疗持续运作和健康发展提供了经费基础和保障。通过参加合作医疗农民经年累月逐日地接受医疗卫生部门的服务，通过日常的不间断的农民看病报销和滚动筹资，始终可以维持较高的参合率，保证了参合农民医药费用的及时兑现。同时，参合对象可以随时调整，譬如，出生人口和迁入人口可以随时参加合作医疗，迁出人口和死亡人口可以随时剔除，并不再滚筹。而传统筹资是按年度收费参加合作医疗，不利于参合对象的及时调整和及时受益。

2005 年 8 月 10 日，国务院第 101 次常务会议专题听取了卫生部关于新农合试点工作情况的汇报，温家宝总理作了重要讲话。根据会议精神，中央政府和各级地方政府将进一步加大对新型农村合作医疗的资金补助力度，合作医疗基金蛋糕将进一步做大，这样以来，农民所得的实惠会更大，即报销内容更丰富，报销比例再提高，参合率将稳步提升。这将使滚动筹资的成功率和生命力更强，因为滚动筹资的人群和经费基础更雄厚了，滚动筹资的速度就会加快，农民参合积极性和合作医疗覆盖率就会提高，这是可以预见的。

总之，通过创新筹资机制而建立的滚动筹资模式，在理论与实践上均凸显出了多层面优越性，收到了良好的效果，比较适应农民口味，比较适宜经济欠发达地区个人筹资的实际。

表 7-3 传统筹资与滚动筹资效果比较

项目	传统筹资	滚动筹资
方法	每年组织发动，成立筹资队伍，进村入户收费	受益农民到镇合管办一次或多次预缴费
意愿	农民未受益，不信任，不愿意出现金参合，被动缴费	农民已受益，信任，知情自愿，主动预缴费
环节	多，操作繁难	少，操作方便
工作量	巨大	小
成本	高，占农民筹资总额的 20%～30%	低，占农民筹资总额的 5%以下
安全性	筹不齐，上解不齐，违规操作不可控，资金不安全	筹得齐，所筹资金足额上解，避免了违规操作
时间	一年一次性收费，年度参合	连续预缴费，随时参合
效果	差，参合率低，群众不满意	好，参合率高，群众满意
综合评价	不适宜经济欠发达地区，难以持续运作	适宜经济欠发达地区，可持续运作

表 7-3 说明两种筹资模式效果比较。滚动筹资与传统筹资相比，前者具有筹资环节少、难度小、成本低、可以控制违规操作、保证资金安全等优点。

第三节　滚动筹资与新型合作医疗可持续发展

进入新的世纪，在解决温饱问题以后，农民因缺乏有效的健康保障办法，因病致贫、因病返贫已成为社会发展的突出问题；医疗费用明显增加，相对于多数农民增收缓慢，农民不堪重负；城乡居民医疗保健服务利用和健康水平存在明显差距。在构建和谐社会的诸多条件中，亿万农民享有基本的医疗保障肯定是一个重要条件，为此，新型农村合作医疗制度已直接关系到我国9亿农民的健康和利益，也是医疗体制改革的重要组成部分，做好这项工作，才能实现统筹城乡发展，全面建设小康社会的目标。建立新型农村合作医疗制度在现阶段已成为新形势下党中央、国务院为切实解决“三农”问题，统筹城乡、区域、经济社会协调发展，全面建设小康社会、和谐社会，解决农民基本医疗问题的必然选择。随着试点工作的逐步深入，应该清醒地认识到建立合作医疗制度的长期性、艰巨性、复杂性。保持合作医疗的可持续发展，要理清以下几个方面的问题，其中滚动筹资是一个重要因素。

一、影响当前合作医疗可持续发展的主要因素

（一）管理和技术层面的因素

试点以来，在实施新型农村合作医疗制度方面的几个关键环节，如筹资机制、补偿模式、费用测算与控制、管理与监督机制等均没有得到有效解决，尚没有形成一套科学合理、简便规范、节约高效、农民认可度高的实施办法。上述关键环节由于国家确定的原则过于宏观，各地实施过程中差别明显，有的甚至出现较大争议，短期内难以统一，不利于合作医疗持续发展，可能还会给合作医疗的全面实施增加相当大的困难。

（二）农村社会、经济体制的因素

合作医疗一直是我国农村医疗保障的主流形式。50年代伴随农业合作化运动合作医疗逐渐兴起，60年代起在全国发展起来，成为60～70年代中国用较少卫生费用解决8亿农民基本卫生问题的组织与制度基础。80年代由于农村的经济体制发生了很大变革，而合作医疗并没有适应农村的社会经济发展形势而进行及时

的调整与改革，致使大部分地区的合作医疗系统迅速解体。到80年代末期，全国农村的合作医疗覆盖率还不到10%，农民又重新回到了自费医疗的状态。纵观合作医疗的发展历史，可以看出传统合作医疗与现在建立的新型农村合作医疗兴衰发展都牵扯到资金的筹集问题，筹资水平不管是过去还是现在或将来都与社会发展、经济水平、经济体制、政府的重视与支持程度息息相关，是直接影响合作医疗可持续发展不可缺少的主要因素。

（三）农民的社会及文化因素

除经济因素之外，还存在着一些中国社会所特有的、对合作医疗起着不可忽视的影响作用的社会因素及文化因素。主要表现在三个方面：

一是家庭功能。中国农村的社会结构是以家庭为核心的。在中国的家庭中，既对下一代有抚育责任，也对上辈有赡养义务，这与西方家庭只具有抚育责任而没有赡养义务的观念和模式有所不同。在西方社会，家庭功能远不及东方，在处理社会经济问题时更注重个人和团体的作用，于是当个人面临的风险（包括医疗风险）超出个人的处理能力时，则更容易谋求在更大范围内的互助共济方式来分散风险，这成为西方国家建立社会保险的社会基础和社会结构条件。时至今日，中国农村经济有了很大发展，但并没有使中国农村的社会结构发生根本性改变，家庭保障模式依然具有稳固的社会基础，对具有在较大范围内横向共济特质的农村医疗保障制度的建立及模式选择产生影响。

二是文化因素。在中国农村，主要是贫困农村，农民通常安于现状不想改变什么。变革意味着失旧，如果农民没有十分的把握认为变革确实是“成本收益对称”时，他们通常不肯付出。这就决定了他们更多地顾及眼前利益，不会为近期没有把握获得“收益”的事而付出。这与合作医疗是对未来事件的一种承诺，而在加入合作医疗的当时可能看不到结果或不能即时获利的本质有着相当大的距离。

三是观念思想。中国农村的观念文化具有以下特点：①具有强烈的家庭或家族自助、不求“外人”的家庭观念，团体观念淡薄；②重纵轻横的思维定式对形成横向团体互助的合作精神产生负面影响；③中国传统社会的伦理本位观念在农村相对浓重，体现出一种家族或邻里互助的模式；④较少有通过互助共济趋利避害的意愿，缺乏异质团体合作（保险的基本要素）的意识。因此，中国农村的这种传统观念文化将成为以团体互助精神为基础的合作医疗建立和发展的阻力和障碍。

四是生产和生活的社会化程度。目前在中国大部分农村地区，农民在基本生活和生产方面的社会化程度很低，而具有横向共济性质的医疗保障，其需求层次和社会化程度均较高。因此，在医疗保障模式的选择上，假如强行将需求层次高于基本需求的保障形式（包括医疗保障）赋予较高的社会化程度，则这种“超越”将不一定为基本生活和生产仍处于很低社会化程度的农民所接受。

（四）农村卫生服务体系建设的因素

新型农村合作医疗不但要让农民有钱看病，有地方看病，方便看病，而且要价格低廉。这就要有与之相适应的农村医疗卫生服务体系。这个体系功能是否完善、服务能力强弱、服务质量好坏、服务价格高低都直接影响到合作医疗的可持续发展。

（五）医疗费用快速增长的因素

医疗保险并不是单纯经济意义上的筹资与给付，突出的难点是医疗费用的控制，新型农村合作医疗也不例外。随着制度的建立及被接受和理解，参合者的潜在医疗需求不断释放出来，基金的风险也会不断增加。因此，减缓医疗费用的增长速度也是新型农村合作医疗持续发展的关键。

二、实现合作医疗现阶段目标的基本框架

（一）合作医疗现阶段目标

建立新型农村合作医疗发展的基本框架，首先必须明确新型农村合作医疗制度发展的现阶段目标和远期目标。中共中央、国务院在《关于进一步加强农村卫生工作的决定》（中发〔2002〕13号）中明确规定，到“2010年，新型农村合作医疗制度要基本覆盖农村居民。”2005年全国新型农村合作医疗试点工作会议要求，“争取2008年将这一制度在全国基本推行，确保2010年基本覆盖农村居民”，可以认为这是国家实施合作医疗的现阶段目标。江苏省委和省政府提出从2003年开始，用三年时间在全省建立起基本覆盖农村居民、以大病统筹为主的新型农村合作医疗制度。其次必须要强调合作医疗发展的阶段性，即新型合作医疗尚处于起步的初级阶段，并且这种初级阶段会持续很长的时间。第三要准确适当把握新型农村合作医疗的性质，即它属于社会保障的初始形态，具有了社会医疗保险的雏形（在相当长的历史时期内，不能实现城乡统一的社会保障制度），或称为社会医疗保险的初级阶段。对合作医疗的这种认识更有利于廓清政府的职责，也有利于合作医疗随经济社会的发展不断提高保障水平，顺利地过渡到完全社会医疗保险的阶段。相信随着我国现代化事业的不断推进，新型农村合作医疗的下一个阶段就是完全的社会医疗保险，然后是城乡统一的全民社会医疗保险。当然这是一个相当长的过程。事实上，在我国东部经济发达的地区已有个别县（市）在农村开展了社会医疗保险式的合作医疗，甚至在探索城乡统一的社会医疗保险。

（二）现阶段建立和实施合作医疗制度的基本框架和原则

从新型农村合作医疗试点开始，中央政府对合作医疗组织管理、筹资、资金管理、服务管理和组织实施等就作出了明确的规定，省级人民政府还制定了具体的管理办法，从而构成和规范了新型合作医疗的基本框架。国家对构成基本框架各要素的具体实施原则主要有六个方面：

一是政府扶持原则。启动试点之初，国家规定，中央财政每年对中西部地区除市区以外的参加新型农村合作医疗制度的农民按人均 10 元安排补助资金，地方财政按人均不低于 10 元补助，农民年人均自筹资金不低于 10 元。2005 年 8 月 10 日，国务院常务会议又补充规定，中央财政从 2006 年开始对参加合作医疗农民的补助标准在原有每人每年 10 元的基础上再增加 10 元，同时将中西部地区农业人口占多数的市辖区和东部地区部分参加试点的困难县（市），纳入中央财政补助范围。地方财政要相应增加补助。不提高农民的缴费标准，不增加农民负担。该条原则明确了国家对合作医疗的筹资水平及其来源和构成进行最低限定。

二是自愿参加原则。农民以家庭为单位自愿参加，尊重农民意愿，不搞强迫命令。但农民自愿参加的前提是政府的组织、引导、支持、宣传要到位，是组织引导下的自愿。该条原则明确政府的责任和义务，农民的自由选择参加的权利。

三是组织管理原则。国家明确省、市、县政府成立管理机构，县级成立专门经办机构，根据需要在镇级可设立派出机构或委托有关机构，进行科学规范管理，对专门经办机构建设还提出给予适当财政经费补助。该条原则明确了政府管理职能，而不是由其他非政府组织管理。

四是基金管理原则。按照以收定支、收支平衡、略有节余、保障适度和公开、公平、公正的原则进行管理。必须专款专用，专户储存，实现基金收支分离，管用分开，封闭运行，不得挤占挪用。该条原则明确基金的收、管、用、存全过程所必须坚守的高压线。

五是补偿管理原则。合作医疗基金补助需要体现互助共济、公开、公平、公正，主要“补大”适度“补小”和解决农民基本医疗问题这三个方面。该条原则明确合作医疗在达到国家最低筹资水平的情况下在补偿上应该优先考虑的重点，从另外角度也反映现阶段新型农村合作医疗制度所要达到的目的。

六是服务管理原则。合理规划县、镇、村医疗卫生机构的功能定位，尽可能做到合作医疗、卫生保健、卫生服务三位一体，使其各自在合作医疗中发挥应有的作用。让农民“小病不出村，大病不出镇和县”，就近享受到较好的和适宜的卫生服务。该条原则明确合作医疗制度的政策要求是就地就近解决农民的基本医疗需求，使合作医疗基金发挥更大的效益。

三、现阶段合作医疗总体框架的支撑要素

（一）建立稳定的筹资机制

稳定的资金筹集机制是新型农村合作医疗可持续发展的前提和先决条件。传统合作医疗在我国几起几落均与资金筹集有关。新型农村合作医疗由于强化政府职能，政府对合作医疗的投入是有保障的，并且随着国民经济和社会发展，政府补助资金将不断提高。而合作医疗的受益者和缴费主体是千家万户的农民，他们的资金及时到位就成为举办合作医疗成功与否的关键问题。从目前全国各地试点情况看，农民筹资制度有多种模式，各种模式特色不同。在模式选择上，首要是按照自愿适宜为前提的决策原则，选择一种令人满意的，而非最佳的模式，因为现阶段很难找到最佳模式。根据分析和实践，我们认为，令人满意的适宜的农民筹

资模式应该符合以下基本标准：一是方法简便，易于操作，降低工作量；二是成本较低，筹资主体能够承受，有利于可持续运作；三是资金安全，即确保资金入口安全，有利于封闭运行；四是机制科学，有生命力，确保年度之间经费不脱节；五是总体效果好，农民欢迎，自愿介入。江苏省赣榆县在实施新型合作医疗试点中摸索和总结出来的农民缴费新模式—农民滚动式预缴费制度，基本上符合上述筹资模式标准，在解决农民筹资难问题，促进合作医疗可持续发展方面，具有非常现实的优势，值得总结、提高、借鉴和思考。目前，这一缴费制度已在江苏省连云港、徐州、盐城、淮安等市以及河南、山东、海南、内蒙古等省、自治区部分市县开始推广实施，并业已取得了较为满意的效果。需要注意的是，实施这一新型的个人资金筹集模式的前提，是有较多的参合农民在当年能获得医药费用补偿，对于仅对大病进行费用补偿的地区，则不太适用。

（二）建立适宜的补偿运行模式

基金补偿是合作医疗最核心内容之一，能否做到公平合理、公开公正补偿，关系到农民的切身利益和影响到农民持续参加合作医疗的积极性。在制定补偿方案时应紧密结合当地实际，在开展广泛基础性调研的情况下，以农民满意为出发点，根据筹资水平和农村基层卫生工作状况综合考虑权衡四个因素。四个因素包括：国家规定的补偿原则、受益度与受益面、农民接受能力、基层医疗机构的建设和发展。补偿原则是前提，农民接受是关键，要实现补偿适度、农民满意、促进基层医疗机构建设与发展。要想在原则框架下达到预期目标，关键是结合实际解决好受益度与受益面的问题。大量的全国和地方调查及统计资料显示，农民年人均住院率在4%左右，年人均门诊在3次左右，70%的农民只在村卫生室看病，只有不到30%的农民在镇及以上医疗机构看病，用于村卫生室的补偿资金在40%以上。只注重保“大病”，一般指住院和大额医疗费用的，显然受益面过小，不会超过参加合作医疗人数的10%，而90%以上的参合农民得不到既得利益。新型农村合作医疗制度作为一项社会医疗保险的初始形态，必然需要考虑参合对象的多数人利益，体现互助共济的性质，而不是互助救济的性质。真正要解决农民因病致贫、因病返贫问题仅靠合作医疗是有失偏颇的，应该需要其它补充保障措施解决，如与新型农村合作医疗制度同步建立的农村医疗救助制度。现阶段，在经济欠发达地区既要考虑受益度问题，但绝不可忽视或不注意受益面问题，受益面与受益度同等重要，甚至在一定程度上更需要关注受益面。只有大多数的参合农民受益，即在参合当年就得到了医药费用的补偿，才能维持农民的参合积极性，所以在补偿模式的选择上，应该坚持保大又保小，同时要适度地将防疫保健的费用纳入到补偿范围中来，这样既能够促进合作医疗的持续运作，也能够促进滚动筹资的顺利开展。为此，应该选择以住院与门诊统筹兼顾为主的补偿模式（2005年全国新型农村合作医疗试点工作会议上，卫生部新型农村合作医疗技术指导组的专题报告认同该观点，目前全国实施合作医疗的县（市）中，72%采用的是该种补偿模式），在门诊统筹上下工夫。需要指出两点，一是家庭帐户问题，由于家庭帐户与合作医疗互助共济原则相背离，“技术指导组专题报告”也特别提出，新型农村合作医疗总的发展趋势应该是逐步淡化家庭帐户；二是村卫生室就诊补偿问题，不管从农民自身利益出发，还是促进村卫生室建设、方便农民就医等方面都应该纳入补偿范围，切不可由于自身组织管理不到位而将责任归咎于村卫生室，进而放弃在村卫生室治疗的补偿。

（三）建立稳定高效的管理和监督体制

合作医疗工作要长期坚持下去，必须建立一支稳定、精简、高效的管理队伍。当前，合作医疗涉及到三方之间的利益关系：一是管理者，即各级政府的分管部门；二是医疗服务的提供者，即合作医疗的定点服务机构；三是合作医疗的受益者，即参合农民。由于基层定点服务机构点多面广，人员素质参差不齐，监管难度更大，在我国现行的行政管理体制下，除卫生行政部门之外，目前尚无有力的第三方能有效地监管医疗机构，把卫生行政部门作为合作医疗的具体管理部门并负主要责任，符合我国现阶段的国情，也有利于合作医疗和农村卫生事业的同步发展。根据当前组织管理原则，较为理想的是建立管理与服务分离的精简高效的管理体制，这是合作医疗可持续发展的根本保证。但由于大部分地区县级财政在保证县级合作医疗经办机构正常运行上尚有一定难度，再要保证镇级经办机构的运行费用非常艰难。为此，在机构建设与管理上必须面对现实，与补偿管理有机结合在一起，可以探讨建立“县镇两级管理、以镇为主”的管理体制（卫生部新型农村合作医疗技术指导组指出，以县为单位进行统筹，能否有足够的管理能力值得怀疑）。这样做的优点主要是责任明确，易于管理。在合作医疗管理上最难的是小病费用的补偿管理，面广量大，容易出现问题。假如所有补偿管理全部由县级经办机构负责，肯定是鞭长莫及、力不从心，必然出现问题。明确镇级经办机构主要为卫生院负责，利于调动卫生院积极性，可以充分发挥基金的最大作用，促其必然加强补偿管理工作。而县级经办机构负责住院或大额统筹费用的补偿管理，相对量少集中，可以节余更多的时间和成本用于镇级的监管。

从管理技术上看，计算机信息管理非常重要，可以提供科学规范的管理手段，大量节约管理成本，尽可能去除人为因素，实现自动审核自动结报，增强农民对结报的信任。

（四）建立健全与合作医疗相适应的农村卫生服务新体系

农村卫生服务网是实施新型农村合作医疗的必须载体和平台。没有基层卫生服务网络，合作医疗必然失去生存和发展的支撑。两者可以起到共同促进共同发展的目的，亦可起到相互制约阻碍发展的作用。合作医疗的发展要求基层医疗机构必须要有较高的服务能力和服务水平，能够基本满足当地农民的基本医疗需要，使合作医疗基金发挥更大的效益，实现合作医疗制度的政策目的。基层医疗机构的发展需要合作医疗制度作为支撑，在一定程度上可以认为，合作医疗为基层医疗机构的发展解决了资金来源和病人来源。因此，建设基层医疗机构是合作医疗可持续发展的基本条件。根据服务管理原则，要求尽可能做到新型农村合作医疗、社区卫生服务、一体化管理三位一体。为此，江苏省最近提出的建设农村卫生服务新体系是非常必要的，也是符合当前农村卫生事业发展客观现实的。通过大力发展农村社区卫生服务，建立县镇两级，镇村一体的卫生服务网络必然对合作医疗的发展起到稳固的支撑作用。

第八章　农民滚动式预缴费制度的配套措施

农民滚动式预缴费制度是一种机制创新，在改变了取费方向以后，合管办工作人员要宣传滚筹的优势和有关规定，通过细致的工作，能够取得农民的理解与配合，达到良好的效果。但是，该制度的运作及效果要以有关配套措施相扶持。根据理论上的分析和我们的实践，相关配套措施主要应包括：确立保大保小合医药合防保的补偿模式；构建农村社区卫生服务网络，实行镇村卫生组织一体化管理；实行合作医疗网络信息化管理；建立县镇两级管理、以镇为主的管理体制；以及其它配套措施如开展持续的“精确制导”的宣传，政府加强支持与组织领导，强化合作医疗运行的监督等。有了这些配套措施，滚动筹资就有了生命力，整个合作医疗制度同时也就形成了一个有机的协调的整体。如果没有这些配套措施，滚动筹资的实施就缺乏工作基础和环境保障，难以取得预期的成效。

第一节　确立保大保小合医药合防保的补偿模式

确立保大保小合医药合防保的补偿模式，坚持“人人受益，风险共担”和“低水平、广补偿”的原则，既保大病，又适度保小病与合作防保。通过保大病把防止农民因病致贫返贫的政策目标落到实处，通过适度保小病与合作防保，达到扩大受益人群，保证参合人群，为滚动筹资提供人群与经费基础。滚动筹资的主要筹资份额和任务是在镇村两级完成，要把镇、村两级的报销和预缴费作为基础。尤其是要坚持村级的报销和预缴费，因为70%的病人是在村卫生室就诊，村级多是小病和因小病发生的小额费用，如果村级不报销，就要失去70%的滚筹份额，滚动筹资就难以维系。

一、补偿机制的建立与补偿模式的选择

补偿模式指的是合作医疗基金的使用原则与办法。按照医药费用补偿对象，基本补偿模式主要有保大及保大又保小两种。关于补偿模式的争论，焦点就是对保大模式和保大又保小模式的选择问题，附带的还有对合作防保的争论。合作防保指的是在合作医疗的同时，坚持预防为主的原则也合作防保，将防保费用纳入合作医疗的补偿范围，使参合农民的受益内涵更为丰富。

补偿模式是合作医疗制度的一个重要方面，补偿模式的选择关系到合作医疗利益的合理分配，也体现了合作医疗运作的指导原则和政策导向。要因地制宜，因时制宜，在综合考虑相关因素的基础上，选择适宜的合作医疗补偿模式。相关因素主要有以下几个方面：

一是区域经济水平。经济基础和经济发展总是第一位的，是一切政策与工作的基础。当前我国的城乡差距、地区差距、贫富差距依然较大，欠发达地区依然占农村地区的大多数。由于历史的原因，当前，我国城乡差异仍然比较明显，其中，经济差异是最基本的，总体上表现为城乡分治和二元经济结构。二元经济结构的基本概念一般是指以社会化生产为主要特点的城市经济和以小生产为主要特点的农村经济并存的经济结构。二元经济结构主要表现是城市经济以现代化的大工业生产为主，而农村经济以典型的小农经济为主；城市的道路、通信、卫生和教育等基础设施比较发达，而农村的基础设施比较落后；城市的人均消费水平远远高于农村等。

在城乡差异的基础上，地区差异、同一地区不同居民之间的贫富差异也比较明显。以上差异将长期存在，在有的地方还有逐步扩大的趋势。

二是农民的富裕程度和支付能力。农民的支付能力与地区经济水平密切相关，区域经济发达，则农民的支付能力就相对较高；反之，其支付能力就相对较低。从总体上讲，广大农民实现了低水平的小康生活。就一定的农村地区而言，农民的支付能力或者说富裕程度接近于正态分布，呈现出两头小中间大的橄榄型结构，即经济能力非常高和非常低的农户均占少数，大量的农户的收入和支付能力均处于平均数上下。在经济欠发达地区，这种中间的人群，是由低水平的小康人群或温饱型的人群所构成。

三是农民的消费习惯与消费心理。由于传统小农意识的影响，欠发达地区绝大多数农民参加合作医疗的回报意识比较强，风险观念比较弱，互助共济意识尚待进一步培养。许多农民在参加合作医疗时首先想到的是自己能否从参合中受益，而不是考虑自己和他人的抗风险问题，他们参合就是为了受益。

四是基层干部和农民对补偿模式的态度。从各地合作医疗调查结果来看，农村地区尤其是欠发达农村地区的绝大多数农民和基层干部赞成保大又保小的合作医疗补偿模式。这也说明农民患大病和发生大额费用的机会较少，患小病和发生小额费用的机会较多，从自身和家庭利益的角度，大部分人选择保大保小的补偿模式，是可以理解的。同时，多数基层干部认为，只有合作医疗受益面大，农民才愿意长期参加合作医疗，个人参合资金才容易收取。

补偿模式关系到参合农民的受益面和受益程度，关系到新型合作医疗能否健康持续运作。在完善社会主义市场经济体制的转型时期，建立适宜的符合实际的补偿模式对于合作医疗制度的发展具有非常重大的现实意义。我们必须在战略思维的指导下，深入结合实际，建立起合作医疗的利益均衡机制和规则，达到眼前利益和长远利益的平衡。参照相关因素，适宜的补偿模式应具备的特点至少有：符合区域社会经济状况的实际，符合农民的支付能力的实际，符合农民和干部的消费观念等，同时补偿模式要有利于合作医疗的持续运作，并适应滚动筹资的要求，二者并行不悖。我们认为，发达农村地区新型农村合作医疗可以保大为主，一般农村地区可以保大适度保小，欠发达农村地区在保大的同时必须保小。硬性地执行政策中的防止因病致贫返贫一个方面的意见，只保大病或过度提高大病的受益程度，而不顾及小病的受益面与受益程度，不顾及绝大多数参合农民的权益，最终的结果只能是参合率下降，合作医疗无法健康持续运作。为此，目前在欠发达地区，应该把保大又保小作为主导模式。欠发达地区在确立保大保小的补偿模式后，随着合作医疗的健康持续发展，相信中央和地方财政对合作医疗的补助资金会逐步增加，农民筹资额度也会随之跟进。这些增加的资金可以考虑用于提高大病的补偿比例，这样防止农民大病致贫的目标就会得到更好的落实。

赣榆县在试点过程中，结合实际，建立了适应本土的保大又保小合医药合防保的补偿模式，起报点为零，即不设起付线，封顶线为 2 万元。通过扩大合作内容与补偿范围，取得较好效果。保大又保小模式获得了大病大受益，小病小受益，无病也受益的积极效果，很好地满足了农民的需求，增强了合作医疗的生机。所谓无病指的是农民接受防保服务后的补偿和当年无病的农民接受免费体检等。该模式还将村卫生室列入定点服务机构，以方便群众，实现小病在社区，大病进医院，合理利用镇村卫生资源。

赣榆县在第一轮新型农村合作医疗运作期末，合作医疗基金结余占年度合作医疗基金总额的 9%左右，既没有出现透支，结余也在合理的范围内，说明该县的补偿方案是科学合理的，各方面的管理措施是有力到位的，很好地达到了保大病也保小病与合作防保的作用。

二、保大保小补偿模式的原因分析

为什么要保大保小呢？保大是没有太大争议的，有争议的是保小。关键是什么时候、什么地方适宜或必须保小以及保小的程度问题。我们认为，保大保小模式的选择是上述多种原因综合作用的结果，这些原因包括经济的、观念的、疾病谱的、合作医疗持续运作的、保险原理的、政策要求的和农村卫生事业持续发展的原因等，以下逐一论述为什么要保小。

（一）保小原因之一——经济因素

由于农村经济水平较低，绝大多数农民受益的愿望比较强烈，他们非常在乎小病费用能否得到报销，同时更在乎大病费用的报销，这是选择保大又保小补偿模式的主要背景和根本原因。

在未实施合作医疗制度的情况下，由于经济水平较低的因素，农民的患病就诊率和住院率都比较低。2003 年，卫生部组织开展的第三次国家卫生服务调查结果显示，群众有病时，有 48.9％的人应就诊而不去就诊，有 29.6％的人应住院而不住院，同时，农民的两周患病率在增加，两周就诊率却在下降，充分说明了群众看病难、看病贵的问题没有得到最起码的解决。只有保小病，才能够有力地提高就诊率和住院率，全面地提高农民的基本医疗服务水平，达到促进健康、保护农村劳动力的目的，从而保障农村社会主义市场经济建设，形成新型农村合作医疗制度与农村经济建设两者之间的良性互动。

（二）保小原因之二——观念因素

广大农民是新型农村合作医疗的参与主体和受益主体，合作医疗是农民创造的，也是为农民服务的，因此，在选择合作医疗补偿模式的时候，必须尊重农民的意愿，特别要适度地考虑农民的观念，哪怕是不合时宜的观念，尽可能满足他们的心愿。

在构建农村和谐社会的过程中，要树立人民群众是建设和谐社会的主体的观念。在农村社会中，做任何事情，都应把实现农民利益最大化，实现共同富裕作为改革的最终目标，建立农民利益的有效实现机制。扩大合作医疗的受益范围与受益程度也是这一机制的构件之一。由于小农意识的长期存在，广大农民回报意识强，抗风险观念弱，互助共济意识差。他们参加合作医疗就要受益，就不能吃亏。同时，我们所做的有关调查表明，80%以上的农民赞成保大保小模式。我们认为，暂时地、短期地迎合农民的这一意愿是无可非议的。鉴于这种背景，在较长的时期内，保大适度保小的合作医疗补偿模式是一个现实的、明智的选择。

（三）保小原因之三——疾病谱

疾病的发生是一个客观存在的自然现象，自从有了人类社会以来，尤其是工业化、城市化以来，疾病的发生又受到社会因素的强烈影响，出现了更加多样化的趋势。疾病可以从多个方面予以分类，如根据疾病的轻重分为大病和小病；根据疾病所侵犯的器官部位分为呼吸系统疾病、消化系统疾病、神经精神疾病等；根据疾病的发生原因可以分为感染性疾病、损伤性疾病、社会病等；根据疾病的发展过程可以分为急性病和慢性病；根据疾病是否传染，可以分为传染性疾病和非传染性疾病。从医疗保障的角度来看，主要应分为大病和小病，其它的学术性分类作为参考。对于大病的界定，目前在国内外尚无统一的标准，多数是按治疗疾病所发生的医疗费用多少为依据；也有的将住院治疗的疾病界定为大病；还有的是按疾病的严重程度来区分，这一种分类属医学概念，比较难于操作。

在农村，从疾病谱和发病率、病死率、畸残率来分析，大病的发病率一般在5%以下，而小病的发病率在95%以上。因此，从治病防病的角度来看，小病虽小，但是面广量大，应该予以重视并纳入新型农村合作医疗补偿范围。同时，保小可以防止因小病不报销而不看病，避免了延误诊断，缩短了治疗时间，减少了疾病消费成本，使小病得到及时治疗，不至于拖成大病。

（四）保小原因之四——合作医疗持续运作

新型农村合作医疗是一种初级形式的农村医疗保障制度，对农民具有重大的保护作用，但这种作用的前提之一是必须保证合作医疗的持续运作。如果只保大病或过度提高大病的受益程度，而不顾及小病的报销，就意味着绝大多数的农民长期不能受益，这将大面积地影响他们的参加合作医疗的积极性，导致下一年度的合作医疗筹资和参合率难以维持。如果降低了互助共济层面和规模，合作医疗化解风险的能力将大打折扣，最终的结果是不但小病不保，大病也难保。

（五）保小原因之五——保险原理

从保险学的角度来看，保险的目的一是要实现保险对象的利益最大化，二是要达到保险资金的收支平衡。收支平衡问题主要是靠对保险资金收支的科学测算和对保险的科学管理来实现。而实现保险对象的利益最大化主要的是靠补偿模式的科学选择。新型农村合作医疗从性质上接近社会保险，与商业保险有着较大的区别。新型农村合作医疗的参合对象是广大的农民，现阶段农村和农民的特点决定了单保大病并不能实现合作医疗的社会利益最大化。单保大病使得大多数农民的基本医疗得不到保障，并且影响到参合率，使得他们的大病医疗也得不到保障，这就很难实现保险的目的。

保险学中有一个保险因子的概念。通过医药费用的报销，农民医药费用的支出相对减少，使得他们对卫生服务的需求相应增加，保险因子就是反映了这种增加的状况和程度。而且，保险因子增加的程度与合作医疗补偿模式和补偿比例密切相关。如果不保小病，农民的两周患病就诊率与确诊病人住院率就得不到提高，从保险因子的角度讲，就降低了农民对基本医疗服务的需求，难以全面实现保险的目的。同时，不保小病有可能使小病酿成大病，增加病人与合作医疗基金的负担，是划不来的。

（六）保小原因之六——政策要求

新型农村合作医疗对于保证农民获得基本医疗服务，落实预防保健任务，防止因病致贫具有重要作用。从我国当前新型农村合作医疗工作有关政策可以看出，合作医疗制度的目的既要防止农民因病致贫问题，又要保证农民获得基本医疗服务，落实预防保健任务。因此，从落实有关政策的角度，可以把以收定支，保障适度，使农民能够享有基本医疗服务作为新型农村合作医疗运作的原则之一。

无论从哪一方面来讲，农民的基本医疗服务应该是含有小病的治疗，保小病就是保障农民的基本医疗。要保障农民获得基本医疗服务，就必须把小病纳入到新型农村合作医疗的补偿范围。而保大病则是从社会经济学的角度，把防止农民因病致贫、因病返贫作为新型农村合作医疗要实现的另一个目标。同时，大病的受益程度应控制在适度的范围以内，实现与小病受益程度的平衡。

（七）保小原因之七——农村卫生事业发展

从理性的观点出发，新型农村合作医疗既能保障农民获得医疗卫生服务的权益，还能保障医疗卫生机构获得更多的经济利益，而这种新增的利益是通过扩大服务范围和对象，拓展服务领域和深度来实现的，其存在具有必然性和合理性。在制定新型农村合作医疗政策，尤其是在确立补偿模式时，必须考虑到农民和医疗卫生机构两方的利益平衡问题，也要考虑到上级医疗卫生机构和基层医疗卫生机构的利益平衡问题。合管办要确立双赢的方针，首先要保证农民受益，其次要保证各级医疗卫生机构的合理收益。

不同的补偿模式对农民就诊流向或者说就诊分布的影响效果是不同的。一般来说，保大病能够引导农民及时诊疗大病，有利于上级医疗卫生机构的效益提升。而保小病能够引导农民及时诊疗小病，有利于农村基层医疗卫生机构的效益提升。不保小病，不利于病人的合理流向，基层医疗卫生机构的资源得不到充分的利用，合理收益难以保证，不利于农村社区卫生服务网络建设，不利于镇卫生院枢纽作用和村卫生室网底作用的发挥，不利于农村卫生事业的发展。

新型农村合作医疗和农村卫生工作是相互依存，相互促进的，而这种相互作用是以保小病作为纽带和中间环节。因此，从促进农村卫生事业发展的角度，必须保小病，不保小病，就破坏了合作医疗与农村卫生工作二者之间的良性互动与生动的局面，甚至变成一种恶性的循环。

三、合作防保补偿模式的做法、目的与意义

（一）合作防保补偿模式的概念、基本原则与做法

合作防疫保健是指坚持预防为主的原则，将有关预防保健的服务费用纳入新型农村合作医疗补偿范围，以达到控制有关疾病发生和提高农民健康水平的目的。从预防保健工作的性质和政府的职能来看，为社会提供相应的预防保健服务应该是政府的主要职能之一。具体的预防保健工作由相关预防保健机构来承担，政府必须保证相关的资金投入，因此，预防保健投入应该是政府行为。在新型农村合作医疗基金构成中，政府投入占较大比例，所

以将其资金的一部分用于预防保健服务，与政府的预防保健职能相吻合。从这一点上讲，合作防保是可行的，在政策上是允许的。而且，防保服务针对的是少数人群或弱势群体而不是全民，这部分人群也非常需要优惠的防保服务。2004 年 11 月 26 日，在全国妇幼卫生工作电视电话会议上，卫生部副部长蒋作君指出，许多地方的合作医疗试点都把住院分娩列入报销范围，在贫困医疗救助中，也包括贫困孕产妇的救助，这对解决农村的孕产妇保健问题起到了很好的作用。赣榆县的做法是对参加妇幼保健保偿同时参加合作医疗的孕产妇正常住院分娩费用按 40%的比例报销，报销的费用同样也进入滚动筹资。

合作防保要坚持几个基本原则，一是防保基金要从合作医疗政府补助资金中支出。一般切割政府补助资金的 10%作为防保基金；二是防保基金要用于农民迫切需要的而又因经济原因难以参加的有关防保服务项目的补偿。该类防保项目具有重大的个体与群体及社会的意义，如卫生部提倡的“降消工程”、肝炎等传染病的防治等；三是防保项目的报销比例一般不应大于医疗项目的报销比例。

赣榆县合医药合防保补偿模式的主要做法是：对参合者所发生的甲、乙肝疫苗、狂犬疫苗等非计免药苗费予以 20%补偿；提高甲、乙类传染病医药费用补偿比例（上浮 5%）；对参加妇幼保健保偿的产妇，其在镇级正常住院分娩所发生的医药费补偿 40%，在县级发生的医药费补偿 25%；补偿婚前医学检查费的 40%；开展免费体检（当年没有动用合作医疗基金的农民），体检项目力求全面，包括生化、胸片和 B 超等，确保体检质量；开展健康教育与促进，自编自制宣传小册、宣传单、录音带、专题片等，以镇卫生院、村卫生室及中小学校为主阵地，采取会议、广播、电视、报纸、咨询、宣传栏、卫生下乡、标语口号以及进村入户等多种形式，持续开展健康教育活动，向农民宣传健康知识、卫生防病知识和新型农村合作医疗知识等，并建立县、镇、村三级农民健康促进学校，为进一步开展健康教育工作提供有力的载体。

（二）合作防保补偿模式的目的

从合作防保的作用来看，这种制度能够实现以下目的：对参合者非计免药苗费予以补偿，鼓励农民接受相关防病服务，可以有效地提高人群免疫屏障和健康水平，降低有关免疫针对病和寄生虫病、地方病的发病率；提高甲、乙类传染病医药费用补偿比例，可以引导传染病人及时住院隔离治疗，达到控制和管理传染源的目的；对参加妇幼保健保偿者的住院分娩费予以补偿，能够大幅度提高住院分娩率和妇幼保健保偿参保率，促进降消工程的开展，降低孕产妇、婴幼儿死亡率和新生儿破伤风发生率，促进妇幼保健工作的规范开展，深入保障广大妇女儿童的健康；补偿参合者婚前医学检查费，可以提高婚检率，普及性科学和优生知识，有效降低新生儿畸残率，为提高妇幼保健水平和保证出生人口质量打下基础；开展免费体检，能够促使疾病早发现、早诊断、早治疗；开展健康教育与促进增强了合作医疗供、需、管三方的沟通和理解，既提高了农民的健康知识知晓率和健康行为形成率，又促进了合作医疗工作的顺利运作，实践证明，农民掌握了必要的防病治病知识，是农村卫生和合作医疗运作的最好基础。

（三）合作防保补偿模式的意义

合作防保的补偿模式使得合作医疗由单纯的医疗型转向复合的医疗防保型，实现防治结合，以较小的投入，解决较大的预防保健问题。

合作防保可以促进预防为主方针的落实，全方位地引导农民掌握卫生知识，改变生活陋习，降低发病率，提高生命生活质量，可以深层次地保护农民健康，同时，发病率的降低，将使农民的医药卫生支出和合作医疗基金支出大为减少，降低合作医疗成本，反过来促进合作医疗的良性循环和健康发展，增强新型农村合作医疗制度的生命力，使之更具有生机与活力。坚持预防为主的原则，做到防中有治、治中有防、防治结合，力求防患于未然，也体现了大卫生观念在新型农村合作医疗制度中的应用，是一项带有根本性的措施，可以用较少的资金解决较大的防病保健问题，把疾病控制在未发和初发阶段，促进三级预防的实现。

第二节　构建农村社区卫生服务网络，实行一体化管理

医疗卫生机构是医疗卫生服务的提供者，是合作医疗制度运行的三方（指合作医疗供方、需方和管理方）主体之一，属于供方。供方的服务质量和水平不但直接影响到农民的受益程度，而且影响到合作医疗的正常运行。因此，必须加强医疗卫生机构的建设和管理，尤其要加强镇村卫生组织的建设和镇村一体化管理，为新型农村合作医疗的持续运作和农民滚动式预缴费制度的顺利实施提供有力的支持。

一、构建农村社区卫生服务网络

（一）构建农村社区卫生服务网络的背景

相对于传统的医疗卫生服务来说，社区卫生服务是一个新的概念，其目的是为广大社区居民提供全方位的医疗卫生、预防保健等服务，改变有病求医的被动卫生服务模式，建立有病求医与上门服务相结合，有病求医与未病先防相结合的主动卫生服务模式。通过实施这个新模式，广泛深入地提高居民的卫生保健水平。

在我国，社区卫生服务首先是在城市实施并发展起来的，并取得了较好效果。新世纪之初，江泽民总书记在党的十六大报告中提出，二十一世纪的头二十年，是一个重要的战略机遇期，我们的基本任务是全面建设小康社会。在落实党的正确决策的过程中，许多地区首先制定了全面小康社会的基本标准，其中，卫生事业是一组重要的指标，并借鉴城市社区卫生服务的成功经验，将建立农村社区卫生服务体系作为指标之一。由此，拉开了农村社区卫生服务建设的帷幕。

（二）农村社区卫生服务网络的构建与运作

社区卫生服务网络是由有关卫生机构和卫生技术人员队伍通过科学的管理而组成的一个有机的卫生服务体系。从这个角度看，构建社区卫生服务网络的要素有三个：一是机构即县镇村医疗卫生机构；二是队伍即卫生技术人员；三是管理即县镇村纵向一体化管理，包括各机构的内部管理。机构与队伍属于硬件建设，管理属于软件建设，通过硬件和软件二者的相互协同作用，才能实现社区卫生服务网络的功能，为社区提供综合性卫生服务。

建国以后，我国的农村卫生服务体系得到了不断的发展和完善，为当前我们构建农村社区卫生服务网络打下了比较坚实的基础。因此，构建农村社区卫生服务网络并不是从头做起，而是要以改建为主，采取逐步过渡的办法。由于县级卫生机构主要发挥着中心和指导作用，其与基层农村相对较远，同时县镇一体化还有许多困难和阻力，所以，构建农村社区卫生服务网络对农村县级卫生机构改革过渡的要求并不是太强烈。而把原有的镇村卫生服务机构改建为新的社区卫生服务机构则是构建农村社区卫生服务网络的主体。

构建农村社区卫生服务网络的主要做法一是把镇卫生院改建为镇社区卫生服务中心，二是把村卫生室改建为社区卫生服务站，较小的村设社区卫生服务点。要在镇卫生院和村卫生室的基础上，逐步构建和完善农村社区卫生服务体系，不断提高镇村定点服务机构的服务能力和水平，体现预防、保健、健教、医疗、康复、计生服务等六大功能，扩大农民的服务接触面和满足农民广需求，并为滚动筹资提供受益人群与经费基础。

开展农村社区卫生服务可以拉动农民的卫生需求，扩大卫生服务市场，启动新的卫生资源。要在保证农民基本医疗的基础上，适度解决农民的预防、保健、健教、康复、计生服务和健康体检等卫生问题。相关具体措施很多，例如：通过健康教育和免费体检，如上消化道疾病普查，妇科疾病普查，残疾的预防与功能的康复，慢性病的综合防治等，引导农民对医疗以外的其它服务功能的需求，提高卫生资源利用率，扩大农村社区卫生服务机构的经营范围和经营领域。这块新的卫生市场是农村卫生工作的后发优势所在，也是我们做活卫生存量资源，做大卫生增量资源的必然选择。

（三）建设农村社区卫生服务网络的意义

通过农村社区卫生服务网络建设，提供六大功能的服务，提高卫生服务能力，拉动并满足农民不断提高的卫生需求，启动新的卫生资源，为滚动筹资提供受益人群与经费基础，促进新型农村合作医疗的持续运作。

随着各种政策的落实，在减负与增收并举的措施下，农民的实际收入在逐年增加，如果有正确的引导，农民愿意拿出部分资金用于自己和家人的保健。卫生部门要关心农民的健康，正确地引导他们的卫生需求，转变农民的卫生消费观念，增加农民对保健的投入，同时增加滚动筹资的概率。

通过开展农村社区卫生服务，可以启动新的卫生资源，提高资源利用率。所谓新的卫生资源，包括两个方面的内容。一是随着卫生需求的扩大，农民需要利用医疗以外的其他服务，这意味着农民要有医疗以外的投入。医疗服务的开发程度相对其它服务比较高，而随着农民富裕程度的提高和农民需求的变化，其它方面的卫生服务还具备很大的市场潜力，有待于深入开发。二是使卫生机构闲置的人力与设备等资源得到启用，这在不增加固定成本与管理成本的情况下，能够实现效益最大化。

卫生需求的提高激发了新的卫生资源的启动，牵涉到增加系数这一概念。随着社会经济的发展，农民收入的增加，健康意识的增强，医疗技术的进步，物价水平的上涨，必然导致整个卫生费用的自然增长，增加系数就是综合反映了这种状况，增加因素是除保险因素以外的其它所有因素。增加系数这一概念有助于设计新型农村合作医疗的补偿范围和补偿比例，也有助于合作医疗的可持续运作和滚动筹资的实施。

从合作医疗运作的角度看，开展农村社区卫生服务可以扩大参合农民的卫生服务接触面和合作医疗补偿受益面，这就扩大了滚动筹资的受益人群与经费基础，促进了新型农村合作医疗的持续运作。

二、实行镇村卫生组织一体化管理

（一）镇村卫生组织一体化管理的基本概念

镇村卫生组织一体化管理指镇村纵向一体化，村卫生室相当于镇卫生院的一个内设科室，经济上相对独立核算，镇村卫生机构是一个经济、技术、管理有机结合的整体。这种新的一体化管理有别于过去的松散的一体化管理，卫生室不是简单地依附卫生院，或无原则地与卫生院争饭吃，而是要逐步过渡到院办院管，最终农村卫生机构要镇村融为一体，取消村级，卫生院院长成为村卫生室的实际法人，实行县镇二级，镇村一体的管理体制。

（二）镇村卫生组织一体化管理的基本做法

赣榆县镇村卫生组织一体化管理的具体做法是实行三四制一体化管理。三是指卫生院对村医实行聘任制、工资制和养老金保险制。每年镇卫生院院长为乡村医生发放聘任书，镇卫生院按月为乡村医生发放工资，并统一为乡村医生办理养老金保险。四是指卫生院对卫生室实行四个统一管理，即行政统一管理，人员统一管理，财务统一管理，药品统一管理。镇卫生院对村卫生室的工作人员在全镇范围内统一调配，定期检查指导村卫生室工作，村卫生室定期（5～10 天）到镇卫生院报帐，同时，到镇合管办报帐，上报合作医疗的报销与滚筹情况，并上缴滚动筹资经费，村卫生室的所有药品由镇卫生院统一内部调拨。

（三）镇村卫生组织一体化管理的意义

通过实行镇村卫生组织一体化管理，改变了镇卫生院和村卫生室之间的对立和利益冲突关系，使其由竞争对手（可能是隐性的不对称的竞争）转变为合作伙伴，镇村形成一个利益的共同体，实现外部管理内部化，内部管理标准化，规范卫生服务行为，促进各项基层卫生工作的深入开展。如果没有镇村卫生组织一体化，镇卫生院对村卫生室的管理就很难到位，村级的卫生服务行为很难规范，村级的卫生服务能力就很难提高，医疗和药品费用就很难控制，合作医疗在村级报销和滚动筹资就很难操作。

三、关于构建农村卫生服务新体系

（一）构建农村卫生服务新体系的背景

随着国家工业化、城镇化步伐的加快，农村经济建设和社会事业的不断发展进步，广大农村居民的卫生需求也不断拓展提高，新型农村合作医疗制度也需要有坚强的卫生体系作支撑，原有的农村卫生服务体系逐渐不能够适应新的形势。同时，党和政府对“三农”问题的高度重视，相关导向和支持性政策的相继出台，农村行政区划调整的不断深化完善和税费改革的推进等也为农村卫生服务体系建设带来了契机。必须在原有的农村卫生服务体系的基础上，加大卫生改革与发展力度，构建农村卫生服务新体系。

（二）农村卫生服务新体系的构件与组合

农村卫生服务新体系主要由服务、制度和管理三个方面构成，一是农村社区卫生服务，二是新型农村合作医疗制度，三是镇村卫生组织一体化管理。

农村社区卫生服务是由县、镇、村三级卫生机构所提供。县级机构包括卫生监督、疾病预防控制、妇幼保健、医疗等单位组成，镇级机构即农村社区卫生服务中心，村级机构即农村社区卫生服务站。在县镇两级，还有部分民营的卫生机构作为补充。县级卫生行政部门作为政府的卫生职能部门，除了承担卫生行政管理职能外，还直接为群众提供有关卫生服务，也作为新体系的组成部分之一。新型农村合作医疗作为农村医疗保障制度的主要形式，其运作与农民和卫生机构密切相关，相应的合作医疗管理机构也属于新体系的范畴。

新型农村合作医疗制度是由政府组织、引导、支持，农民自愿参加，个人、集体和政府多方筹资，以大病统筹为主的农民医疗互助共济制度。该制度主要由筹资、补偿、管理和监督等四个环节构成。筹资是指建立科学的适宜的筹资机制，确保合作医疗资金尤其是农民个人缴纳资金及时到位。补偿是指确立合理的补偿模式和补偿标准，确保参合农民的真正受益和合作医疗的持续运作。管理是指围绕合作医疗基金运作的日常管理活动，也包括有关监督活动。

镇村卫生组织一体化管理是以镇卫生院为中心，对镇村卫生组织的资源合理配置，实施卫生行业管理的农村基层卫生管理体制。也就是将村级卫生组织和镇级卫生组织合为一体进行管理，镇村卫生机构是一个经济、技术有机结合的不可分割的整体，村级卫生机构相当于镇卫生院的院外科室。

农村卫生服务新体系的三个方面形成了完整有机的结构。农村社区卫生服务（由机构和队伍提供）是新体系的支撑，新型农村合作医疗制度是新体系的动力，镇村卫生组织一体化管理是新体系的基础。三个方面是互相促进的关系，通过良性互动，共同推进新体系的发展。我们要防止单维建设，要建立多维的立体的农村卫生工作新体系，把服务、制度、管理融合捆绑在一起来运作。

（三）构建农村卫生服务新体系的方法

农村卫生服务新体系的构建要从上述三个方面着手，使传统的医疗防保服务转向农村社区卫生服务，传统的合作医疗转向新型农村合作医疗，松散型的一体化管理转向紧密型的一体化管理。具体要从机构、人员、制度、体制、机制等方面努力，并使三个方面有机地结合起来。

构建农村社区卫生服务体系的做法主要是在原有的镇村卫生机构的基础上，通过改建为主、新建为辅的办法，撤并镇卫生院和卫生室，并加大投入，逐步把镇卫生院过渡为镇社区卫生服务中心，把村卫生室过渡为社区卫生服务站。要扩大卫生机构的经营范围和经营领域，提高卫生资源利用率。县级卫生机构要加大投入，提高服务能力，切实发挥县域卫生的中心作用和对镇村卫生机构的指导作用。

要进一步完善合作医疗制度。一是要规范农民筹资制度，保证新的筹资机制作用的长期发挥。二是要完善保大保小合医药合防保的补偿模式，及时调整补偿标准，保证基金的科学使用。三是要坚持县镇两级管理、以镇为主的管理体制。四是实行微机化和信息化管理，加强合作医疗的日常管理和监督，保证合作医疗的良性运作。

要完善原有的镇村卫生组织一体化管理办法，村卫生室逐步转向院办院管，实现镇村卫生机构共同谋求生存与发展。要进一步强化三制四统一管理。村医工资按月考核发放，村医的培训、晋级、调资，县卫生部门制定统一的标准，各镇参照执行。要适度提高村医缴纳养老金保险金的标准。

（四）构建农村卫生服务新体系的要求

在新的形势下，构建农村社区卫生服务体系是一个战略性的决策，对促进农村卫生事业发展，提高农民的医疗卫生水平，保证经济建设和社会发展具有重大的意义。镇政府和县有关部门要提高认识，以卫生部门为主体，积极参与，共同努力，确保新体系建设的不断推进。

县卫生部门要及时出台构建农村社区卫生服务体系有关的政策，并组建领导协调组织，加强督查指导。各医疗卫生机构要认真按照上级要求，采取切实有效的具体措施，确保政策的落实。

县财政部门要逐步加大对卫生事业的投入力度，积极支持农村卫生服务新体系的建设。县计划生育部门要做好社区卫生服务中与计划生育有关的工作。县广播电视部门要积极配合卫生部门开展有关宣传工作，为构建农村卫生服务新体系提供良好的氛围。

各镇政府和村委会要加强领导，加大投入，积极支持镇村卫生机构的工作，促进农村卫生服务新体系的发展。

第三节 实行合作医疗网络信息化管理

我们正处在一个信息时代，信息技术正在走进我们的工作和生活，改变着我们的工作和生活方式。卫生工作同样离不开计算机和网络信息技术。卫生网络信息化管理的概念是指在卫生领域的各个方面，在先进思想和管理理念的指导下，运用计算机和网络信息技术，整合现有的卫生资源，将管理和服务职能转移到网络上去完成，超越时间、空间和单位分隔的制约，实现卫生机构和工作流程的优化组合，及时地为宏观层、中观层和微观层提供准确而有效的数据信息，以便对社会与群众的卫生需求做出快速反应，加速实现卫生现代化的系统工程。实行合作医疗网络信息化管理，可以保证向参合农民和有关机构提供高效优质、规范透明和全方位的合作医疗服务。要创造条件建立合作医疗管理信息系统，实行合作医疗网络信息化管理，并将滚动筹资纳入合作医疗管理信息系统，通过简化操作程序，确保数据准确，为补偿与预缴费提供技术支持。

一、合作医疗网络信息化管理的软硬件配置

网络信息化管理需要相应的软硬件来支持。有关的硬件配置包括：中心数据库服务器、工作站、硬件防火墙、虚拟局域网（VPN）、不间断稳压电源等。

网络信息化管理的有关软件系统包括：服务器操作系统，目前一般用正版微软 Windows Server 2003；数据库管理系统，目前一般用正版微软 SQL Server 2000 企业版；合作医疗管理信息系统；医院收费信息系统；合作医疗信息交流平台；网络安全软件等。

县合管办要配置中心数据库服务器，镇合管办要建立工作站，

启用合作医疗管理信息系统；县级医院和镇卫生院收费科室要建立工作站，启用医院收费信息系统。

要架构VPN网络，为中心数据库服务器与各镇工作站之间建立网络信息平台，实现医院收费信息系统与合作医疗管理信息系统稳定实时的数据交换。

二、合作医疗管理信息系统的优化与完善

合作医疗管理信息系统的启用和完善是一个不断发展的过程，在这个过程中，要逐步实现管理信息系统的本土化和科学化。

合作医疗管理信息系统的本土化包括：管理信息系统要将农户序号、姓名、性别、年龄、住址、身份证号等基础资料编入基本情况数据库；要将合作医疗有关常态和动态内容如收费标准、诊疗目录、药物目录、补偿比例、预缴费、报帐、会计核算等，均设计在管理信息系统中。

合作医疗管理信息系统的科学化指的是要不断设计和调整管理信息系统，使操作流程合理、方便、高效，以期达到下列目的：系统信息全面必要；操作符合科学程序并节约时间；系统计算准确并有纠错能力；打印内容合理分布并节约纸张；数据统计、传输和报表及时准确；有合理的权限分配和用户加密功能等。

三、合作医疗网络信息化管理的运作和功能

网络信息化管理的运作过程是：对参合者医药费用采用微机收费后，相关信息即自动传输到中心数据库，进行自动审核与计算，镇合管办从中心数据库读取计算结果，实现网上结报。目前，在条件尚不具备的情况下，村卫生室的医药收费与补偿在定期报帐后，由镇合管办通过信息系统输入中心数据库，间接实现网络信息化管理。随着结报过程按照一个程序，执行一个标准。

网络信息化管理的功能：微机收费；自动审核补偿；自动生

成统计报表；实时信息监控；快速准确发布信息。

四、合作医疗网络信息化管理的意义

网络信息化管理的意义：缩短补偿时间，提高工作效率；准确计算补偿，避免舞弊现象，取消任何特权，农民认可满意；监控基金存储支出，资金运作安全；监控定点服务机构的诊疗情况；有利于新型农村合作医疗实施方案的评价、分析和调整。

网络信息化管理使得记录参合者基本情况、补偿程序和数据统计、传输等管理活动以及医药收费实现了自动化或半自动化，使合作医疗运作产生了质的飞跃，提高了合管办和定点服务机构各个层面的管理水平，达到了高效、规范、快捷、方便的管理要求。

第四节　建立县镇两级管理、以镇为主的管理体制

保大保小合医药合防保的补偿模式是合作医疗可持续运作的需要，也是滚动筹资的需要，而这种补偿模式和滚动筹资使得新型农村合作医疗的大部分工作量集中到了镇村两级，特别是镇级合管办，因此要建立与补偿模式相适宜的能满足滚动筹资需要的县镇两级管理、以镇为主的管理体制，充分调动镇合管办和镇村卫生机构的积极性，为滚动筹资提供强有力的体制支撑。以下从以镇为主的管理体制的必然性、职能分工、意义和权力分配等方面予以论述和分析。

一、建立县镇两级管理、以镇为主的管理体制的必然性

把县和镇合管办按职能职责进行明确分工，各负其职，这是新型农村合作医疗运作与滚筹的客观需要。在保大保小的补偿模

式下，大部分病人在村卫生室看病报销滚筹，部分病人在镇卫生院看病报销滚筹，在县以上医疗卫生机构就诊的回本镇合管办报销滚筹，这在客观上增大了镇合管办的管理面和管理难度，使得镇合管办成为补偿和滚筹的主要运作主体，所以，县镇两级管理、以镇为主的管理体制是必然的选择。要实行县管镇、镇管村的垂直分级管理体制，把大量的管理任务交给镇合管办，由镇合管办经常地和具体地运作和管理合作医疗。

二、县镇合管办的职能分工

要讲述县镇合管办的职能分工问题，先要把合作医疗基金分割问题讲清楚。赣榆县合管办在国有银行设立基金收入户和支出户，县财政局设立财政专户，镇合管办设立基金专户。合作医疗基金分为合作防保基金（按年人均 2 元先从政府补助资金中提取）、基本医疗基金（65%）、大病统筹基金（25%）和风险基金（10%）。合作防保基金、10%的大病统筹基金和风险基金为县级资金，合作防保基金按季度根据各镇完成的防保任务下拨，大病统筹基金审批后按月下拨，在全县范围内统筹使用。基本医疗基金和 15%的大病统筹基金为镇级资金，根据镇参合人口按月下拨，由各镇包干使用。大病统筹资金用于医药费用在 500 元以上部分的补偿，其中 500～3000 元的费用在镇合管办审核报销；3000 元以上由镇合管办初审后报县合管办核准下拨。

总体上，县合管办负责新型农村合作医疗实施方案运作质量的管理，负责有关政策与规定的观察与调整，负责基金宏观调配、部分大病费用审批及对镇合管办的管理和辖区内医疗卫生机构的管理，镇合管办负责基金的具体运作和对镇村医疗卫生机构的管理，大量的合作医疗日常工作和监管职能是有镇合管办负责的。参合者到县以上和外镇就诊后回本镇报销，在本镇卫生院和村卫生室就诊现场报销，村卫生室定期到镇合管办结算。医药费超过

3000元的，由镇合管办初审后报县合管办审核，再下拨大病统筹基金补偿。

赣榆县于2004年4月取消了县内转诊制度，实行异地看病，属地报销。这一举措达到了方便群众就诊、推动医疗卫生机构竞争、减少管理难度、促进滚动筹资实施的良好效果。

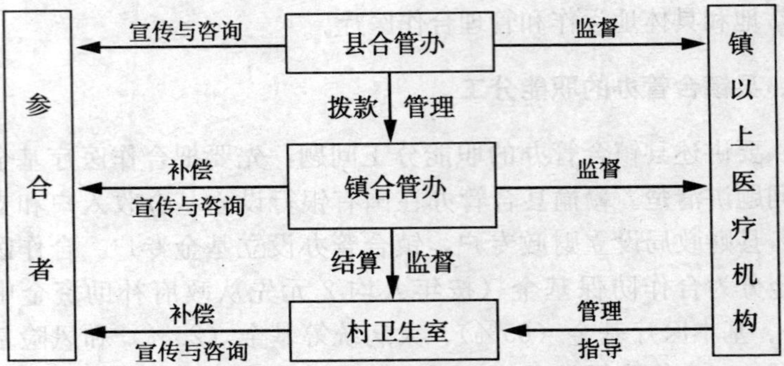

图 8-1　县镇两级、以镇为主管理体制示意图

三、县镇两级管理、以镇为主管理体制的意义

由于合作医疗工作面广量大，县合管办的管理是不可能一竿子到底的，这样做也是不科学的。实现县镇两级管理、以镇为主的管理体制，达到了县镇两级各司其职、各有所为的目标。这种体制在实施过程管理的同时，更注重效果管理，把具体的过程和细节管理交给镇合管办来实施，确保管理质量。

县镇两级管理、以镇为主的管理体制使得镇合管办成为补偿和滚筹的主要运作主体，促进了合作医疗的科学运行，方便了参合农民的医药费用报销，为滚动筹资提供了强有力的体制支撑。

这种管理体制把大量的合作医疗工作任务交给镇合管办，能够充分调动镇合管办和镇村卫生机构的积极性，促进合作医疗的深入开展。

镇合管办对上要监督县以上医疗卫生机构的服务行为及收费票据，对下要监督镇村医疗卫生机构的服务行为及收费票据，达到防止过度医疗，确保基金使用安全的目的。

四、合作医疗管理体制的权力分配分析

管理体制指的是在一个有机的机构体系中的权力的分配格局和各个机构之间的相互关系。从权力的集中程度来分析，管理体制大致地可以分为集权模式、分权模式、集权与分权相结合的模式三种。

（一）集权模式的概念与优点

新型农村合作医疗管理体制的集权模式是指管理权力主要集中在县合管办，镇合管办的权力相对较小，具有依附性。该模式表现在：合作医疗补偿模式与补偿比例全县统一，补偿费用全部由县合管办统一支付，镇合管办是县合管办的派出机构，负有配合之责。

集权模式的主要优点有：一是行动迅速，管理效率高，县合管办能够全面控制镇合管办行为；二是可以在全县范围内合理配置、统筹使用合作医疗基金，促进行为的统一；三是可以优化管理，降低成本，体现规模效益。

（二）分权模式的概念与优点

新型农村合作医疗管理体制的分权模式是指管理权力主要集中在镇合管办，县合管办的权力相对较小。该模式表现在：合作医疗实施方案全县统一，补偿费用由县镇合管办分级核算和支付，

镇合管办与县合管办都是相对独立的管理机构。

分权模式的主要优点有：一是可以充分调动镇合管办和镇村卫生机构的积极性，把大量的基层管理任务完成在基层；二是可以发挥镇合管办对基金安全的哨点作用。

（三）集权与分权相结合模式的概念与优点

新型农村合作医疗管理体制的集权与分权相结合模式是以上两种模式优势的混合。在这种模式下，县、镇合管办具有明确的权力分配和一定程度的制衡，县合管办的管理权力体现在宏观调配方面，镇合管办的权力体现在具体运作上，并具有相对的独立性。县镇两级管理、以镇为主的管理体制属于集权与分权相结合的模式。

集权与分权相结合模式的主要优点有：一是汲取分权模式的优点，强调结果控制，能够很好地发挥基层的积极性；二是汲取集权模式的优点，能够实现对合作医疗运作的控制，但这种控制不是过程控制，而是关键点控制，如对村卫生室和县以上医疗卫生机构的控制，对大病补偿的控制，对合作医疗基金分割的控制等。

从辩证法的观点看，集权和分权是相对的，没有绝对的集权，也没有绝对的分权，集权和分权没有一个绝对的定量指标来衡量。对于集权与分权的选择，最好的集权就是有效的分权。分权职责明确，并相互协调一致就实现了集权的要求。

第五节　农民滚动式预缴费制度的其它配套措施

一、切实加强组织领导

加强组织领导是做好任何社会性工作的必要条件，新型农村合作医疗和农民滚动式预缴费制度的实施和运作同样离不开有力的组织领导。各级政府和有关部门应该对新型农村合作医疗和滚动筹资工作高度重视；要认真贯彻上级有关文件和会议精神；要逐级签订新型农村合作医疗目标责任书；要将合作医疗列入经济社会发展规划和政府工作目标；要出台新型农村合作医疗实施办法和相关文件；要成立新型农村合作医疗管理委员会、监督委员会；要明确合管办编制，并将其人员与工作经费列入财政预算；要及时落实合作医疗政府补助经费；要定期召开合作医疗专题会议，及时分析并解决实施过程中遇到的问题；要采取督查快报等形式指导、推进各项工作。

二、开展持续的人性化的宣传

宣传也是群体性工作必不可少的前提。各级政府和有关部门要确定“宣传入手、政策入心”的工作策略，切实加强新型农村合作医疗和农民滚动式预缴费制度的宣传工作。要召开领导干部动员大会，统一干部思想，增强其为民办实事的责任感和使命感；要编印新型农村合作医疗知识小册子、宣传单、资料汇编等宣传材料，拍摄合作医疗电视专题片；要以卫生院（室）、学校和农民健康促进学校等为主阵地，以广播、专栏、咨询、宣传单及进村入户等多种形式，向农民开展持续的人性化的宣传工作，使合作医疗和滚动筹资政策、知识家喻户晓。

要开展持续的“精确制导”的宣传，提高农民的互助共济意识和对预期治病的风险意识。在宣传过程中，要用平实的语言向农民多讲政策，多讲道理，并加强对参合后受益的农民的宣传，特别是通过媒体对大病受益的专题报道等，用事实说话，提高农民对合作医疗的认识。要宣传滚动式预缴费制度的特点和优势，使农民长期参合，长期受益，达到一次性投入、长期受益的目的。

三、强化检查和监督措施

检查和监督也是规范合作医疗与滚动筹资运作的必要措施。县合作医疗监督委员会定期检查、监督合作医疗基金使用和管理情况。县镇政府加强督查，县人大、政协不定期开展视察，县审计局每年定期开展审计，县镇合管办加强业务检查和指导。要建立诊疗和药物价格、目录、服务程序、报销及基金使用等公示制度和服务承诺制度，群众可以通过来人、来函、来电等形式向各级政府、部门、合管办等投诉和举报问题，有关部门在规定期限内予以查实解决并反馈。要利用行风热线等新型载体，提高群众对合作医疗工作的参与意识和监督力度。

在加强业务检查方面，要把握县镇村三级的不同特点，区别对待，采取不同的检查办法，侧重不同的检查内容。对村级的检查主要由镇合管办负责，检查内容主要是规范补偿、滚筹情况和违规套取资金问题等，如对超过10元的处方进行抽查，甚至入户核对，发现问题及时按制度严肃处理。对镇合管办的检查主要由县合管办负责，采取定期检查和不定期检查相结合的方式，检查的主要内容主要有补偿、滚筹、网络信息化管理、帐务处理等情况以及资金是否规范运作、及时入帐、及时上划等。对县合管办的检查要采取自查和上级单位检查相结合的形式，检查内容主要是大病审批情况、网络信息化管理情况、帐务处理情况以及资金运作情况等。对医疗卫生机构的检查内容，主要是三合理（合理检查、合理用药、合理治疗）问题、合理收费问题与合理转诊问题等。要通过检查，促进其不断规范诊疗、检查、用药、收费和转诊等行为，为广大农民提供优质廉价的医疗卫生服务。

案例一

关于构建农村卫生服务新体系的思考

十一届三中全会以来，我国的卫生改革包括农村卫生改革，始终滞后于经济及其它方面的改革。近十年来，卫生改革尽管做了许多方面的探索，但总体上没有大的突破，效果不尽人意，没有得到政府和群众的基本认可。卫生改革，包括农村卫生改革，目前进入了一个关键时期。农村卫生改革是多方面的，如何全面地综合性地加快农村卫生改草步伐，实现与农村经济社会的协调发展，是迫在眉睫的问题。而以现有的农村卫生服务体系为基础，转换思维，深化改革，构建农村卫生服务新的体系，恰恰是一个可行的思路。本文根据上级有关政策，针对农村卫生现状，对农村卫生服务新体系如何构建，结合赣榆县的实践作一介绍，以期对当前及今后一个时期农村卫生改革与发展提供参考和借鉴。

一、构建农村卫生服务新体系的必要性

1. 农村居民健康消费和基本医疗保障的需要

医疗卫生服务是人类社会生活的必要保障。随着农村经济和社会的不断发展，农村居民的生活水平也得到了不断提高，目前绝大多数农民已经实现了小康的梦想，正在向全面小康努力奋斗。这样以来，农民的卫生服务需要也随之不断提高，他们希望在能够支付的范围内得到优质全面的基本医疗卫生服务，以深层次地达到强身健体，提高生活质量的目的。这种深化的卫生服务需求必须通过构建农村卫生服务新体系来满足和实现。

2. 农村卫生事业发展的需要

当前，随着我国经济和社会的不断发展进步，农村卫生事业也得到了较快的发展。但同时在事实上，由于改革开放以来，尤其是近十年来，我国的医疗卫生改革没有达到预期的效果，其中农村卫生改革更为凸显，效果普遍欠佳，没有摸索出可行的改革模式，没有走上适宜的发展道路。其结果是，农村卫生服务的发展出现了滞后的局面，没有能够跟得上经济社会的发展，也与广大农民的医疗卫生需要形成了差距。为此，构建农村卫生服务新体系已成为政府与卫生部门的当务之急，亟需加以解决。

3. 农村社会经济发展的需要

经济基础是社会发展的第一位的因素，经济的发展程度决定了社会各个领域的发展状况，同时社会其他领域，如医疗卫生领域，对经济发展能够起到强有力的反作用，必须予以重视。通过构建农村卫生服务新体系，可以从总体上提高农村卫生服务水平，深层次地保障广大农民的身心健康，保护农村生产力，为农村经济发展提供有力保障。

4. 构建和谐社会的需要

构建和谐社会是当前党和政府针对我国社会发展所面临的新形势，对各级政府和全体国民提出的一个战略目标和宏观要求。构建和谐社会需要社会各个方面，以至每一个公民的不懈努力。发展农村卫生事业是构建农村和谐社会的重要方面，并为其它领域的和谐社会构建提供保障。而当前如何进一步更好地发展农村卫生事业，面临诸多难题。只有全面总结以往农村卫生改革与发展的经验和教训，积极构建农村卫生服务新体系，才能真正发挥好农村卫生的积极作用，推进农村和谐社会的构建步伐。

二、构建农村卫生服务新体系的有利条件和困难

1. 构建农村卫生服务新体系的有利条件

一是农村卫生服务体系基本健全。新中国成立以来，尤其是十一届三中全会以来，在党和政府的高度重视和关心下，通过农村卫生工作者的共同努力，经过多年改革，农村卫生工作得到了不断的发展，农村医疗服务体系和防保服务体系基本健全，广大农民的医疗卫生需要基本上能够得到满足。构建农村卫生服务新体系不是一场彻底破旧立新的运动，不是完全打破以往的农村卫生服务体系，而是要在此基础上，进行深入的全面的改革，把当前的体系改造成为新体系。因此，构建农村卫生服务新体系具有较好的基础。

二是当前农村卫生工作得到空前的高度重视。进入 21 世纪，各级党委和政府对“三农”问题的重视程度又有了大幅度的提升，所采取的相关措施也有了更进一步的深化，农民负担有了真正的全面的减轻。卫生工作的重点也正开始战略性转移，2002 年中共中央、国务院下发了《关于进一步加强农村卫生工作的决定》，出台了一系列政策，对农村卫生给予了更多的关注。江苏省 2005 年提出了振兴苏北的战略目标，其中对农村卫生出台了许多优惠政策。其它省、自治区、直辖市也有类似的规定。

三是农村经济水平不断提高。在社会主义市场经济体制下，农村经济得到了较快发展，绝大多数地区实现了小康的奋斗目标，广大农民的富裕程度得到了较快提高，过上了比较富足的生活。农民的消费能力和需求也有了大幅度的提升，对卫生服务的需求也在不断增大，这样以来，就十分有利于激活农村卫生服务市场，促进农村卫生资源的优化配置，农民社会个体和全体两个方面为农村卫生服务新体系的构建提供了前提和动力。

四是社会公众对农村卫生改革给予较大期望。80 年代，我国各行各业都开展了改革，卫生领域也不例外，但相比其它领域，卫生部门的改革是不够深入的。90 年代，卫生改革进入了一个加速期，各地都在摸索和试点，并取得了一些经验，但总的来看，近 10 年的医疗卫生改革不够圆满，不够成功，医疗卫生体制仍然不够顺畅，群众看病难、看病贵的现象没有得到解决。农村卫生改革也是这样。因此，不但政府更加关注农村卫生改革，社会公众对农村卫生改革也给予了更大的期望，他们迫切希望看到峰回路转的景象。

2. 构建农村卫生服务新体系的困难

一是农村经济和财政还难以提供强有力的支持。虽然农村经济较以往有了很大的发展，但总体上，农村还处于小康社会的初级阶段，农民的医疗卫生消费能力还是有限的。同时，大部分农村，包括部分东部地区，基层财政仍然是吃饭的财政，并且这种局面难以在短期间内改观，基层政府难为无米之炊。

二是农村卫生政策和管理体制还存在许多问题。我国农村卫生相关政策出台了很多，但由于各种原因，往往很难落实到位，出现了与实践的脱节。同时，还有许多制约农村卫生发展的不适宜的政策仍然存在，如卫生人才的培养问题、有关人事分配制度问题等。在卫生系统内部，旧的管理体制有了一定的松动，但没有从根本上扭转，新的管理体制孕育困难。

三是农村卫生机构的总体硬件配置比较落后。农村卫生资源匮乏与资源浪费并存的局面一时难以克服，农村卫生机构，尤其是镇村两级卫生机构的基础设施和设备配置比较落后。农村卫生工作人员素质尤其是镇村两级卫生人员素质总体上比较低，且难以在短期内有真正的较大提高，同时农村卫生管理人才匮乏。

三、农村卫生服务新体系的基本框架构想

“山重水复疑无路，柳暗花明又一村”，这不仅是一种现象，有时候也是一种规律。只要我们认真总结经验，把握住农村卫生的规律，就能够走出医疗卫生改革的困境，迎来农村卫生工作的美好明天。在分析了构建农村卫生服务新体系的有利条件和困难后，我们应该对农村卫生服务新体系的基本框架予以构思和把握。从宏观上看，农村卫生服务新体系由三个大的方面构成。

1. 农村社区卫生服务

农村社区卫生服务是由农村卫生服务网络提供的。农村卫生服务新网络是指以县为单位的所有按照区域卫生规划的设置要求所设置的卫生机构组成的网络。这个网络从横向看由卫生行政管理机构、卫生监督机构、疾病预防控制机构、妇幼保健机构、医疗救治机构和医学教育机构组成；从纵向看由县、镇、村三级卫生机构组成，而镇村两级卫生机构将取消村级，成为镇村一体，组成新型的一体化的农村社区卫生服务体系，并将有关的服务功能融为一体。

2. 农村卫生管理新体制

管理体制指的是管理权力的分配模式，广义的管理体制包括一切与管理有关的制度规范和运行机制等各个方面。从这个角度看，农村卫生改革就是指农村卫生管理体制改革。农村卫生管理新体制是与经济社会发展相协调的有别于以往旧体制的新体制，其各个方面都有新的内涵。卫生行政管理体制上要强化对防保工作的领导和对医疗工作的监管。镇村两级卫生管理体制上要建立紧密型的镇村卫生组织一体化管理体制，村卫生室与镇卫生院不应是简单的依附关系，不应是争饭吃的对手，而应是合作伙伴。

从卫生机构的内部管理体制看，卫生机构应进一步强化人事分配制度和运行机制的改革。

3. 新型农村合作医疗制度

新型农村合作医疗制度的第一受益主体是广大农民，由于政府部分地为农民看病买单，且力度之大是史无前例的，农民的受益程度大为提高。合作医疗的第二受益主体是卫生部门，因为合作医疗制度拉动了卫生消费，打开了农民医疗卫生保健的钱包，提高了卫生机构的收入，是农民医疗制度和农村卫生事业发展的一个有力的保障。新型农村合作医疗制度主要包括筹资、补偿、管理和监督等方面，即要建立稳定的适宜的筹资机制，确立适宜的补偿模式，又要加强科学管理和民主监督。

四、构建农村卫生服务新体系的方法

实质上，农村卫生服务新体系的构建既是农村卫生的一个改革的过程，也是一个发展的过程。健全的农村卫生服务新体系就是全面改革和发展的目标和结果。新体系的构建要以现有的卫生服务体系为基础，构建新体系的可行的方案既要有宏观指导性，又要有具体可操作性。

1. 为农村社区卫生服务构建新网络

新网络要有新内涵。农村卫生服务网络由卫生机构组成，而卫生机构主要包含基础设施、设备配置、卫生技术人员等要素。必须创造条件，逐步改善卫生机构基础条件，提高卫生技术人员素质，为新体系提供有力的支撑。从基础设施和设备配置上，要以单位自身积累和上级补助相结合。在提高卫生技术人员服务能力方面，要以在职培训和顺畅人员的出入相结合，尤其要避免非卫生技术人员进入卫生机构。要借鉴城市社区卫生服务工作的成功经验，在原有镇村卫生机构的基础上，逐步过渡，积极推进农村社区卫生服务体系建设。

2. 构建农村卫生管理新体制的方法

从卫生行政管理体制看，要按照职能合理界定县级卫生行政部门的科室设置和公务员编制，既不能盲目扩编，也不能不合实际地压缩编制，影响卫生行政管理工作的正常开展。在食品药品监督管理体制改革的前提下，可考虑扩大县级卫生行政部门编制，将卫生监督职能直接纳入卫生行政职能，避免委托执法的弊端。从镇村两级卫生管理体制看，目前要做的应该是强化镇村卫生组织一体化管理，将松散型的一体化转变为紧密型的一体化，逐步实现镇村卫生机构完全一体，成为一个法人。卫生机构内部的改革以强化人事分配制度和运行机制改革为主。镇卫生院要积极发挥枢纽作用，既要搞好对村级卫生服务机构的管理，也要搞好内部的体制改革，以社区卫生服务的需要为标准，科学合理地设置科室，配备人员。

3. 完善新型农村合作医疗制度的方法

在筹资方面，在政府投入逐步增大和有保证的基础上，要建立稳定的适宜的农民个人筹资机制，确保农民筹资的及时到位与合作医疗的持续运作。赣榆县建立的农民滚动式预缴费制度是农民筹资制度的一个典范之作，解决了农民筹资难问题。在补偿方面，一是要确立适宜的补偿模式，二是要科学测算，确保资金使用的安全。在经济欠发达地区，应该建立保大保小合医药合防保的补偿模式，扩大参合农民的受益面，促进合作医疗的可持续发展。在管理方面，要健全管理机构，配齐管理人员，建立适宜的管理体制，完善管理制度，加强现代化电子技术的应用，提高管理的水平。在监督方面，要加强公开制度，广大监督途径。

五、构建农村卫生服务新体系的配套措施

1. 政府的政策和财力支持

政府支持是社会事业的有力保障和必要条件，农村卫生工作也不例外，构建农村卫生服务新体系的过程中，非常需要各级政府的大力支持。政府的支持可以分为政策和财力两个方面，且互有交叉。政策支持涵盖构建农村卫生服务新体系的全过程，关键是要出台适宜的、可行的、优惠的政策，促进新体系建设的顺利推进，包括对农村卫生机构的基础设施和设备配置的扶持性政策；对农村卫生人员的优惠培训政策；对医学高等院校招生政策的调整，如适度扩大农村生源的招生规模，加强定向培养等；对农村卫生体制改革问题的指导性政策和配套性政策，如公务员管理和人事管理等方面的深化改革，货币化安置复员退伍军人等；对新型农村合作医疗的引导和扶持性政策等等。政府的财力支持是体现在政策支持之中的，大部分相关政策都有财政补助的内容，具体方式有直接补助、减免购置、政府买单等。

2. 适度开展市场化运作

市场化运作在卫生改革中的运用是一个有争议的问题。我们认为，农村卫生属于公益事业，完全的市场化不应该成为卫生改革的主导方向，但是，彻底地舍弃市场化运作也不是明智之举。尤其是在基层财政比较困难的情况下，实事求是地、适度地在一定的卫生领域内开展市场化运作，只要方案合理，操作规范，就有可能收到良好的效果，达到多方互赢的目的。比如，在非镇驻地卫生院开展产权制度改革，在社区卫生服务站建设的过程中吸纳民间资金等，就能够有效地解决建设资金不足的问题，加强有关硬件的投入，尽快地改善卫生机构的服务条件，提高服务能力。

3. 推进农村社区卫生服务和一体化管理

镇村两级卫生机构是农村卫生服务体系的基础，因此，构建农村卫生服务新体系必须高度重视镇村两级卫生机构的建设和管理。要创造条件，加强相关投入，不断提高镇村两级卫生机构的装备水平，强力推进农村社区卫生服务。同时，要深入开展镇村卫生组织一体化管理，提高村级卫生服务的规范化水平，解决村医的实际问题，夯实农村卫生网的网底。

4. 加强有关宣传工作

要深入全面地开展宣传工作，为构建农村卫生服务新体系创造良好的氛围。通过宣传，提高干部群众的认识水平，使领导干部和有关部门重视、支持这项工作，使卫生部门广大干部职工积极投入这项工作，使全社会理解、支持这项工作。

六、农村卫生服务新体系的预期效果

构建农村卫生服务新体系的目的是促进农村卫生事业发展，满足广大农民的医疗卫生服务需求，提高农民的身心健康水平，让农民满意，并为农村经济和社会进步和发展提供坚强保障。农村卫生服务新体系的构建是一个较长期的过程，不是一蹴而就，其内涵和标准具有永远不停地发展变化的特性。但就与目前的农村卫生服务体系相比，应逐步达到以下目标。

1. 农村卫生服务新体系运转协调

农村卫生服务新体系的卫生服务网络应该是健全有力的，农村卫生管理新体制应该是和谐顺畅的，新型农村合作医疗制度应该是规范完善的，总体上说，农村卫生服务新体系应该达到运转协调的基本目标。运转协调主要体现在农村卫生服务体系内部，如上级与下级之间的协调，不同单位之间的协调，干部职工之间的协调，每个职工自身工作的协调等；也体现在农村卫生服务新体系的外部，如与政府之间的协调，与服务对象之间的协调等。

2. 新体系的服务品质不断提高

运转协调指的是服务的过程，而最终的标准要用结果来衡量。农村卫生服务新体系的结果标准应该是服务品质，只有比原来的服务体系产生更高的服务品质，让农民更加满意，才能说新体系的构建是有成效的。服务品质的提高也有许多标准，如对看病难、看病贵问题的解决情况，疾病的发病率变化情况，防保服务的深入落实情况，医药费用的报销情况，农民的卫生意识提高情况和对卫生服务的满意程度等。

案例二

赣榆县医疗卫生机构药品集中招标采购管理办法实施细则（试行）

第一章　总　则

第一条　为实施医药分开核算、分别管理的制度，切断医疗机构与药品营销之间的直接联系，降低采购成本，合理减轻社会医药费用负担，执行县人民政府印发的《赣榆县医疗卫生机构药品集中招标采购管理实施办法（试行）》，特制定实施细则。

第二条　县成立医疗卫生机构药品集中招标采购服务中心（以下简称药品采购服务中心），属县政府采购中心分理机构，负责全县医疗卫生机构的药品器械集中招标采购工作。药品集中招标采购服务中心设在县卫生局，电话：0518-6212187。

第三条　医疗机构药品集中采购采取公开招标的办法，坚持公开、公正、公平的原则，严格执行《药品管理法》等法律法规和国家监督管理的政策规定，保证药品质量，保障人民群众用药安全有效，严格执行国家药品价格政策，低进低出，让利于民。

第二章　集中招标采购的范围

第四条　全县乡镇及其以上非赢利性医疗机构使用的药品实行集中招标采购，村卫生室使用的药品纳入乡镇卫生院采购计划。社会办医疗机构使用的药品可参照本细则执行。

第五条　集中采购的范围包括药品与医疗器械和设备。其中药品包括西药制剂、中成药、中草药、诊断试剂、生物制剂、化学药品、一次性医疗用品等。中草药实行一次总量投标，中标单位连续数次供应。医疗设备原则指万元以上大型设备。

第三章 集中采购计划的编制

第六条 医疗卫生机构应编制“基本用药目录”。“基本用药目录”须按照本单位习惯用药结构列出，列出后广泛征求临床医生意见，经药事管理委员会审定，院长批准。增补的新特药品种，须由临床医生提出或药剂人员推荐，经药事管理委员会审定，院长批准。

第七条 药品申购计划的数量一般是医疗机构（含辖区内村卫生室）常规用量1.5～3个月的计划用量。

第八条 各医疗机构必须在每月的24日前将药品申购计划报送到药品采购服务中心。由药品采购服务中心汇总，整理于27日上午送至县政府采购中心。

第九条 药品申购计划表格应规范填写，药品品名一律用中文药品通用名全称，规格、数量、单位、产地填写准确，以最小包装单位计算，并按全县统一药品目录序号的顺序填写。药品申购计划表应有填表人签名，单位负责人签字，并加盖单位公章。

第四章 药品供应单位的资质

第十条 药品供应单位必须具备县政府采购中心认可的资质：省内县级及其以上药品经营、生产单位和外省市级及其以上药品经营、生产单位是县政府采购中心的招标采购基本对象。

第十一条 药品供应单位应提供下列证件和资料给县政府采购中心，经审验合格后方可取得投标资格。

1.《药品经营企业许可证》或《药品生产企业许可证》及《营业执照》复印件，并加盖发证机关公章；

2.《许可证》副本原件（验证后即退还）；

3.企业法人代表委托书，并加盖单位公章和法人代表印鉴章；

4. 营销员《身份证》原件及复印件；

5.《营销员证》原件及复印件（外省市营销员）；

6. 药品供应目录，并标有底价；

7. GMP 或 GSP 论证达标证书、新药证书、新药价格批文复印件。

第十二条　县政府采购中心应将审验合格的供应单位资质资料整理、编码、归档，建立供应单位资料信息库。登记后即具备参加药品集中招标采购投标供应药品的资格。资质审验工作每年年初一次。

第五章　药品集中招标采购办法

第十三条　药品集中采购实行公开招标的形式，每月 29 日（二月份顺延）为赣榆县医疗机构药品集中招标采购日。28 日下午发标，29 日投标，评标，定标，30 日上午 8 时公布中标结果，并签订药品采购合同。中标单位须与县药检部门签订质量监督、年度质量抽检协议书。

第十四条　开标时，县政府采购中心将本次所购药品计划目录公开分发给已登记的投标单位，投标单位根据本单位可供药品准确填报供应价格的暗底标价，并注明生产厂家。西药、中成药、一次性医疗用品按品种投标，中草药按单位申购计划的总量投标，但投标单位尽力保证该计划品种全、需量足。评标时，县政府采购中心组织封闭式集体公开评标，评标结果汇总统计，确定并公布中标单位的中标品种，形成药品采购合同，由供应单位签约送货，政府采购中心附空白货物签收及验收单。

第十五条　县政府采购中心设立评标委专家库，评标委由具有一定药品知识、熟悉药品采购业务的药学专业技术人员、纪检人员、医疗卫生机构分管领导和县政府采购中心人员等同志组成。

每次评标随机抽调。

第十六条　集中采购中标原则。

1. 公平公正原则。对任何投标单位一视同仁，不偏不倚，公平、公正评标、定标。

2. 质量优先原则。坚持质量第一，GMP达标产品，名牌产品，公论信得过产品优先中标。

3. 同质低价优先原则。同品种，同质量以价低优先中标。

4. 信誉优先原则。同质同价基础上，送货及时，不缺品种，无以次充好欺诈行为。

5. 就近优先原则。同质、同价、同产地、同服务条件下，生产厂直销和本县供应单位优先中标。

6. 大、小品种合理搭配原则。大品种中标多者合理搭配部分小品种，小品种中标多者适当搭配大品种。

第十七条　中标单位中标供应的药品由中标单位按药品采购合同中的送货清单直接向医疗单位送货。供应单位必须在签订药品采购合同后一周内将全部药品送达到医疗机构。

药品采购服务中心受供方委托，可设暂存库，条件是送向一个医疗单位的药品总额不足500元或数量在1个大包装及其以下的可暂存在药品采购服务中心委托代转送，暂存转送费由供方负责。

第十八条　供应单位供应的是有效期药品，必须有一年以上使用期（特种另议），未规定有效期的药品必须是近二年内生产的产品。

第十九条　供应单位将药品送达到购药医疗机构后，医疗机构应及时验收入库。如发现质量问题，应立即报告县政府采购中心。如规格、产地、数量、价格不符的，供应单位应根据医疗机构要求进行调换或协调处理，并报县政府采购中心。

第二十条　医疗机构将所购药品验收入库后，院长及验收人应在货物验收单上签字并加盖公章。供应单位应在送货规定时限结束后的2天内将签好的货物验收单送交到县政府采购中心。

第六章 药品集中采购的财务管理

第二十一条 医疗机构申购的药品自鉴定合同起60天以内，以银行汇款的方式主动向县政府采购中心付款。每超过一日加收3%的滞纳金，超过3日视为违约，报县财政局纪检和县卫生局纪检等有关部门处理，具体款项由县政府采购中心追究。自药品签收之日起医疗机构药品收入专款专存专用，保持银行存款余额不少于逐日药品收入累计数，县政府采购中心收到要货单位的货款后五日内，根据供应单位提供的货物验收单及时与供应商结算，医疗单位不得私自直接向供应单位付款。

第二十二条 供应单位将药品发票交采购中心审验签章后，把药品发票与药品一同交给医疗机构，医疗机构核对后收下发票，记入应付款往来帐。

第二十三条 药品价格执行国家价格政策。省管、市管品种执行政府定价销售。

第二十四条 药品采购价格浮动时，企业自主定价品和按实际采购价顺加成的零售价执行。

第二十五条 村卫生室所用药品统一由所在乡镇卫生院调拨时按零售价计。村卫生室与乡镇卫生院执行同一零售价。

第二十六条 县政府采购中心与各医疗机构同步建立药品款往来台帐。医疗机构的月药品收支在下月26日前填好“赣榆县医疗机构药品收支情况月报表”报县政府采购中心。

第七章 药品补缺或紧急调拨

第二十七条 药品补缺仅限于医疗机构申购计划中采购未果的品种和数量。紧急调拨是指编制申购药品计划时不可预料因素

（如某疾病病人突然增加或发生某疾病的非常规治疗用药等）造成的品种缺货而需临时调拨。紧急调拨的品种按紧急需要确定。购用量以下次集中采购的药品送达日期前的预计需用量为准。

第二十八条　补缺和紧急调拨的品种须获得县政府采购中心“同意自购药品意见书”后由医疗机构自行采购，采购后医疗机构应把采购品种的数量和价格及时反馈到县政府采购中心。

第八章　药品集中采购中心的责任

第二十九条　各医疗机构应填写授权委托县政府采购中心集中招标采购药品的“授权委托书”。县政府采购中心与药品供应单位签订购药协议书。供应单位每次中标供应药品时，在供应药品协议表上签字，协议表和协议书有同等法律效力。

第三十条　凡参加投标的药品供应单位应在投标前向县政府采购中心交纳 5000 元投标保证金，未中标的单位当即退还，中标单位随货款一并退还。

第三十一条　未经县政府采购中心同意，任何医疗机构与供应单位不得以任何借口和形式私自洽谈采购药品。私自采购药品的医疗机构责任人提出黄牌警告，当年不得评为先进个人，年度考核不得评为优秀等次，单位不评为先进集体。重复私自采购的责任人和单位负责人视其情节给予必要的行政纪律处分。私自供应药品的经销单位取消参加采购中心的集中采购投标资格。对私自采购药品的收入一律上交县卫生局。

第三十二条　药品中标供应单位如不能按规定时间把药品送达到医疗机构的，每推迟一天扣付购药计划协议总额的 3%，超过三天则终止业务关系，并向采购中心赔偿 5000 元。如缺少品种，在规定期限内又未与县政府采购中心联系的，该品种供应单位向县政府采购中心赔偿该品种货款的 50%，1000 元为起点。缺少品种在规定期限与县政府采购中心联系的供应单位承担该品种货款的20%紧急调拨费，500元为起点。

第三十三条 药品供应单位对所供药品质量负全部责任，包括购方非仓储保管因素等存在的质量问题。若发现假劣药品由县卫生局药政、药检部门处理，供应单位承担由此产生的一切法律和经济责任。

第三十四条 在药款结算期内，如发生政策性药价调整，调高的按原协议价执行，调低的按调整价执行，以该品种现库药品数量计算。

第三十五条 药品供应单位和医疗机构一律不得搞药品促销活动，一经发现，由卫生局纪检部门按不正之风处理，处以责任人没收促销费全额，并处促销费一倍罚款交卫生局。

第三十六条 药品供应单位除向县政府采购中心交纳适当的资料工本费外，一律不得向县政府采购中心、药品采购服务中心给予任何形式的赞助或回扣，一经发现，由财政局、卫生局纪检部门按行贿、受贿对责任人处理。

第三十七条 凡不根据医疗单位实际需要盲目订购造成缺药、积压失效的，由各单位相关责任人负责。

第九章 附 则

第三十八条 本实施细则为试行稿，由县卫生局负责解释。如国家另发药品集中采购的政策性规范文件，县卫生局将依据国家规定修订本实施细则。

第三十九条 本实施细则自公布之日起试行。

二〇〇一年二月十四日

案例三

赣榆县药品网络招标采购实施办法

为巩固和规范我县药品集中招标采购工作，对原来人工招标工作存在耗时费力、成本高、保密性差等问题，县卫生局决定对药品招标工作进行技术升级，实行网络招标。2004 年底卫生局药品采购服务中心会同财政局政府采购中心及医院相关人员，对外地的网上招标进行了考查和调研。2005 年我们请电脑专业技术人员协助，自行研制了网络招标软件，购置了网络招标服务器，经过反复试验，至今年 8 月份，成功地实施了网络招标采购。由于网络招标的实施较大地提高了工作效率，降低了招标成本，同时减少了中间环节，强化了保密性，增加了透明度，不但方便了供货单位，同时也方便了医疗卫生单位，使整个药品招标采购工作更加公开、公平、公正，各项制度和操作规程也日趋规范化，科学化。具体实施办法是：

1. 建立网站，编程采用先进可靠的软件，定期测试和维护网站系统。

2. 制定网上药品招标采购管理办法和工作规范。

3. 建立药品采购单位、供货单位的电子档案、基本权限。

4. 制定目录。制定药品网上招标采购药品目录，纳入目录的药品均使用通用名，并每月对目录进行维护和最高最低限价的修正。

5. 申报计划。各药品采购单位申请药品采购的办法是，每月 24 日～26 日，由医院药品采购人员登录网站，输入密码进入计划制定功能，选取药品品种，并填写采购数量。

6. 发标。县药品采购中心每月 27 日上午 8：00 时对各医疗单位的申报计划进行网上自动汇总，并在网上发布招标药品汇总的品种和数量。

7. 投标。每月 27 日上午 8：30 时至 29 日上午 9：00 时为投标时间。经资质认定的供应商登录网站后输入密码，进行投标。投标截止日期前，投标人可以对投标进行补充、修改或撤回已提交的投标。

8. 开标、评标与询标。投标结束后，由药品招标采购中心人员主持，在卫生、纪检、工商、药监等部门的监督下，由计算机根据编制的特定程序对投标药品进行统计，判断产生中标结果，在产生争议的情况下，由评标成员投票表决。评标委员会完成评标后，由计算机直接打印出评标结果，由全体评标成员签字后作为最终中标结果并存档。

9. 中标情况公布。30 日上午 8：30 时将中标结果在网上公布，各采购单位和供货单位可以从网上查阅或下载各自中标结果。

二〇〇五年九月十日

第九章 农民滚动式预缴费制度的效果与意义

在《农民滚动式预缴费制度的可行性与优越性》一章中，我们结合实际运作和有关资料，通篇着重阐述分析了农民滚动式预缴费制度在理论上的可行性和优越性。但可行性和优越性最终还要用该制度的实践效果来检验。农民滚动式预缴费制度扭转了传统筹资的被动局面，克服了全国普遍存在的农民筹资难问题。本章进一步分析赣榆县和全国各地实践农民滚动式预缴费制度达到的效果与意义。

第一节 农民滚动式预缴费制度的效果

赣榆县农民滚动式预缴费制度是在新型农村合作医疗试点过程中出现的新生事物，其逐步建立经历了一个发展的过程，并在实践中得到了不断的成熟和完善，收到了良好的成效。

一、农民滚动式预缴费制度的发展过程

在农民滚动式预缴费制度试运行初期，作为新生事物，面临着一些阻力，包括各个方面，其中主要是镇村干部和参合农民。一些地方与部门的领导从农民的角度对该制度提出了质疑：农民补偿受益的钱没有拿回去，从表面看等于没受益，而他们的受益心情是迫切的，他们能接受吗？该制度在政策上允许吗？另外，农民缴费时间提前了，这段时间的参合资金利息怎么处理？有一些干部认为，实施农民滚动式预缴费制度后，农民筹资的职工基

本上就由镇村卫生机构承担，这似乎违背了合作医疗是政府行为，必须由政府组织发动的原则，同时个别地方利用合作医疗筹资进行的搭车收费的做法将受到冲击，还有的干部认为农民滚动式预缴费制度只能完成筹资的一部分任务，年终剩余任务可能还要交到镇村干部手中，届时参合农民缴费情况不一，难以统一运作，操作难度大。从参合农民的角度来看，主要是运作伊始，有部分农民不够理解，认为所报销的费用开始得不到兑现，卫生部门有欺骗的嫌疑。

针对以上现实矛盾，该县对传统筹资和滚动筹资进行了深入的分析和比较，回答了有关疑问。关于为什么要开展滚动筹资，他们认为在传统筹资难以奏效的情况下，不实行滚动筹资合作医疗就没有出路，难以持续运作，这项政治任务就无法完成，就难以向政府和农民交待。关于滚动筹资能否成功，他们认为，滚动筹资首先在理论上具有强大的可行性和优越性，在实践上可以首先在条件好的乡镇试点，取得经验后逐步推广，并不断地调整与完善有关具体措施，是能够取得成功的。

该县从治本入手，采取加强宣传和规范运作两个重要手段，在较短的时期内，改变了干部和农民的认识，促进了农民滚动式预缴费制度的顺利运作。对干部主要是通过行政手段，如下发文件、会议宣传部署等，对农民滚动式预缴费制度的运作方法、意义、要求等予以明确规定，保证了政令的畅通和统一。对农民的宣传包括一般的宣传和报销滚筹时面对面的宣传两个方面，向农民耐心解释农民滚动式预缴费制度的做法与优势，取得他们的理解与配合。同时，该县加强了对镇合管办和村卫生室的有关业务培训，并提出了严格的要求，促进了农民滚动式预缴费制度的规范化运作。通过完善报销滚筹程序，科学记录滚筹情况，并给付相应的收据等措施，让农民真正放心。

通过采取以上积极措施，农民滚动式预缴费制度的实施非常顺利，试运行半年左右，就基本上进入了良性轨道，运作阻力明显减少。目前，该县农民滚动式预缴费制度得到了全面的、持续的和高质量的运行，受到了广大干部农民的普遍认可与赞同，绝大多数干群对该制度表现出了支持、理解和拥护的态度。该县政府并及时出台文件明确肯定了滚动式预缴费制度的做法，进一步巩固了这一制度。连云港市下发了有关文件，在全市推广这一做法。江苏省和全国有关会议也对这一做法给予了肯定的评价，并予以广泛推荐。

二、农民滚动式预缴费制度达到的成效

赣榆县农民滚动式预缴费制度运作的实践效果非常显著。该县在第一轮新型农村合作医疗试点运作期间，试行滚动筹资，用8个月时间筹集下一年度农民参合资金800多万元，占下一年度农民应筹资金的80%以上。第二轮新型农村合作医疗运作半年，就筹集下一年度农民参合资金500多万元，占应筹资金的50%以上，实现了时间过半、任务超半。

农民滚动式预缴费制度是通过镇合管办运作，镇村干部从此不需要上门收费，从而改变了收费环境、收费场所和收费方向，减少了筹资环节，降低了筹资成本，避免了违规操作，促进了新型农村合作医疗的可持续发展，达到了政府和合作医疗运作各方满意的良好效果。该制度减少了会议动员和上门收费的麻烦，降低了收费成本，为政府减轻了压力，并受到了基层干部的欢迎。该制度通过宣传与受益，实现了农民知情、自愿与支持，该制度运作方便，实现了一次投入（第一轮第一年农民缴的参合资金）、长期受益（通过滚动筹资，不再上门向农民收参合经费），得到了广大农民的理解和信任，农民的满意度达到了90%以上。该制度在促进合作医疗长期顺利实施的基础上，保证了医疗卫生机构收益的合理增长，保证了合作医疗管理机构的职能发挥和正常运作。

滚动筹资建立了稳定的可持续的农民筹资机制，可有效解决农民筹资难问题，为合作医疗的可持续发展打下了坚实基础，非常适应经济欠发达地区实际。该制度的突出效果是机制创新的结果，也是精心组织运作的结果。赣榆县的成功实践证明，经济欠发达地区只要明确思路，周密计划，积极推进，认真实施，滚动筹资一定能够取得令人满意的预期效果。

第二节　农民滚动式预缴费制度的意义

新型农村合作医疗不是权宜之计，而是一项长期的农村社会保障政策，在该政策的贯彻执行过程中，农民筹资始终是一个关键的必须面对的问题。农民滚动式预缴费制度通过机制创新，从根本上解决了传统筹资的诸多障碍，如农民筹资难问题、筹资成本问题、资金安全问题等，成为经济欠发达地区新型农村合作医疗筹资模式的一种现实的选择。该制度在经济欠发达地区的产生和运作也具有一定的必然性和较长时期的适应性。当前和今后一个较长的时期内，我国处于社会转型时期，在城乡和地区经济和社会发展水平差异仍然较大的背景下，该制度从机制上保证了农村医疗保障制度的建立和完善。

目前，在全国范围内，新型农村合作医疗工作正在如火如荼地开展，各地在运作过程中相继探索并推出了各种筹资模式。农民滚动式预缴费制度作为经济欠发展地区推出的农民筹资模式，推动了新型农村合作医疗的可持续运作，丰富了新型农村合作医疗的筹资模式，充实了新型农村合作医疗的筹资理论。

农民滚动式预缴费制度的建立、实践与推广普及具有非常重大的历史与现实意义。以下笔者从制度创新、新型农村合作医疗运作与发展、农村社会保障制度的完善、农村卫生事业发展、农村经济发展与社会稳定等角度，对农民滚动式预缴费制度的作用和意义予以分析。

一、农民滚动式预缴费制度是制度创新的典范

从广义的角度，制度是指在一定条件下形成的政治、经济、文化等方面的体系，如政治制度、经济制度、社会主义制度、资本主义制度等。在改革与发展的大背景下，阻碍或影响社会发展进步的东西比较多，其中带有决定性或根本性的东西就是制度问题。在某些方面我们的制度供给严重不足，出现了制度短缺与失范并存的局面。

农民是构建和谐社会的重要主体之一，重视三农问题，对我国社会的发展十分必要。新型农村合作医疗是实现农民利益最大化的重要制度，该制度的建立使农民健康利益的有效实现机制成为可能。滚动筹资是制度的一种，其建立弥补了新型农村合作医疗筹资方面的有效制度的短缺。该制度是针对解决农民筹资难问题的一种机制创新，保证了新型农村合作医疗运作的首要环节，是市场经济环境下，解决农民基本医疗，防止因病致贫、因病返贫的一个政策要求。

江泽民总书记曾对创新问题作过深入和精辟的论述，他说，创新是一个民族的灵魂，是一个国家兴旺发达的不竭动力。当今时代是创新的时代，必须根据不断变化的社会现实和实践发展的要求，自觉进行创新，从根本上保证工作取得胜利。农民滚动式预缴费制度建立在正确的思想认识的基础上，是解放思想、求真务实、开拓进取的必然结果。农民滚动式预缴费制度既是制度创新，又是机制创新，通过逆向思维并科学论证、大胆实践，建立了可行的优越的筹资机制，拓宽了解决问题的视野与思路，有效地解决了农民筹资难问题，突破了制约新型农村合作医疗发展的瓶颈，为社会保障领域创新制度树立了成功的典范。

二、农民滚动式预缴费制度促进了合作医疗制度的革新

按卫生部有关新型农村合作医疗的指导意见规定的原则，农民筹资必须先行到位，财政补助资金才能配套，因此农民筹资问题是新型农村合作医疗的关键问题。农民滚动式预缴费制度解决了新型农村合作医疗钱从哪里来的问题，保证和促进了新型农村合作医疗的运作与发展。可以说，农民滚动式预缴费制度是合作医疗制度操作的前提，也是合作医疗制度的重要甚至是核心的组成部分。该制度的建立与实践，解决了农民筹资问题，也使得合作医疗运作的其它问题迎刃而解。

农民筹资过程也是合作医疗管理的过程。通过有效筹资，促进了合作医疗的规范管理，推动了新型农村合作医疗发展，为农民带来了服务和效益。更进一步看，滚动筹资将影响新型农村合作医疗的发展与走向，也为研究新型农村合作医疗提供了空间。

国务院发展研究中心课题组在《对中国医疗卫生体制改革的评价与建议》中指出，新型农村合作医疗制度的设计存在五个缺陷，其中第一个是农村居民自愿参加并需要按年度缴纳费用的问题，第二个是政府的补贴与自愿参加相结合的问题，第三个是保障目标仍然定位为保大病的问题，第四个是缺乏医疗服务体系改革的同步支撑的问题，第五个是缺乏组织能力和管理成本上的分析的问题。这些问题都是新型农村合作医疗运作必须面对和必须解决的。农民滚动式预缴费制度从根本上解决了筹资问题，为解决其它问题奠定了坚实的基础，同时，其对保大保小补偿模式和以镇为主的管理体制的选择等也直接促进了有关问题的解决。

三、农民滚动式预缴费制度促进了农村社会保障制度的完善

农民滚动式预缴费制度有利于农村社会保障制度的完善。新型农村合作医疗制度是农村社会保障制度的一个方面，也是很重

要的方面。农民滚动式预缴费制度为新型农村合作医疗制度的完善提供了前提和保证，为农村社会保障制度的完善做出了非常大的贡献。同时，农民滚动式预缴费制度所创新的筹资机制，也为其它社会保障制度中的筹资制度的创新提供了一个良好的示范。

四、农民滚动式预缴费制度促进了农村卫生事业发展

农民滚动式预缴费制度从保障合作医疗顺利运作这个角度讲，促进了农村卫生事业的发展。新型农村合作医疗制度与农村卫生事业的发展具有互动关系，农民滚动式预缴费制度为这种关系提供了支持与保证。从另一个方面讲，农民滚动式预缴费制度也拉近了卫生机构与农民的关系，促进了二者之间的沟通、理解、信任与协作配合。该制度还拉近了镇村卫生组织之间的关系，促进了镇村一体化管理的顺利实施。总的来看，该制度对建立和完善农村卫生服务新体系具有不可替代的重大作用。

五、农民滚动式预缴费制度促进了农村经济发展与社会稳定

农民滚动式预缴费制度有利于农村经济发展与社会稳定。新型农村合作医疗制度的完善是全面建设小康社会的重要一环，也是全面建设小康社会的一个重要保证。农民滚动式预缴费制度使得新型农村合作医疗制度的长期运作成为可能，使得农民的医疗保障问题得到了初步的解决，维护了农民的身心健康，保护了农村劳动生产力，促进了农村市场经济的发展。从构建农村和谐社会的角度看，农村医疗保障制度的建立与完善，有利于农村社会秩序的建立和稳定，促进了农村社会关系的和谐。

六、农民滚动式预缴费制度减轻了政府筹资的负担

采用传统的筹资方式筹集农民参合资金，每年都要组织发动，上门收费，政府必须投入大量的人力、物力和财力，成本较大，

一般规模的县每年需要几十万元至近百万元，规模大的县要达到数百万元，并且是长期的负担。农民滚动式预缴费制度将大部分的筹资任务由政府和村委会转移到镇合管办，从根本上减轻了政府的负担，政府不必再为每年较长的筹资时间和过大的财政无法解决的筹资成本问题而发愁。该制度使得政府在确保合作医疗正常运作的同时，将更多的精力投入到领导经济建设和社会管理上来，保证了以经济建设为中心的基本路线的贯彻落实。乡镇机构改革需要在精简职能的基础上精简人员，农民滚动式预缴费制度对精简乡镇政府职能无疑是有促进作用的，从而有利于乡镇机构改革的深入开展。从另一方面看，农民滚动式预缴费制度促进了合作医疗的发展，保证了农民的真正受益，还强化了政府的威信。

第三节　农民滚动式预缴费制度的未来影响

一、农民滚动式预缴费制度对社会观念的影响

现代社会是一个多元的社会，其中从文化上来看，各种观念不断涌现，也日益呈现出多元化趋势。在多元的观念之中，有的是正确的，需要发扬；有的是错误的，需要加以限制和抨击。农民滚动式预缴费制度倡导与建立了新的制度文化和观念文化。其逆向思维产生了积极的效果，改变了农村干部、农民以及卫生部门、合作医疗管理机构工作人员等对合作医疗以及合作医疗筹资模式的认识和看法，在一个新的起点上构筑了新的合作医疗筹资文化，丰富了合作医疗文化的内涵。农民滚动式预缴费制度所倡导的观念包括风险意识、互助共济意识、保险意识、集体主义观念以及诚信意识、制度意识、纪律观念等等，其对社会观念的影响是积极的和富有成效的，应该不断发扬。

二、农民滚动式预缴费制度对合作医疗运作模式的影响

合作医疗制度包括筹资、补偿、管理、监督等各个方面，其运作具有总体的规律性，也有各地的特色。不同的特色适应不同的环境，适宜的特色能够得到农民和领导的认可。合作医疗运作模式是指合作医疗在运作过程中所形成的具有独特性的总体风格，是合作医疗的筹资、补偿和管理等方式方法的综合体现。按照以上内容也可以将合作医疗的运作模式具体化，分为筹资模式、补偿模式和管理模式等。农民滚动式预缴费制度实际上是一种新的筹资模式，其建立与发展不但对合作医疗筹资模式产生了直接的影响，而且对合作医疗总体运作模式的影响也是显而易见的。农民滚动式预缴费制度的运作需要相应的配套措施，如保大保小合医药合防保的补偿模式、农村卫生服务新体系的构建、镇村卫生组织一体化管理、网络信息化管理，县镇两级管理、以镇为主的管理体制等，这就在实质上对补偿、管理和监督模式的选择起到了决定性作用。因此，要进一步探索与完善包括农民滚动式预缴费制度在内的合作医疗制度，建立健全内部运转协调，同时又适应农村社会实际的新型农村合作医疗运作模式。这是广大农民的迫切需要，我们必须加强这一方面的研究和探索。

三、农民滚动式预缴费制度对社会保障政策的影响

农民滚动式预缴费制度是赣榆人民在新型农村合作医疗的实践中探索出的一个崭新的筹资机制，其非常适宜于经济欠发达农村地区，这是为理论和实践都已经证明的。同时，作为一种机制创新，该制度的应用并非狭隘，而是有着比较广泛的运作空间。譬如，该制度的减化筹资环节、降低筹资成本的优点，对经济发达地区来说也很有借鉴的必要。合作医疗制度属于社会保障制度的一种，并与城镇职工医疗保险制度和商业医疗保险制度等有着

非常大的互通性，因此，农民滚动式预缴费制度的建立和完善将对城镇医疗保险制度和其它社会保障制度的筹资问题的解决发挥强大的影响作用。也就是说，农民滚动式预缴费制度的成功将对国家社会保障政策尤其是城镇医疗保险政策的完善提供可借鉴的有说服力的经验和佐证。城镇医保在筹资、补偿、管理、监督等方面也有许多问题需要解决，滚动筹资的做法可以为此提供一定的帮助。

四、农民滚动式预缴费制度对医疗保险学等学科建设的影响

保险学属于经济学和金融学的范畴，是研究保险的一般规律、基本理论、基础知识和基本业务的一门社会科学学科。医疗保险学是保险学的分支学科，新型农村合作医疗在理论上属于医疗保险的范畴，因此，合作医疗理论的发展与完善必然对医疗保险学产生不可避免的影响。筹资问题是所有保险门类运作的基础，筹资理论是保险学的重要组成部分，筹资理论的创新将从根本上推动保险学的发展。农民滚动式预缴费制度通过对筹资制度和新型农村合作医疗制度的完善与拓展，将对保险学的学科建设发挥重大作用。同时，该制度还将对社会学、经济学、政治学等相关学科产生这样那样的影响。

五、农民滚动式预缴费制度对卫生政策的影响

卫生政策是指政府及卫生行政部门等制定的有关卫生事业的政策。政策制定的前提是发现问题，即要通过调研等掌握有关社会需求的信息，然后才能制定可选择的方案。农民滚动式预缴费制度促进了新型农村合作医疗制度的完善和长期运作，并且影响了新型农村合作医疗运作模式的选择，如保大保小合医药合防保的补偿模式等，从而对农民的卫生需求和农村卫生事业的发展产生了巨大的拉动作用，扩大卫生服务市场和服务领域，形成农民、

卫生机构和政府三赢的良好局面。这种新的结构和格局就是一种新的信息，各级政府和卫生行政部门在制定和调整卫生政策时，必然也必须考虑这种新的变化。所以说，农民滚动式预缴费制度必将对卫生政策产生较大影响。

六、农民滚动式预缴费制度对农村社会关系和社会结构的影响

农村地区，尤其是经济欠发达的农村地区，总体社会发展水平比较低，在此背景下，广大农民更加需要医疗保障制度。但是，农村医疗保障制度与农村社会之间存在着一定的矛盾。如果医疗保障制度能够得到建立和完善，就会促进农村社会的发展，反过来又促进医疗保障制度的建设，形成良性的互动与循环，也就克服了这一矛盾。如果医疗保障制度不能够得到建立和完善，就不利于农村社会的发展，形成恶性循环，矛盾就会深化。要实现良性循环，必须首先实现合作医疗制度的正常运作，而农民滚动式预缴费制度的建立使得这一条件成为可能。该制度从机制上克服了经济、管理、观念等不利因素，保证了合作医疗的发展，从而对农村经济建设、公益事业发展、政府行为等产生了积极的影响，有力地促进了农村社会关系的改善和社会结构的合理调整，对农村社会的和谐发展将产生不可低估的作用。从另一方面来看，农民滚动式预缴费制度直接改善了农村干群关系、农民与卫生部门的关系、农民与合管办的关系、合管办与卫生机构的关系等，成为构建农村和谐社会的一个重要方面。

七、农民滚动式预缴费制度对其它国家和地区的影响

世界卫生组织在阿拉木图宣言中提出了人人享有卫生保健的目标。人人享有卫生保健是基本人权，该项人权的现实体现必须以经济和卫生事业的不断发展作为基础，同时，在建立健全医疗保障制度方面要做出正确明智的选择。当前，无论是发达国家，

还是发展中国家，都高度重视人权，如我国当前提出的以人为本的观念与构建和谐社会的目标等，就是重视人权的一个新的体现。从社会保障的角度看，每个国家都必须不断完善医疗保障制度，为居民提供基本的医疗卫生服务。就世界范围而言，医疗保险制度有多种模式，但是除了保险费用全部由政府负担的以外，个人保险费用的收缴是共同必须的，也就是说个人筹资制度的建立是必须的。尤其是广大第三世界国家，其经济基础薄弱，政府难以承受全部的医疗保险费用，建立适宜的医疗保险或合作医疗筹资制度是其必须解决的问题。新型农村合作医疗制度是中国人民创造的农民医疗保障制度，而滚动筹资制度保障了合作医疗制度的顺利实施。该制度的建立和成功实践，为其它国家和地区，尤其是第三世界国家完善医疗保障制度，特别是解决个人筹资问题，提供了范例，具有重大的现实意义。

第四节　效仿滚动筹资的效果与对滚筹制度的评价

一、国内有关地区实行滚筹制度的效果与评价

赣榆县的农民滚动式预缴费制度得到了其它地区的认可。滚动筹资制度在该县取得成功以后，得到了逐步的推广。该制度经过江苏省有关领导的肯定后，先是连云港市的有关县，后是江苏省其它县（市）逐步采取了这一制度。2005 年 7 月 28～29 日，中国农村卫生改革与发展论坛暨第七期全国卫生局长培训班在赣榆县召开，全国有 19 个省的代表参加了会议。在会上，卫生部和中国初级卫生保健基金会的有关领导和专家学者以及与会代表对滚动筹资给予了较高评价，认为该筹资模式不但适应于赣榆县，对其它经济欠发达地区也具有很大的借鉴意义。今年以来，各省市

县组团约40余批次，前来赣榆考察观摩。目前，根据网上和其它信息，在全国范围内共有五个省（自治区）的数十个地区借鉴使用了滚动筹资模式，有代表性的实行滚动筹资的地区有：江苏省连云港市灌云县和东海县，徐州市睢宁县、铜山县、丰县和邳州市，淮安市涟水县，盐城市东台市；河南省太康县、武陟县；山东省章丘市；海南省海口市和内蒙古自治区有关县（市）等。

从各地效仿和实践农民滚动式预缴费制度后的反馈来看，该制度能够收到很好的效果，真正克服经济欠发达地区合作医疗农民筹资难、筹资成本高的问题，这充分体现了该制度具有相当强的生命力和适应性。

二、专家学者官员对农民滚动式预缴费制度的评价

在赣榆县新型农村合作医疗试点过程中，得到了领导专家学者的经常指导，他们在百忙之中，有的深入广大农村，关心农民疾苦，进村入户调查了解；有的来电来函指导基层卫生工作者的工作；有的亲自到会培训新型农村合作医疗工作人员。在他们的关心指导下，滚动筹资才得到了健康成长发展，同时，也得到了有关专家学者官员的高度评价，他们积极肯定滚动筹资的做法，并热情向各地推介。

——中共中央政治局委员、国务院副总理吴仪同志于2005年9月13日在2005年全国新型农村合作医疗试点工作会议上的讲话中指出：

两年多来，各地区、各有关部门在解决基金筹集、基金管理、补偿报销、费用控制等方面的问题上做了大量工作。比如，江苏、浙江、湖北等省的一些试点县，采取“滚动筹资”、“代理收缴”、“集体统缴”等方式筹集参合农民个人缴费，既方便了群众，又及时筹到资金，还降低了成本。

——全国人民代表大会常务委员会副委员长、中国农工民主

党中央委员会主席、中国初级卫生保健基金会理事长蒋正华同志的评价

2005年7月28日，中国初级卫生保健基金会、中国健康扶贫工程组委会举办的中国农村卫生改革与发展论坛暨第七期全国卫生局长培训班在江苏省连云港市赣榆县开幕。蒋正华副委员长为此发来了贺信，其中指出：基金会一年多来通过大量的调研认为，赣榆县的新型农村合作医疗的做法和经验值得推广。这次论坛的主题就是介绍交流新型农村合作医疗好的经验，并实地参观、考察赣榆县的新型农村合作医疗做法。我相信通过这次论坛能够给大家带来启发和帮助，更好地推动新型农村合作医疗工作的开展。

——江苏省人民政府的评价

2005年9月13日，江苏省人民政府在2005年全国新型农村合作医疗试点工作会议上的发言中指出，传统的筹资是依靠政府发动、乡镇村干部走村入户挨家挨户上门收取，这种方式费时费力，筹资成本高。我省积极探索多种筹资方式，……赣榆县采取"滚动筹资"的方式，在农民报销时征得农民同意的情况下，收取下一年度的费用。这些筹资方法，既提高了工作效率，又降低了筹资成本。

——中华人民共和国卫生部农村卫生管理司原司长李长明同志的评价

李长明同志是国务院新型农村合作医疗部际联席会议办公室主任、新型农村合作医疗指导专家组组长。他在江苏省省市县领导专家的陪同下，多次到赣榆县就农村卫生改革与发展、新型农村合作医疗试点工作进行深入的调查研究，对赣榆县认真探索农民个人筹资机制、试行滚动筹资给予了及时的、必要的、全面的关注与指导。他认为，赣榆县的新型农村合作医疗试点工作在农民筹资与计算机管理方面，领跑全国，走在了众多县（市）的前列。

——江苏省人民政府省长助理陈宝田同志的评价

2005年3月29日，江苏省新型农村合作医疗和农村改水工作经验交流会在江苏省连云港市召开。江苏省人民政府省长助理陈宝田同志在会议结束时作了讲话，他在讲话中对赣榆县的新型农村合作医疗运作情况和包括滚动筹资在内的一些做法做了肯定性的论断。他说：我感觉到赣榆县最耀眼的亮点是两条，一条是计算机管理，第二条，滚动筹资机制。计算机管理实现了即时结报，实时控制，在海头镇我们看到一楼交钱二楼报销，“两层两窗口”；在沙河镇是一层楼两个窗口，一个窗口交钱一个窗口结报，“一层两窗口”，随着计算机管理的完善，最终会走上“一层一个窗口”的形式。滚动筹资的机制，当时实事求是讲我是有保留的，主要是担心老百姓反感、抵制，这次看到情况很好，06年资金筹集已经到了30%以上。说明“经验来自于基层，创新来自于实践”，我们基层有无穷无尽的创造，这是我看到的两个亮点。

——北京大学刘继同教授的评价

滚动筹资是赣榆县劳动人民的集体智慧的结晶，是医疗保障制度个人缴费方式的创举，它在完善农民医疗保障制度的道路上，进行了全新的探索，初步显现了可喜的成效，并将为医疗保险制度的完善提供借鉴，具有重大的现实意义。它的推广应用将给广大农民带来福祉，为医疗保健水平的提高做出积极贡献。

——《人民日报》主任记者白剑锋同志撰文

2005年9月15日，《人民日报》主任记者白剑锋同志在该报第15版以《破解农民“筹资难”》为题，对赣榆县的新型农村合作医疗工作进行了全面的报道，对该县的滚动筹资制度做了深入的介绍，对滚动筹资产生的背景、运行后取得的满意效果以及农民对滚动筹资接受程度和满意度等，做了全面的阐述，并在编余发表短评《让农民受益是根本》。文章认为，在很多经济欠发达地区，新型农村合作医疗的一大难题就是农民“筹资难”。为此，江苏省赣榆县首创了农民滚动式预缴费制度，走出了“一年一发动，一年一筹资”的困境。

——《健康报》主任记者陈会扬同志撰文

2005年9月6日，《健康报》开办首期新型农村合作医疗多看点栏目，该报主任记者陈会扬同志于一版头条以《滚动筹资成本降八成》为题，对赣榆县的农民滚动式预缴费制度的做法和成效进行了全面客观的报道，对农民通过滚动筹资可以长期参合长期受益进行了介绍，同时发表了记者手记《救命钱全要花到点子上》，对这一制度给予了充分肯定。

——新华社主任记者何俊昌同志在新华网上撰文

2005年9月6日，新华社主任记者何俊昌同志以《新型农村合作医疗制度在赣榆县受到欢迎》为题，在新华网上撰文，对赣榆县新型农村合作医疗工作情况，尤其是农民滚动式预缴费制度、保大保小合医药合防保的补偿模式、县镇两级管理、以镇为主的管理体制和网络信息化管理等特色做法做了介绍，肯定了工作成绩，并配发了照片。相关图文已经被新浪网等多家重要网站转载。

附录一 相关期刊文章

新型农村合作医疗制度在赣榆

王靖元[1]，谢炜[2]，徐文彦[1]，
徐德斌[3]，邵高泽[1]

（1. 江苏省赣榆县卫生局，江苏　赣榆　222100；2. 江苏省连云港市卫生局，江苏　连云港　222023；3. 江苏省赣榆县合管办，江苏　赣榆　222100）

文献标识码： A
中图分类号： R197.1
文章编号： 1005-5916（2004）09-0011-03

合作医疗在我国已有几十年的历史，它经历了兴起、发展、波折、再建几个阶段。现在，党中央、国务院从战略高度提出建立新型农村合作医疗制度，为深入解决“三农”问题和全面建设小康社会奠定了坚实基础，是党和政府践行“三个代表”，落实科学发展观的体现。

赣榆县是江苏省政府确定的新型合作医疗试点县，县委、县政府对此高度重视，在广泛调查和深入研究的基础上，制发了《赣榆县新型农村合作医疗实施办法》和配套文件，并试运行。

1　我国合作医疗的历史回顾

1.1　合作医疗是人民群众的历史性创举

在我国采用“合作制”的办法举办医药卫生事业最早可追溯

到抗日战争时期。据史料记载："卫生合作社：1944年因伤寒、回归热等传染病流行，政府应群众要求委托大众合作社办理，总社设在延安。资金由大众合作社和保健药社投资，并吸纳团体和私人股金，政府赠送药材等，是一种民办公助的医疗机构。"

建国伊始，为解决广大农村缺医少药现状，东北各省积极采用合作制和群众集资的办法举办卫生合作社。合作制卫生组织体现了互助共济性质，是我国合作医疗的雏形，为后来创建奠定了基础。1955年农业合作化高潮时期，山西、江苏、河南、河北、湖南、贵州、山东、上海等省市农村出现了一批由农业生产合作社举办的保健站，如1955年江苏常熟县归市乡农业生产合作社与归市乡诊所签订合同，规定社员在诊所看病从公社公益金中补助40%～60%的医药费。1958年该县东张乡办起了合作医疗，开我省先例。

1.2　合作医疗在党和政府的支持下发展

1959年，在山西稷山县召开了全县农村卫生工作会议，卫生部党组向中央上报了《关于全国农村卫生工作山西稷山现场会议情况的报告》，对农村医疗保健制度提出了具体建议。中共中央以中发（60）70号文转发了卫生部党组的报告，要求各地参照执行。

1965年，毛泽东同志指示"把医疗卫生工作的重点放到农村去"。1968年毛主席批发了湖北长阳县乐园公社办合作医疗的经验，盛赞"合作医疗好"，使农村合作医疗得以大面积推广和普及。1978年《中华人民共和国宪法》对推行农村合作医疗制度做了明确要求。1980年全国约有90%的村实行了合作医疗。

1.3　合作医疗受挫的教训

上世纪80年代合作医疗大面积解体，1988年全国覆盖率下降到5%左右。其主要原因有5个方面：

"文化大革命"推进和普及了合作医疗，接着因存在着形式主义和浮夸风，从而被当作“文革”产物予以否定；1983年实行家庭联产承包制，集体经济作为合作医疗主要经济支柱地位严重削弱，同时又忽视了农民的自身投入，淡化了个人责任；搞市场经济，“谁看病，谁掏钱”，“看病是农民自己的事，政府不必干预”；片面强调合作医疗的福利性，追求全包全免或高补偿；管理较差，制度不完善，缺乏有效的监督机制。

1.4 合作医疗的再度发展

1993年，国务院政研室和卫生部在全国范围内进行了调研，提出了《加快农村合作医疗保健制度改革和建设》的研究报告。此后，卫生部与世界卫生组织合作在7省14县进行了试点。1996年卫生部在河南召开了全国农村合作医疗经验交流会，会议深刻剖析了合作医疗的产生发展和作用。《中共中央、国务院关于卫生改革与发展的决定》对此予以充分肯定。国务院批转了卫生部、国家计委、财政部、农业部、民政部《关于发展和完善农村合作医疗的若干意见》。据卫生部信息中心统计，到1996年底，全国开展合作医疗的行政村已上升到17.59%。

2 新型农村合作医疗制度的提出与政策规定

随着农民生活水平的不断提高，农民医疗保障需求不断增加，传统合作医疗显得不够适应农村社会经济的发展需要。农村市场经济发展迫切要求建立农村社会保障制度，各级政府的责任意识不断增强，财政能力不断提高，各种主客观因素的相互作用，促使了新型农村合作医疗制度的诞生。

中发［2002］13号文《关于进一步加强农村卫生工作的决定》，对建立和完善农村合作医疗制度和医疗救助制度做出明确规定：①各级政府要积极组织引导农民建立以大病统筹为主的新型农村合作医疗制度，坚持自愿原则，实行个人缴费、集体扶持和政府资助相结合的筹资机制。个人缴费不属农民负担。②对贫困家庭实行医疗救助。医疗救助对象主要是五保户和特困户。医疗救助资金由政府投入和社会各界捐助。③省、市、县财政补助年人不低于10元。

国办［2003］3号文转发了卫生部等《关于建立新型农村合作医疗制度的意见》，对如何建立新型合作医疗制度提出了原则性规定，对各地落实中央政策起到了很大的指导作用。

苏政发［2003］75号文《关于在全省建立新型农村合作医疗制度的实施意见》，对合作医疗制度的目标任务和基本原则、资金筹集、管理监督等做了规定。对省财政转移支付县，个人筹资年人不低于10元，省通过转移支付年人补助10元，市县财政，以县为主，年人配套补助不低于10元（连云港为市2元，县6元，镇2元），计30元。

3 赣榆县新型农村合作医疗制度的基本内容

3.1 组织机构

县政府成立由卫生、农办、财政、计划、民政、审计等部门和农民代表参加的新型农村合作医疗管理委员会。镇政府成立相应机构。合管会制定相关政策、计划、措施，并负责实施和检查。合管会下设办公室，县合管办设在卫生局，镇合管办设在卫生院。县合管办配备专职人员7人，镇合管办配备3人，人员从卫生部门内部调剂，人员办公经费列入同级财政预算。合管办制订具体实施办法、年度计划，负责宣传发动，资金筹集、使用和管理。行政村建立由村委会主任、村医、农民代表参加的新型农村合作医疗领导小组，负责宣传发动，协助做好资金筹集和对村卫生室的监督检查。

3.2 基本规定

资金筹集以县为统筹单位，建立县镇两级资金。实行县统筹镇为主的管理体制。由镇政府组织实施，村委会负责筹资，资金按镇收县管的原则统一上划县合管办。省、市、县、镇四级财政补助资金和农民缴纳的资金划入县合管办，由县合管办按序时进度和比例匹配划拨各镇合管办。

建立家庭医疗防保合同制，在筹资的同时镇合管办与农户签订医疗防保合同，并以户为单位发放合作医疗证。在合医疗的同时，增加含预防保健体检等综合性服务。合管办与定点服务机构签订合同，明确诊疗科目、基本用药目录以及医药费用的结算办法等。

参合对象为农村常住居民，以户为单位，按全户人口计算，不得选择性参加。参合者的权利和义务：①及时缴纳参合资金；②享受医疗卫生服务和医药费用补偿；③遵守合作医疗实施办法及规定；④对合作医疗工作实施监督。

合作医疗列入县镇政府目标管理，定期检查考核。对工作中做出突出贡献的单位和个人给予表彰、奖励。

3.3 基金筹集与分配

合作医疗筹资根据自愿原则，实行农民个人缴纳、集体扶持和政府补助相结合的办法。筹资水平应当与当地经济发展水平和农民承受能力相适应，一般每人每年不低于 10 元。每年筹集 1 次，由村委会筹集。

滚动式筹资：即经农民同意，镇合管办可在当年报销医药费用时，提前扣缴该户次年参合基金，简称滚筹。

合作医疗基金分为基本医疗基金（占 75%）、风险医疗基金（占 15%）和储备基金（占 10%）3 部分。其中基本医疗基金含 5%的防疫保健基金，主要用于非计免药苗和妇幼保健保偿。储备基金用于年度调节，实行以丰补歉。农民缴纳的合作医疗基金和村集体及镇政府拨付的补助基金组成镇级基金，镇基金包干使用。县以上政府拨付的补助基金组成县基金。

3.4 基金补偿

医药费用结算支付采取分级分段（指不同级别的医院和不同的消费段）累计按比例补偿的方法，根据“以收定支，收支平衡，略有节余”的原则确定补偿比例。村及镇经费报销为零起报点，镇以上同时设“费用限额点”。分段补偿比例为：医药费用在0～500元的补偿25%，500～1500元的补偿30%，1500～3000元的补偿35%，3000～5000元的补偿40%。医药费用超过4000元的，经合管办研究，用风险医疗资金补偿，补偿比例为50%。每人每年补偿1万元为1个界限。1万元之后的补偿比例为：医药费用在0～5000元的补偿20%，5000元～10000元的补偿30%，10000元以上的补偿40%。每人每年最高补偿2万元封顶。分级补偿比例为：村卫生室补偿医药费的25%；镇卫生院补偿医疗费的25%，药费的35%；县及以上医院补偿医药费的20%。补偿范围限定为基本医疗和基本用药目录等，自行择医和购药以及特需医疗保健的费用自理。

在镇级以上医疗机构就诊，先自付医药费，凭合作医疗证、病历、发票等到镇合管办结算。在镇就诊现场报销，即随看随付随报，在县以上就诊定期报销。在村卫生室凭合作医疗证就诊，使用三联处方，就诊时只付自己负担部分的资金，并由病人或其亲属在专用处方上签字生效，村卫生室定期凭专用处方到镇合管办报结补偿经费。

3.5 管理与监督

县合管办在县合管会认定的国有商业银行设立合作医疗基金专用账户。县合管办负责基金的调配与划拨，任何单位或个人不得挪用或截留基金。各镇合管办设立报销支出帐户。资金使用账目公开，按章补偿，按时兑现，滚存积累，并接受财政、审计、监察等部门和农民代表监督。

县镇村定点医疗机构要提供优质医疗卫生服务，遵守有关规章制度，严格掌握诊疗原则，合理检查用药，规范病人出院，控制医疗费用的不合理增长。县镇合管会成员部门定期对合管办及定点医疗服务机构进行监督。

4 赣榆县新型农村合作医疗制度的特点

赣榆县新型农村合作医疗制度可以归纳五个“大”：一是大病统筹：筹资以县为统筹单位，突出解决大病。二是大额费用：大额费用高补偿解决因病致贫，最高1人1年补偿2万元。具体做法是保大适度保小，解决因大病致贫的政策要求，适当兼顾受益面。三是大范围补偿：其特点是合医药合防保，报销内容有：村以上看病医药费，非计免药苗费，妇幼保健保偿和婚前医学检查费，当年无病免费体检等。四是大范围投入：政府、集本、个人、社会都有投入。政府与个人投入较大。五是大范围监督：同级人大、政协、纪委、相关部门、农民代表多层面大范围监督，规范供需管三方的权利和义务。除具有以上特色外，还有如下特点：在县宏观管理下，突出了以镇为主的运作，镇合管办设在卫生院，有利于管理和协调，方便了群众报销；探索稳定的筹资机制，试行“滚动式”筹资可以实现农民一次投入、终身受益，有利于合作医疗的稳定发展和降低筹资成本，防止捆绑和搭车收费，防止截留资金，比较适合经济欠发达地区资金筹集。

此文发表于《中国农村卫生事业管理》杂志

2004年9月第24卷第9期

赣榆县新型农村合作医疗试点工作调查分析

王靖元[1]，谢炜[2]，徐文彦[1]，
徐德斌[3]，邵高泽[1]

（1. 江苏省赣榆县卫生局，江苏　赣榆　222100；2. 江苏省连云港市卫生局，江苏　连云港　222023；3. 江苏省赣榆县合管办，江苏　赣榆　222100）

文献标识码：A
中图分类号：R197.1；R195
文章编号：1005-5916（2004）09-0014-02

赣榆县地处江苏省最北部，东临黄海，面积1408.18平方公里，山区、平原、沿海各占1/3，辖18个镇436个行政村。2003年全县人口108万，农业人口85万，77万农民参合，参合率为90%。农民年人均纯收入3 360元。赣榆县为江苏新型农村合作医疗试点县，从2003年开始实施。至7月，全县77万参合农民中得到基金补偿176.8万人次，住院补偿4 781人次，补助总额为1 228.6万元。其中：补偿5 000元以上的10人，补偿1.8万元的1人；补偿1 000～5 000元248人；补偿500～1 000元1 197人；补偿100～500元12 449人；补偿非计免药苗3.12万人次，补偿金额26.38万元；补偿母婴保健保偿747人，金额11.38万元。

为综合评价试点工作，县合管办于2004年5月开展分层随机抽样调查，现将调查与分析做一报告。

1 资料与方法

调查从县驻地、山区、平原、沿海的18个镇中，随机分层抽取5个镇20个行政村。以村委会为中心，东西向分两组入户调查20～25户，全县共调查423户。调查工作由18个镇合管办负责人参加，统一标准经培训后进行。调查内容包括镇、村、户、基本情况，合作医疗知晓率、知晓途径、参合意愿、补偿满意度、筹资额度、滚筹意愿、定点服务机构满意度及看病存在问题等9个方面。被调查的20个行政村共有人口45 517人，其中有37 175人参合，参合率为81.7%，所属村卫生室19个，共有乡村医生85人，室年均收入8.59万元，合作医疗月平均补偿额为2 130元，月均滚筹参合基金987元。现场问卷调查423人，385人参合，参合率为91%。家庭及人均年医疗防保支出分别为403.2元和116.3元。家庭平均人口3.72人。

调查采取现场问卷、座谈会、查阅相关资料的方式进行。

2 调查结果

2.1 新型农村合作医疗知晓率及途径

被调查农民知晓率为80.4%（340/423），其中77.4%（319/412）是通过村和卫生院宣传获知；12.4%（51/412）是通过广播电视报纸获知；5.6%（23/412）听别人讲的；4.6%（19/412）为其他。在知晓程度上，有35.9%（149/415）的农民了解新型合作医疗；有41.4%（172/415）的农民同时了解补偿标准及程序。

2.2 参合意愿及补偿满意度

74.1%（304/410）的农民自愿参加，18.8%（77/410）随大流，7%（29/410）不愿参加。不参加原因：48.3%（14/29）的农民认为得不到实惠；24.1%（7/29）认为无所谓；27.6%（8/

29）不说明原因。

84.7%（342/404）的农民对补偿满意，15.3%（62/404）不满意。不满意原因：43.5%（27/62）认为报销比例偏小；17.8%（11/62）认为收费和药费偏高；21%（13/62）认为报销不及时；4.8%（3/62）认为不给报销；12.9%（8/62）另有原因。

2.3　筹资额度及滚筹意愿

96.1%（393/409）的农民认为每人每年筹资10元为宜。在提高补偿比例时60%（243/402）的农民认为可以增加2～5元，即年12～15元，39.6%（159/409）不愿增加。

78.7%（303/385）的农民愿意滚筹，20.8%（82/385）不愿意。原因为：74.4%（61/82）赞成到时再交；23.2%（19/82）不想参加；2.4%（2/82）不说原因。

2.4　参合农民对定点服务机构满意度

2.4.1　对县级医院满意度

45.7%（165/361）的农民满意，39.6%（143/361）基本满意，14.7%（53/361）不满意，满意度为85.3%。不满意原因：13.2%（7/53）为有收红包、吃请现象；34%（18/53）为对病人不关心、态度差；40%（20/53）为医药费贵、乱收费、私收费；7.5%（4/53）为乱检查；7.5%（4/53）不说明原因。

2.4.2　对镇卫生院满意度

64.8%（263/406）的农民满意，30.8%（125/406）基本满意，4.4%（18/406）不满意，满意度为95.6%。不满意原因：33.3%（6/18）为态度差；16.7%（3/18）为乱检查；22.2%（4/18）为收费贵、乱收费；27.8%（5/18）原因不明。

2.4.3　对村卫生室满意度

74.2%（299/403）满意，22.1%（89/403）基本满意，3.7%（15/403）不满意，满意度为96.3%。不满意原因：46.7%（7/15）为技术差，13.3%（2/15）为用药来路不明。

2.4.4 看病存在问题

24.3%（103/423）为医疗费贵，24.3%（103/423）为药费贵，4.3%（18/423）为看病难。医疗费贵，县级医院占72.6%（85/117），镇卫生院占15.4%（18/117），村卫生室占12%（14/117）；药费贵，县级医院占57.9%（66/114），镇卫生院占18.4%（21/114），村卫生室占23.7%（27/114）；看病难，县级医院占72.2%（13/18），镇卫生院16.6%（3/18），村卫生室占11.1%（2/18）。

3 讨论与分析

3.1 宣传引导

虽然采取上下联动，进村入户及自编自制录音带、宣传单、专题片，并与参合农民签订合同书等多种形式持续地开展宣传活动，但农民对新型合作医疗知晓率只达到80.4%，在知晓程度上35%了解新型合作医疗，只有41.4%参合农民同时了解补偿标准及程序，说明合作医疗宣传在方式方法、广度和深度上都要加强。宣传不到位，农民不明白，将直接影响农民参合积极性，同时也难以消除农民对合作医疗长久性、公正性等方面的疑虑。为此，合作医疗的宣传要打“持久战”不能打“闪电战”，要发挥村医的宣传导向作用，要用好农民健康促进学校的阵地作用。

3.2 农民参合意愿及补偿满意度

通过调查，参合农民74.1%是自愿的，22.6%随大流，7%不愿意。反映大部分农民参合心态是积极的，但仍有少部分农民认识不到位，甚至不愿参加合作医疗。究其原因：一是受传统合作医疗影响，农民的钱收了，但没得到实惠；再是认为身体很好，交钱给别人看病吃亏；三是对新型合作医疗的补偿标准不了解（有15.3%的被调查者不满意），认为只要看病花钱都应该给予补偿；四是少数药店及村医出于个人私利恶意诋毁合作医疗，在群众中造成不良影响。解决这一问题我们认为最关键还是在宣传上，让已经从合作医疗受益的农民现身说法，用身边的人讲身边的事，让更多的农民了解合作医疗补偿程序和比例，打消参加顾虑积极参加。

3.3　筹资额度和滚筹意愿

96.1%的农民认为每人每年10元合适，但如果提高补偿比例，愿意增加2～5元，达到年人均12～15元。在筹集下一年度基金上，有近80%的农民愿意参加滚筹，即在补偿医药费时提前预交次年参合基金，据统计，全县开展滚筹以来已筹集400多万元。通过此次调查，我们认为资金滚筹是可行的，能够有效解决筹资难和一年一发动筹资成本高，防止捆绑收费、搭车收费、截留挪用农民参合资金问题。通过调查，也提示在自筹10元的基础上，可以适当增加2～5元，以进一步提高新型合作医疗抗风险能力，让参合农民得到更多的补偿。如何做好滚筹，重点在基层和住院病人，特别是村卫生室。我们将把村卫生室建设作为作好新型合作医疗的重点（1999年我县调查提示，70%的病人在村里看）。通过这次调查，反映村医技术差及药品来路不明等情况，我们将重点抓好村医队伍建设与管理，进一步提高村医队伍素质，切实加强镇村一体化管理。

3.4　对定点服务机构满意度

通过调查，农民对县、镇、村三级定点服务机构满意度分别为85.3%、95.6%和96.3%，总体情况是好的，但也提示我们在对定点服务机构监督上还存在一些不容忽视的问题，比如费用贵、药价贵、态度差、索要红包、吃请等问题在个别单位仍然存在，特别是看病贵、药价高问题比较突出（占23.8%）。通过对定点服务机构调查显示，所有定点服务机构的药品价格均在物价部门审批的最高零售价之内，部分药价高于药店，主要原因是药店进货渠道不明，质量难以保证，虽是同品种药品但厂家不同，特别是GMP与非GMP生产药品价格差别较大，群众对此难以识别。少数药店恶意压价，搞不正当竞争。医院对合作医疗内贴10%等因素，无意也无力与药店开展不良竞争。当前及今后一段时期，我们在对定点服务机构的监管上将重点通过药品集中招标、降低收费标准，与纪委、监察、物价部门结合药品购销医疗收费专项治理，严厉查处乱收费，严肃整治行业不正之风，解决费用贵、药价高及服务不到位问题。

通过调研和对新型合作医疗运行以来有关数据分析，我们认为赣榆县新型农村合作医疗的试点方案和实施办法是切实可行的，制定的补偿范围、标准是适度的，基金收支状况良好，达到了既保大又适度保小的目的，同时也探索出一条切实可行的低成本稳定的筹资机制。今后在宣传及定点服务机构监管上还需重点加强，力求合作医疗科学运作，达到公开、公平、公正，取信于民。

参考资料

[1] 王靖元等．赣榆县农民参加合作医疗意愿调查分析 [J]．中国农村卫生事业管理，2001，21 (10)：25

[2] 林闽钢．中国农村合作医疗制度的公共政策分析 [J]．http：//www.ccrs.org.cn.

此文发表于《中国农村卫生事业管理》杂志

2004年9月第24卷第9期

以农民为本与新型农村合作医疗

王靖元[1]，徐文彦[1]，邵高泽[1]，徐德斌[2]

（1. 江苏省赣榆县卫生局，江苏　赣榆　222100；2. 江苏省赣榆县合管办，江苏　赣榆　222100）

文献标识码： A

中图分类号： R197.1

文章编号： 1005-5916（2004）10-0015-03

根据我国改革开放和社会发展新形势，新一届中央领导集体面向全国人民提出了树立科学发展观的宏观要求。树立科学发展观的目的是促进人类社会的协调发展，其本质或核心就是以人为本，以长远利益为导向，谋求各种利益的协调。以人为本在不同的社会领域具有不尽相同的要求和体现，在社会事业领域，以人为本体现为为广大群众提供尽可能充足的优质的服务，满足群众需求。我县在新型农村合作医疗试点方案的制订和实施过程中充分体现了以人为本的理念，主要表现为两大方面，一是尊重参合农民，给予农民更多的权利；二是站在农民角度，处处为农民着想。

1　尊重参合农民，给予农民更多的权利

坚持以人为本的服务理念，就是尊重农民，给予参合农民更多的权利，并创造条件，使得他们的各种权利得以充分行使，也只有这样，才能得到广大群众的真心拥护。我县在新型农村合作

医疗政策的制订和执行中，充分考虑到了农民的各种权利，包括参与管理权、医药费补偿权、自由择医权、知情权、监督权等。

1.1 医药费补偿权

参合农民的一个最基本的权利就是享受医药费用补偿。为规范补偿行为，确保农民的利益，我县各镇合管办均与参合农户签订了新型农村合作医疗合同书。合同书通过书面形式明确了合作医疗供方、需方和管理方三方的权利、责任和义务，对参合农民的权利和权益做了清楚的表述和强调。其中规定，镇合管办对参合农民按户发放新型农村合作医疗证，对每户成员参合期间发生的有关医药费用按县统一规定予以补偿；补偿范围限定为基本医疗和基本用药目录等费用；参合农民认为镇合管办没有按规定提供费用补偿或其他服务，或认为镇合管办有其它违章行为，可口头或书面向镇合管办提出异议，或向镇政府、县合管办、县卫生行政部门等投诉，接受投诉的机关要查清事实，依据情节轻重，对相关责任人给予批评教育、劝告、没收违规所得、罚款直至行政处分等处理，以上规定对参合农民的医药费补偿权提供了有力的保障。由于合作医疗是以户为单位参加，不得选择性参加，长年在外打工的农民应该参合，其医药费也应该得到一定比例的报销，这是参合农民的基本权利，各地合管办不应剥夺，对此，我县规定，对长年务工农民在外地医院住院费用按县以上医院转诊比例报销。

1.2 自由择医权

根据新型农村合作医疗实施以来的实际情况，我县于今年4月取消了县内转诊制度，参合者在本县范围内各县、镇定点服务机构就诊，不需办理转诊手续，合作医疗一证走全县，实行异地看病，属地报销。取消县内转诊体现了严肃性和灵活性的高度统一，既让参合农民充分行使自由择医权，保证农民在县内自愿择医，合理流动，防止层层设卡截留病员，消除医疗隐患，又对转出县外就诊进行了一定程度的控制。取消县内转诊也为定点服务机构公开、公平、公正、有序的竞争奠定了基础，促使定点服务机构之间良性互动，更好地为参合农民提供质优价廉的服务。同时，参合农民对定点服务机构中的接诊医生也具有选择权，可以根据自己的病情和喜好选择医生。

1.3　知情权

我县建立了新型农村合作医疗的宣传、咨询、公示等制度，通过开展形式多样、内容丰富的宣传活动，解答群众的问题以及开展报销情况公示等，让群众深入了解新型农村合作医疗政策和运作情况。定点服务机构的医生在开方时认真执行告知规定，开具基本药物目录和诊疗目录以外的药品和服务项目时，先向患者或其家属履行告知义务。我县新型农村合作医疗公示的内容包括各种价格公示、药物目录公示、服务程序公示、报销人数及金额公示、基金使用情况公示等。通过各种有效措施，确保了参合农民享有新型农村合作医疗知情权。

1.4　参与管理权

参与管理权具体体现为在我县新型农村合作医疗管理委员会中吸纳部分农民代表，农民代表通过参加会议等参与合作医疗政策的制订和有关决策，参与对定点服务机构和合作医疗办事机构的管理。一般群众也有权通过意见、建议等方式参与合作医疗管理。

1.5　监督权

我县建立了新型农村合作医疗服务承诺制度，对合作医疗执行过程中的问题，群众可以通过来人、来函、来电等形式向各级政府、合作医疗管理机构、卫生行政部门等进行投诉和举报，有关部门在规定期限内予以查实并反馈。通过接受监督，合作医疗管理机构、定点服务机构和参合农民加强了联系与沟通，形成了良性互动，保障了农民的应有权益。

2 站在农民角度，处处为农民着想

2.1 村级设立定点服务机构

我县将村级卫生室列入医疗定点服务机构，农民在本村看病，现场报销25%。这一规定的主要目的是方便群众，实现小病在社区，大病进医院，合理利用村级卫生资源。

2.2 坚持大病统筹与既保大又保小

参合资金以县为统筹单位，合作医疗基金分为基本医疗基金（占75%）、风险医疗基金（占15%）和储备基金（占10%）三部分，其中风险医疗基金用于解决大病医药费用的报销，参合者每人每年最高补偿2万元封顶。我县紧紧抓住解决因病致贫问题的工作目标不动摇，坚决落实防止大病致贫的新型农村合作医疗政策，为许许多多的大病患者按规定报销了医药费用，有效地遏制了农民大病致贫返贫问题，受到了群众的热烈欢迎。

不设费用起报点：根据实际情况，我县采取了既保大又保小的补偿模式，规定新型农村合作医疗费用报销不设费用起报点，即零起报点，使患小病发生小额费用的参合农民也受益。在大病统筹的前提下，扩大受益面，既能实现防止大病致贫的政策目标，又能兼顾参合农民的受益面，从而有利于广大农民长期参与合作医疗，使合作医疗更具生机与活力。

2.3 实行大范围补偿并坚持四个提高

我县在既保大又保小的基础上，又确立了合医药合防保的原则，扩大补偿范围，补偿内容包括医药费、非计免药苗费、妇幼保健保偿费、婚前医学检查费、当年无病免费体检等。补偿非计免药苗费的20%，对参加妇幼保健保偿的孕产妇，其正常住院分娩所发生的医药费补偿30%，补偿婚前医学检查费的30%。通过拓宽服务范围，可以促进预防为主方针的落实，全方位地引导广大农民掌握卫生知识，改变生活陋习，提高生命生活质量和出生人口质量，降低发病率和畸残率，对疾病早发现、早治疗，深层次地保护农民健康。同时，发病率的降低，将使农民的医药卫生支出和合作医疗资金支出大为减少，降低合作医疗成本，反过来促进合作医疗的良性循环和健康发展，增强新型农村合作医疗制度的生命力。坚持既保大又适度保小、既合医药又合防保的原则，这也是处处为广大农民考虑的范例。在大范围补偿的基础上又突出四个提高，即提高镇卫生院医药费用的补偿比例，达到方便群众和利用当地卫生资源的目的；提高甲、乙类传染病医药费用补偿比例（上浮5%），引导传染病人及时住院隔离治疗，达到控制和管理传染源的目的；提高中医药（中药限定为基本草药）补偿比例（上浮5%），鼓励使用中医中药，突显我县中医特色；提高慢性非传染性疾病补偿比例（上浮5%），做实慢病项目县工作。通过四个提高，进一步扩大了参合农民的受益程度，更好地满足了农民的需求。

2.4 建立以镇为主的管理体制

根据实际情况，我县建立了以镇为主的合作医疗管理体制。参合者在村卫生室就诊只付自己负担部分的资金，村卫生室定期凭专用处方到镇合管办报结补偿经费；在镇及镇以上医疗卫生机构就诊，由本人先自付医药费，之后凭合作医疗证、病历、统一收费凭据和转诊证明等到镇合管办结算，在镇卫生院就诊现场报销，在县级以上就诊在诊疗结束后回本镇合管办报销；进入大病统筹者先由镇合管办初审，待上报县合管办审核后，下拨风险医疗资金补偿。以镇为主的合作医疗管理体制使得许多报销程序在合作医疗管理机构内部进行，非常方便参合农民报销，避免农民报销时费时、费钱、费事。

2.5 实行滚动式筹资

经农民同意，镇合管办和村卫生室可以在当年报销医药费用时，扣缴该户次年参合资金，逐年类推，此即滚动式筹资。这种筹资方式在农民知情和自愿的前提下，可以实现农民一次投入、逐年长期受益，有效解决筹资难，废除一年一宣传一发动，减少麻烦，降低筹资成本，防止少数地方借合作医疗筹资捆绑收费、搭车收费、甚至截留挪用农民参合资金，有利于建立稳定的筹资机制，实现滚存资金和滚动发展，对合作医疗制度的完善有积极的促进作用。

2.6　坚持开展健康教育

我县长期坚持深入开展健康教育工作，通过上下联动，自编自制宣传小册、宣传单、录音带、专题片等，以镇卫生院、村卫生室及中小学校为主阵地，采取会议、广播、电视、报纸、咨询、卫生下乡、标语口号以及进村入户等多种形式，持续开展健康教育活动，向农民宣传健康知识、卫生防病知识和新型农村合作医疗知识等，取得了较好的效果。最近，我县又建立了县、镇、村三级农民健康促进学校，为更进一步开展健康教育工作提供了有力的载体，打下了良好的基础。开展健康教育工作增进了合作医疗供、需、管三方的沟通和理解，既提高了农民的健康知识知晓率和健康行为形成率，又促进了合作医疗工作的顺利运作。实践证明，农民掌握了必要的防病治病知识，是农村卫生工作和合作医疗运作的最好基础。

3　新型农村合作医疗的实施效果

为综合评价新型农村合作医疗试点工作，我县合管办于2004年5月对全县新型农村合作医疗实施情况进行了分层随机抽样调查，主要调查结果如下：

3.1　新型农村合作医疗知晓率及途径

被调查农民知晓率为80.4%；其中77.4%通过村和卫生院宣传获知，12.4%通过广播电视报纸获知，5.6%听别人讲，4.6%从其它途径了解。在知晓程度上，有35.9%的农民了解新型合作医疗，有41.4%的农民同时了解补偿标准及程序。

3.2　参合意愿及补偿满意度

74.1%的农民自愿参合，18.8%随大溜，7%不愿参合。84.7%对补偿满意，15.3%不满意。

3.3　筹资额度及滚筹意愿

96.1%的农民认为每人每年筹资10元为宜。78.7%的参合农民愿意滚筹，20.8%不愿意。

3.4　参合农民对定点服务机构满意度

对县级医院45.7%的农民满意，39.6%基本满意，满意度为85.3%。对镇卫生院64.8%的农民满意，30.8%基本满意，满意度为95.6%。对村卫生室（社区卫生服务站）74.2%满意，22.1%基本满意，满意度为96.3%。

以上数据表明，我县新型农村合作医疗实施取得了可喜的效果，大多数农民通过实际参合或有关途径，了解新型农村合作医疗，愿意参加合作医疗，对定点服务机构的服务和医药费用补偿满意，并愿意滚筹。

如何将以人为本真正贯穿落实到新型农村合作医疗制度的制订和执行过程中，这是一个十分重要并迫切必须解决的问题，我县的一些成功做法对此做了一定程度的探索，解答了许多地方在新型农村合作医疗工作的一些困惑。只有坚持以人为本，并上升到科学发展观的高度来理解并贯彻新型农村合作医疗政策，实事求是制订合作医疗实施办法，科学运作合作医疗，处处体现以人为本的理念，使得合作医疗充分满足农民的需要，力求达到公开、公平、公正，取信于民，才能让合作医疗为农村居民和农村卫生发挥持久的不可替代的划时代作用。

此文发表于《中国农村卫生事业管理》杂志
2004年10月第24卷第10期

论新型农村合作医疗的宣传问题

王靖元[1]，徐文彦[1]，邵高泽[1]，徐德斌[2]

（1. 江苏省赣榆县卫生局，江苏 赣榆 222100；2. 江苏省赣榆县合管办，江苏 赣榆 222100）

文献标识码： A

中图分类号： R197.1

文章编号： 1005-5916（2004）10-0017-03

宣传是群体性工作必不可少的基础与前提，通过宣传，可以创造良好的氛围，促进各项工作的深入和广泛开展。新型农村合作医疗是一项艰巨复杂的工作，涉及到众多的农户和农村医疗卫生机构，其规范开展与良性运作离不开宣传工作。在当前新型农村合作医疗实施过程中，我们积极传承又有别于传统合作医疗宣传的做法，采取多种措施，开展了多角度、多层次的立体式宣传教育工作，取得了比较明显的成效。

1 宣传的必要性和长期性

新型农村合作医疗政策是在充分调研的基础上制定的，在本质上与广大农民的需要是吻合的，其实施应该也可以得到农民的支持和拥护。在具体的实施过程中，以县为单位要采取统一的标准，相关政策必须让所有相关人员都了解，而不同的社群对政策的理解与满意度不尽一致，需要统一认识，增进合作医疗供、需、管三方的沟通和理解。要解决上述问题，开展合作医疗宣传工作是必然的选择。如何宣传、宣传什么是办好合作医疗的基础之一，宣传工作做好了，干部群众的认知和行为就能趋向一致，合作医疗工作的深入和广泛开展就有了可靠的基础；反之，则会影响合作医疗工作的成功实施。

鉴于新型农村合作医疗工作的复杂性和长期性，合作医疗政策和实施方案的不断调整，合作医疗的宣传也要坚持长期性，要打“持久战”，不能打“闪电战”，要使合作医疗的实施和宣传形影相随。在宣传过程中，应针对在不同时期的工作重点来确定宣传内容，使宣传能够发挥最佳效果，比如筹资期间、补偿期间和免费体检期间的宣传内容要有所区别。

2 宣传的主体和对象

新型农村合作医疗宣传的主体是指负责组织和实施合作医疗宣传的单位和人员，他们无论在理论上还是实践上都有义务在自身职权范围内开展合作医疗宣传工作。宣传主体一般包括政府及有关部门、合作医疗管理与监督机构、定点服务机构等组织及人员，也包括广大农民自己。其中，以卫生部门和合管机构最为重点，所发挥的作用最大。

总体上看，所有与新型农村合作医疗有关的人员都是新型农村合作医疗的宣传员同时也是宣传对象，宣传对象具体可以归纳为四类，即县、镇、村及有关部门领导干部、农民、定点服务机构人员和合管人员。农民特别是合管机构中的农民代表既是宣传对象，也有义务宣传。合作医疗的宣传应该是一场长期的人民宣传战争，一切与合作医疗有关的人员都要参与进来。

3 宣传的内容和针对性

新型农村合作医疗宣传的内容非常广泛，所有与合作医疗有关的知识都属于其宣传内容，包括新型农村合作医疗相关背景、重大意义、政策规定、具体操作和运作情况等。同时合作医疗宣传要与健康教育相结合，把健康知识和卫生防病知识的宣传教育纳入合作医疗宣传内容。根据不同的宣传对象，合作医疗的宣传内容和侧重点应有所不同。

3.1 针对县、镇、村干部的宣传

应以认识上达成共识为导向，以取得其认同和支持为目的。其中主要应争取政府和有关部门在筹资、机构编制和经费等方面的支持。宣传的主要内容有：新型农村合作医疗与传统合作医疗的区别，纠正合作医疗是文革产物的错误认识；合作医疗具有缓解因病致贫、维护农民健康、保护农村生产力、维护农村稳定、促进卫生事业发展的重要功能；合作医疗政策和责任追究制度，尤其是对领导干部的责任追究方式；本县特色做法的可行性和意义等。如赣榆县开展滚动式筹资，经农民同意，镇合管办在当年报销医药费用时，扣缴该户次年参合资金，逐年类推。这种筹资方式在农民知情和自愿的前提下，在农民已经受益的基础上，可以有效解决筹资难，降低筹资成本，防止其它收费方式存在的截留挪用农民参合资金，有利于建立稳定的可持续的低成本的筹资机制。再如该县实行预防为主原则，确立了合医药合防保的模式，扩大受益人群与补偿范围，将非计免药苗、甲乙类传染病、妇幼保健保偿、婚前医前检查等费用纳入补偿范围，对当年无病的免费体检。通过拓宽服务范围，可以促进预防为主方针的落实，全方位地引导广大农民掌握卫生知识，改变生活陋习，降低发病率，并使农民的医药卫生支出和合作医疗资金支出大为减少，降低合作医疗成本，反过来促进合作医疗的良性循环和健康发展。

3.2 针对农民的宣传

应以提高其认识水平为导向，以取得较高的人口覆盖率为目的。宣传侧重点主要为“新合”实施办法和农民受益内容和数量。例如：耐心解释新型农村合作医疗与传统合作医疗的区别，消除传统合作医疗的负面影响；通过农民缴费与受益的对比，引导农民算经济账，如各级政府对合作医疗的补助资金远远超过农民缴纳资金，赣榆县扩大合作范围，农民得到更多的实惠；通过对本镇村大病受益者的宣传，现身说法，吸引更多的亲属和邻居参合；实事求是宣传农民在合作医疗中的权利和义务，使其理解和支持保障适度的原则，遵守基本药物和诊疗目录，对合作医疗制度不要有过分的要求；宣传为方便农民而采取的一些得力措施；解释合作医疗政策和责任追究制度，告诉农民政府答应农民的事一定要办，以取信于民；有针对性地宣传药物、诊疗目录和服务程序等容易让人误解的环节，耐心解释不予报销的原因，取得农民的理解；宣传本县的特色做法，如赣榆县开展滚动式筹资是为了防止基层捆绑收费、搭车收费、截留和挪用农民保命钱等新的不负责任的行为，同时也是针对部分农民不愿出现（现金）的心理、缺乏对自身健康投入的意识和缺乏互助共济的精神心态所采取的措施。

3.3 针对定点服务机构人员的宣传

应以其服务规范、服务水平的提高和农民的便利为目的。新型农村合作医疗是一种低水平、广覆盖、支付风险大的社会保障制度，切实降低医疗费用，维持收支平衡，达到略有节余，是合作医疗可持续运作的又一个关键。合管办与医院必须促进基金的合理流动，防止过度医疗服务，要向医院讲清楚，合作医疗是为农民服务的，不是解决医院生存问题的，要突出解决县以上医院对合作医疗基金的不合理使用，坚持基本医疗原则和基本药物目录等制度，真正把农民的保命钱用好；服务机构要突出服务，不以局部利益或卫生部门利益为重，首位的是解决农民的医疗、防疫和保健问题；服务机构要坚持合理用药、合理检查、合理入出院等制度，严禁乱收费、搭车药、搭车检查等错误行为，严禁增加农民医药费负担；要深入宣传与定点服务机构有关的合作医疗规章制度，确保药物和治疗目录、转诊等制度规范执行，收费凭据、费用清单等材料规范提供，促进服务机构和合管机构的配合与协调；服务机构要加强内部管理，不断提高服务水平和能力，要提高认识，树立病人至上的观念，为他们提供各种可能的便利条件。

3.4 针对合管机构人员的宣传

应以县内合作医疗管理行为的统一、规范为目的。合作医疗管理机构人员要认真落实“三个代表”重要思想，树立与时俱进的新理念，坚持以人为本，深化服务，给农民更多的权利和方便；要通过深入的培训，确保各项合作医疗规章制度在全县范围内得到全面贯彻，不断提高管理的科学化程度；要提高合作医疗管理机构人员接受监督的意识，虚心接受意见和建议，耐心接待群众，促进各方监督尤其是群众监督的深入落实；要深入调查研究，及时完善制度，及时调整合作医疗实施办法中的不适应条目，如赣榆县为防止沉淀资金，提出报销比例的四个提高和确保质量的免费体检等政策；要加强对镇合管办宣传的指导与监督；要注重宣传本地特色做法和外地做法等。

4 宣传的形式和方法

宣传内容要有合适的形式多样的载体，如有关合作医疗的各级文件和实施办法的宣传小册、宣传单、合同书、简报、录音带、专题片等宣传材料。赣榆县卫生局编印的宣传材料有《新型农村合作医疗知识问答》、《新型农村合作医疗知识简介》、《赣榆县新型农村合作医疗知识宣传单》、《新型农村合作医疗和改水工作简报》、《新型农村合作医疗资料汇编》、合作医疗知识录音带、专题片等。县卫生局王靖元局长还亲自撰写新型农村合作医疗宣传文章，在《连云港日报》和《赣榆通讯》等报刊上发表。该县各镇也自行编印了许多合作医疗宣传材料。

新型农村合作医疗宣传的形式应该多种多样，要采取多角度、多层次的立体式宣传教育形式，以达到最大效果。可以采取的形式有口头、会议、广播、电视、报纸、咨询、授课、合同、宣传栏、公示栏、卫生下乡、标语口号、互联网以及进村入户等。赣榆县除了采取以上各种形式外，又建立了县、镇、村三级农民健康促进学校，为更深入开展健康教育工作提供了有力的载体。各种宣传形式都有各自的优缺点，如会议传达信息准确清楚、媒体宣传面广量大但二者成本较高，村广播宣传成本低但力度较小，各地应在注重实效的前提下灵活采用。

新型农村合作医疗宣传的方法多种多样，如先试点再推广、抓两头带中间、重点宣传和一般宣传相结合、突出宣传和定期宣传相结合、群体宣传和个别辅导相结合等。在合作医疗宣传过程中，宣传主体要有清晰的宣传思路，应根据合作医疗工作的实际情况，针对不同的宣传对象的需要，灵活应用各种宣传形式和方法。各种宣传形式可以单独使用，也可以联合使用；县、镇、村要上下联动、密切配合；要把镇卫生院、村卫生室和学校作为宣传的主阵地；宣传材料要发放到全县每户农民手中；要借鉴做思想政治工作的方法，向干部和农民耐心讲解合作医疗知识，开展面对面的知识交流，提高他们的认识水平和重视程度；可通过学生健康教育课简单讲授合作医疗知识，间接提高家长的认识；要把合作医疗宣传与健康教育结合起来，互相促进；要发挥村医的特殊身份和地位，调动村医的积极性，坚持日常看病防病中的宣传，同时坚决清理个别村医站在自身利益角度的恶意误导现象，如中伤新合药品贵、报销少等。

5　宣传的计划和实施

县、镇、村三级在新型农村合作医疗宣传实施之前，应按照实际情况，综合各方面的条件和需要制订宣传计划，计划的内容应包括：宣传的目标、对象、内容、形式、方法、组织、经费、评价、奖惩等方面。计划要经过认真详细的多轮讨论才能定稿，必要时可以先在局部地区或部门开展小范围试点，之后再出台正式计划方案。要配套出台宣传工作制度，以保证计划的落实，促进合作医疗宣传工作得到规范开展。

合作医疗宣传计划出台后，就要进行具体严格的实施，这是一个实质性的直接影响宣传效果的关键环节。在实施过程中，政府和有关部门应加强领导和协调，提供有力支持；有关单位和人员要精心组织，狠抓落实；要建立责任制，把计划任务分解到具体的人员；要加强检查、指导和监督，确保计划得到认真执行；要理论联系实际，不断改革工作方法，不断克服困难，促进宣传工作的深入开展。新型农村合作医疗宣传的实施需要经费支持。根据减轻农民负担的指导思想和上级有关政策规定，宣传经费应由各级财政负担。在实践中，还可以辅以单位自筹和接纳社会捐助的形式，扩大经费来源。要确定科学的宣传经费使用计划，加强对经费收支的管理和监督，确保以最少的经费投入取得最大的宣传效果。

6 宣传的评价

通过实施新型农村合作医疗宣传，能够提高干部群众的合作医疗知识知晓水平，促进合作医疗工作的顺利运作。新型农村合作医疗宣传的评价就是要对宣传的实施和效果作出定性及定量的描述，肯定成绩，发现问题，促进工作。在评价之前，首先要确定综合性的评价标准，包括对实施过程和对宣传效果的评价，并以后者为主。对实施过程的评价标准应以计划为基本依据，对宣传效果的评价标准应以宣传对象对合作医疗知识的知晓程度及变化情况为主要指标，并参考农民参合率和满意度等指标。要集思广益设计好评价的指标体系和有关问卷调查表，并认真组织考核与评价工作，确保评价的结果实事求是、科学可行、有说服力。要定期开展评价工作，使合作医疗宣传工作的计划、实施、评价几个环节形成一个良性的循环，促进合作医疗宣传工作的不断改进和规范开展。

此文发表于《中国农村卫生事业管理》杂志
2004年10月第24卷第10期

论新型农村合作医疗的基本原则

王靖元[1]，谢炜[2]，徐文彦[1]，
邵高泽[1]，徐德斌[3]

（1. 江苏省赣榆县卫生局，江苏 赣榆 222100；2. 江苏省连云港市卫生局，江苏 连云港 222000；3. 江苏省赣榆县合管办，江苏 赣榆 222100）

文献标识码： A

中图分类号： R197.1

文章编号： 1005-5916（2004）10-0020-03

举办合作医疗要让广大农民真正受益，不管是试点县还是推广县，面对的首要问题就是确立基本原则。赣榆县在新型农村合作医疗试点过程中，不断探索，深入调研，认为多方筹资、预防为主和科学管理是新型农村合作医疗必须坚持的基本原则。

1 多方筹资原则

1.1 关于多方筹集资金

多方筹集资金原则的含义是指要实行农民个人缴费、集体扶持和政府资助相结合的筹资机制。农民是合作医疗的直接受益者，有责任为自己的健康进行必要的投入，必须履行缴费义务。政府对保障农民健康负有义不容辞的责任，各级财政要安排专项资金给予资助，其中乡镇政府也应根据财力状况给予资助。如果全部由政府出资会产生财政压力太大、运作缺乏生机等问题，也是不

现实的。鉴于集体经济多样化，对集体扶持不可强求，要确定适度的集体扶持政策。

各地都必须坚持多方筹资原则，但由于地区经济水平和相关因素的差异，此原则应有不同的表现形式和要求。我们认为，经济富裕地区（及城郊）要适当提高筹资标准，以农民缴费为主，以集体扶持和政府资助为辅；中等经济水平地区应以农民缴费与政府资助并重；经济欠发达地区应以政府资助为主，并加强宣传，引导农民将合作医疗缴费与农民负担区别开来，加大健康投入。欠发达地区政府的资助能力较低，多为吃饭财政，要办的实事好事大多，一时难于应筹。建议中央和省级财政根据不同地区的社会经济情况，对资助政策做相应调整，使各类地区都能承受得了，都能把实事办好，使农民真正受益。

为保证合作医疗政策的连续性和农民长期受益，建议国家在深入调研的基础上进行合作医疗立法，以法律的形式解决筹资难这一关键问题，并将新型农村合作医疗制度有力地巩固下来。

1.2　各种农民筹资方式利弊分析

合作医疗筹资难在农民、集体和政府三方均有表现，但其中以农民筹资难最为突出，也是难中之难，因此针对农民筹资问题建立稳定的可持续的低成本的筹资机制是新型农村合作医疗运作的关键之关键，成为全部的前提，探讨的意义重大。农民筹资形式有多种，如政府发动、村委会筹资；政府发动、农税部门代筹；上述形式再加上卫生部门配合筹资等。以上各种筹资形式各有利弊，其主要的优点是筹资的行政村覆盖率比较高，但人口覆盖率偏低，凸显的缺点是筹资成本比较大，一年一宣传一发动，上下年度资金容易脱节等，更为严重的是少数地方存在捆绑收费、搭车收费、无原则摊派、垫资、截留基金等现象，所筹资金很难完全上解到位，这类事件多发生在经济欠发达地区，共性的筹资缺陷为筹不齐、上缴不齐。

1.3 赣榆县探讨筹资机制的做法和效果

针对农民筹资问题，赣榆县在深入研究的基础上，创造性地提出并实践了滚动式筹资模式。滚动式筹资是指经农民同意，镇合管办在当年报销医药费用时，扣缴该户次年参合资金。逐年类推。这种筹资方式在农民知情和自愿的前提下，在农民已经受益的基础上，可以实现农民一次投入、逐年长期受益，有效解决筹资难，废除一年一宣传一发动，减少麻烦，降低筹资成本，防止少数地方借合作医疗筹资捆绑收费、搭车收费、甚至截留挪用农民参合资金，有利于建立稳定的可持续的低成本的筹资机制，实现滚存资金和滚动发展，对合作医疗制度的完善有积极的促进作用。

目前，赣榆县实施滚动式筹资已经取得了明显的效果，该县在第一轮新型农村合作医疗试点期间，用 10 个月的时间筹集了 400 多万元的参合资金，达到下一年度农民应缴资金的一半以上。农民未筹齐部分，拟在广泛宣传和村委会配合的基础上，由镇卫生院和村卫生室进村入户筹资。

我们的体会很深，认为这种滚动式筹资尽管不是一个完美的办法，但非常适应经济欠发展地区实际，可有效解决筹资成本大和筹不齐、上缴不齐的问题，为合作医疗的可持续发展打下了坚实基础。

2 预防为主原则

2.1 预防为主的可行性和操作要求

疾病预防和保健工作是卫生工作的一个重要方面，与医疗工作相比，对保障群众的身心健康具有更为深远的意义。从卫生政策的角度来看，对防保服务的投入应以政府为主，这是卫生工作的一个方向。与传统合作医疗相比，新型农村合作医疗资金构成中，政府投入占了较大比例，这使得将其资金的一部分用于农民的防病和保健成为可能，与以政府为主对防保投入相吻合。因此，在新型农村合作医疗工作中坚持预防为主的原则，无论在理论上还是在政策上都是可行的，也是合理的。

为认真落实预防为主的原则要求，要适应医学模式的转变，坚决贯彻预防为主和防治结合的方针，通过落实相关防保措施，通过健康教育与健康促进等，有效预防和控制疾病，提高农民健康水平。在新型农村合作医疗的运作上，要从单纯的医疗型向医疗防保型转变，要逐步从当前的合医疗合医药转向同时合防疫合保健，为农民提供与其经济支付能力相适应的综合性卫生服务，保证以较小的投入取得尽可能大的受益面和尽可能高的受益程度。

2.2　赣榆县落实预防为主的做法和效果

赣榆县在新型农村合作医疗试点工作中坚持预防为主的原则，确立了合医药合防保的模式，扩大合作范围与补偿范围，取得较好效果，主要做法是：对参合者所发生的甲肝疫苗、乙肝疫苗、狂犬疫苗等非计免药苗费予以20%补偿；提高甲、乙类传染病医药费用补偿比例（上浮5%）；对参加妇幼保健保偿的参合产妇，其正常住院分娩所发生的医药费补偿30%；补偿参合者婚前医学检查费的30%；对当年无病的参合者开展免费体检，体检项目力求广泛和深入，包括血液生化、胸片和B超检查等，确保体检质量；开展健康教育与促进，通过上下联动，自编自制宣传小册、宣传单、录音带、专题片等，以镇卫生院、村卫生室及中小学校为主阵地，采取会议、广播、电视、报纸、咨询、宣传栏、卫生下乡、标语口号以及进村入户等多种形式，持续开展健康教育活动，向农民宣传健康知识、卫生防病知识和新型农村合作医疗知识等，最近，又建立了县、镇、村三级农民健康促进学校，为更进一步开展健康教育工作提供了有力的载体。

对参合者所发生的非计免药苗费予以补偿，鼓励农民接受相关防疫服务，可以有效地提高人群免疫和健康水平，降低有关免疫针对病和寄生虫病、地方病的发病率；提高甲、乙类传染病医药费用补偿比例，可以引导传染病人及时住院隔离治疗，运到控制和管理传染源的目的；对参加妇幼保健保偿者予以补偿，能够大幅度提高妇幼保健保偿参保率，促进妇幼保健工作的规范开展，深入保障广大妇女儿童的健康；补偿参合者婚前医学检查费，可以提高婚前医学检查率，普及性科学和优生知识，有效降低新生儿畸残率，为提高妇幼保健水平打下基础；开展广泛和深入的免费体检，确保体检质量，能够促使疾病早发现、早治疗，切实维护农民身心健康；开展健康教育与促进增强了合作医疗供、需、管三方的沟通和理解，既提高了农民的健康知识知晓率和健康行为形成率，又促进了合作医疗工作的顺利运作，实践证明，农民掌握了必要的防病治病知识，是农村卫生和合作医疗运作的最好基础。

2.3　预防为主的重大意义

通过拓宽服务范围，可以促进预防为主方针的落实，全方位地引导广大农民掌握卫生知识，改变生活陋习，降低发病率，提高生命生活质量，深层次地保护农民健康。同时，发病率的降低，将使农民的医药卫生支出和合作医疗资金支出大为减少，降低合作医疗成本，反过来促进合作医疗的良性循环和健康发展，增强新型农村合作医疗制度的生命力，使之更具有生机与活力。坚持预防为主的原则，做到防中有治、治中有防、防治结合，力求防患于未然，也体现了大卫生观念在新型农村合作医疗中的应用，是一项带有根本性的措施，可以用较少的资金解决较大的防病保健问题，把疾病控制在未发和初发阶段，促进三级预防的实现。

3　科学管理原则

科学管理包括对合作医疗供方、需方和资金三个方面的管理，具体表现为对规章制度、组织机构、硬件配置等方面的要求，并随着形势的发展而不断发展。广义的科学管理还包括对强化民主监督的要求。

3.1 完善合作医疗管理规章制度

实现科学管理，首先必须建章立制，有了健全的规章制度，合作医疗的规范运作就有了可靠的保证。要加强筹资与补偿的科学测算，确立科学的筹资与补偿标准，防止资金透支或沉淀，在此基础上制订科学的合作医疗实施办法、基本药物目录、诊疗目录等和相关具体规章制度，如报销、财务、报表、培训、宣传、定点服务机构、转诊等制度和参合者守则等。要以合同的形式明确供、需、管三方的权利、义务和责任。要统一科学设计并印刷有关合作医疗运行的各种必备材料，包括合作医疗证、合同书、专用处方、参合登记簿、报销登记簿、有关报表等，规范合管办的具体操作。在合作医疗试点工作中，各项制度必须适时地进行科学调整，不断完善，待进入稳定期后再予以相对固定。要强化对合管办和定点服务机构工作人员的培训工作。要加强对定点服务机构的管理，规范其服务行为。要加强对参合者的教育，促使其自觉遵守合作医疗规定。在合作医疗实施过程中，要加强督导检查和奖惩，发现问题及时处理，确保合作医疗资金安全，确保合作医疗制度得到认真贯彻执行，促进合作医疗规范运作。

3.2 健全合作医疗管理组织机构

合作医疗管理组织机构是开展合作医疗工作的必要载体，在新型农村合作医疗实施过程中，以合作医疗资金的运作为主线，合作医疗资金筹集、补偿、管理等工作的有效开展都离不开合作医疗管理组织机构。要成立新型农村合作医疗管理委员会及办公室，县合管办一般设在卫生局，镇合管办一般设在卫生院，人员从卫生部门内部调剂。必须落实县、镇合管办人员编制，设立专职工作人员，落实其人员和工作经费，保证对合作医疗工作投入充足的人力和精力，促进新型农村合作医疗工作的正常开展。要确立科学的与合作医疗实施办法相协调的管理体制，合理分配和划分县、镇、村三级合管机构的职能。

3.3 加强合作医疗管理硬件配置

新型农村合作医疗的顺利实施还需要有坚强的硬件配置保障和良好的工作环境。硬件配置主要是指合管办的办公房屋和设备的配置，也包括定点服务机构的基础建设和设备投入。合管办必备的办公条件包括办公室数间（报销室、财务室和主任室等）、资料橱、相关办公用品等。微机化管理是新型农村合作医疗发展的趋势，也是其规范化运作的必由之路，必须创造条件为合管办配备微机和管理软件，实现新型农村合作医疗的微机化和网络化管理。各合作医疗定点服务机构要进一步加强基础建设和设备投入，不断提高服务能力和水平。

3.4 应用现代管理理念与技术

对于在传统合作医疗的实施过程中取得的丰富经验，我们必须认真总结和发扬，用于指导新型农村合作医疗工作。在此基础上，我们还要与时俱进，应用现代的管理理念、技术、原则与方法，促进新型农村合作医疗管理更科学、更先进，并不断发展。例如在新型农村合作医疗政策的制订和执行中，应用以人为本的理念，以农民满意为目标和归宿，尊重农民，给予参合农民更多的权利，包括参与管理权、医药费补偿权、自由择医权、知情权、监督权等，并创造条件，使得他们的各种权利得以充分行使；站在农民角度，处处为农民着想，完善政策，扩大参合农民的受益程度，确保各项政策的深入落实，使得新型农村合作医疗制度与农民的需要真正地吻合起来。又如更新观念，建立健康向上的促进合作医疗良性运作的合作医疗文化。再如科学评估技术、管理激励原则和各种新工作方法的应用等。在实践中，我们还要认真借鉴医疗保险的管理原则和方法，不断完善新型农村合作医疗制度。

3.5 强化民主监督

民主监督是规范和约束社会行为的必要途径，对合作医疗的民主监督将有力地保障合作医疗工作的规范开展。通过民主监督，合作医疗管理机构、定点服务机构和参合农民可以加强联系和沟通，形成良性互动，保障各方尤其是农民的应有权益。

要充分发挥各监督主体的作用。各级人大、政府应定期视察检查合作医疗工作；要成立新型农村合作医疗监督委员会，并吸纳农民代表参加，加强对合作医疗运作的有效监督；合作医疗管理组织机构和卫生行政部门要加强对下一级的监督检查；要重视财政、审计、物价等职能部门的监督；要逐步开展司法监督，利用行政、民事诉讼等司法程序进行监督；要充分发挥社会团体和舆论的监督作用；要高度重视社会公众对合作医疗运作的有效监督，各镇、村应选举监督合作医疗的村民代表，并赋予其相关监督权力，有关单位和人员要切实转变观念，认真接受群众监督，确保群众享受公平的待遇，保证合作医疗的顺利推进。

要确保有关部门和公众的知情权。要建立汇报、检查制度，保证合作医疗信息的准确和畅通。要建立新型农村合作医疗宣传和咨询制度，开展形式多样、内容丰富的宣传活动，解答群众的问题。要建立新型农村合作医疗公示制度，公示内容包括合作医疗相关规章制度、各种价格、诊疗和药物目录、服务程序、报销和基金收支情况等。定点服务机构的医生在开方时要认真执行告知规定，开具诊疗和药物目录以外的药品和服务项目前，先向患者或其家属履行告知义务。

要切实加强监督制度建设。要实事求是制订各种监督规章制度（包括合同等），确立科学的监督标准，确保有章可依，制度化运作监督行为，加强对合作医疗供、需、管三方尤其是对供、管两方的监督。要建立服务承诺和信访制度，对合作医疗执行过程中的问题，群众可以通过来人、来函、来电等形式向各级政府、合作医疗管理机构、卫生行政部门等进行投诉和举报，有关部门要在规定期限内予以查实并反馈。对参合者过度医疗消费和借证给他人等违规行为也应加强监督。要建立责任追究制度，对发现的问题要根据事实和情节追究责任人的责任。

此文发表于《中国农村卫生事业管理》杂志

2004年10月第24卷第10期

赣榆县新型农村合作医疗运行机制的建立与效果评价

王靖元[①]

（①江苏省赣榆县卫生局　222100）

中图分类号 R197
文献标识码： B
文章编号： 1001-568X（2004）11-0014-03

新型农村合作医疗是由政府组织、引导、支持，农民自愿参加，个人、集体和政府多方筹资，以大病统筹为主的农民医疗互助共济制度。2003 年赣榆县被确定为江苏省首批新型农村合作医疗试点县，开展了建立新型农村合作医疗筹资机制、管理机制和运行机制的探索与研究，取得了显著的效果。该课题通过对新型农村合作医疗运转一年来的实施情况的分析，评价新型农村合作医疗试点工作的策略与效果，为新型农村合作医疗的全面开展提供科学的依据。

1　资料来源

资料来源于赣榆县合管办、县卫生局，数据准确、可靠。

2　内容与方法

研究内容包括探索新型农村合作医疗的筹资机制、管理机制、运行机制；参合农民在各定点服务机构服务情况，包括预防性服务、就诊次数和费用、定点服务机构的业务量和收入变化、补偿基金和使用情况。采用现场问卷、座谈会形式进行满意度等调查，利用 Excel 进行相关统计指标的数据处理。

3 主要结果

3.1 新型农村合作医疗试点工作的管理机制

为了保证农村新型合作医疗试点工作的顺利开展，县政府成立了由卫生、农办、财政、计划、审计等部门和农民代表组成的新型农村合作医疗管理委员会（简称合管会），合管会下设合作医疗管理办公室（简称合管办）设在卫生局，配备5人，负责日常业务管理工作。

镇成立相应机构，负责日常工作。行政村成立由村委会主任、乡村医生、农民代表参加的新型农村合作医疗领导小组，负责农民合作医疗基金的筹集。

3.2 新型农村合作医疗的筹资机制

实行农民个人自愿缴纳，集体扶持和政府补助相结合的筹集方式。省财政对参合农民每人每年补助 10 元，市财政补助 2 元，县财政补助 6 元，镇财政补助 2 元；参合农民以户为单位每人每年 10 元，每年筹集一次。经参合者知情和同意，镇合管办可以在当年报销医药费用时，提前扣缴该户次年参合资金，即“滚动式筹资”。

新型农村合作医疗资金统一按照镇收县管的方式运作，各镇所筹农民合作医疗资金按照有关规定划入专用账户，专款专用。农民缴纳的合作医疗资金和镇政府拨付的合作医疗补助资金组成镇级资金，由镇、村包干使用。县以上政府拨付的合作医疗补助资金组成县级资金。合作医疗资金分为基本医疗保障资金占 75.00%，风险医疗资金占 15.00%和储备金占 10.00%三部分组成。

在村卫生室就诊者补偿医药费用为25.00%；在镇卫生院就诊者补偿医疗费用的25.00%，药费的35.00%，县及以上医院补偿医药费的20.00%。村及镇补偿费报销为零起点，镇以上同时设费用限额点。

分段补偿比例为：医药费用在0～500元的补偿25.00%，501～1500元的补偿30.00%，1501～3000元的补偿35.00%，3001～5000元的补偿40.00%，对于医药费超过4000元的农民，经合管办审核后，用风险医疗资金，补偿比例为50.00%，每人每年1万元为一个界限。补偿1万元之后的补偿比例为，医药费用在0～5000元的补偿20.00%，5001～10000元的补偿30.00%，1万元以上的补偿40.00%，每人每年最高补偿2万元封顶。

具体补偿方式是：(1) 按照就诊规定，门诊、急诊及住院的医药费用，符合补偿范围的，按规定比例分别由县、镇两级资金补偿。(2) 参合者在镇及以上医疗卫生机构就诊，本人先自付医药费，即现金就诊之后凭合作医疗证、病历、统一收费凭据和转诊证明等到镇或县合管办报销。在镇级就诊现场报销，在县级以上就诊回镇合管办报销。(3) 在村卫生室凭合作医疗证就诊，使用合作医疗专用处方，参合者只付自己负担部分的资金，并由病人或其亲属在专用处方上签字生效，村卫生室定期凭专用处方到镇合作办报销补偿经费。

3.3 新型合作医疗覆盖率

赣榆县现有18个镇436个行政村，总人口108万人，农业人口85万人，参加新型农村合作医疗77万人，覆盖率为90.59%，覆盖率最高的镇为100.00%，最低的镇为86.10%。

3.4 资金筹集情况

据表1，共筹集资金2310万元，其中省财政投入770万元，市财政158万元，县财政462万元，镇财政150万元，全县资金到位率达100.00%。

表1 赣榆县新型农村合作医疗资金筹集情况 万元

来 源	金额
省财政	770
市财政	158
县财政	462
镇财政	150
农民个人	770
合 计	2310

3.5 参合者受益情况

3.5.1 门诊服务。一年共提供168.95万人次门诊服务，其中村卫生室123.39万人次，占73.03%，镇卫生院42.65万人次，占25.24%，县级医院2.78万人次，占1.65%，县级以上医院0.13万人次，占0.08%，见表2。

表2 赣榆县新型农村合作医疗提供服务情况

服务地点	门诊/万人次	构成比/%	住院/人次	构成比/%
村卫生室	123.39	73.03		
镇卫生院	42.65	25.24	3624	59.36
县级医院	2.78	1.65	2162	35.41
县以上医院	0.13	0.08	319	5.23
合 计	168.95	100.00	6105	100.00

3.5.2 住院服务。一年共提供住院服务6105人次，其中镇卫生院3624人，占59.36%，县级医院2162人次，占35.41%，县级以上医院319人次，占5.23%，见表2。

据表2，门诊服务，村卫生室占73.30%，住院服务镇卫生院占59.36%，提示村卫生室、镇卫生院是新型农村合作医疗就诊的主要服务机构，因此，村卫生室、镇卫生院是新型农村合作医疗工作管理的重点，应加强镇、村卫生网络的建设，规范基层医疗市场，方便群众就医。

3.5.3　疾病预防控制及妇幼保健保偿服务。近一年来提供非计划免疫药苗接种服务 177 869 人份，较去年同期增长 50.06%。开展母婴保健保偿 747 人。新型农村合作医疗制度拉动了农民的预防性服务的需求。

3.6　新型合作医疗补偿兑现情况

参合农民共缴纳基金 770 万元，获得的医药费补偿为 1 228.6 万元，回报率为 159.56%，平均每人得到医药费补偿 15.9 元。

村卫生室医药费补偿为 286.05 万元，镇卫生院 581.82 万元，县级医院 191.93 万元，县级以上医院 41.09 万元。非计划免疫药苗接种补偿 60.81 万元，补偿母婴保健保偿金额 11.38 万元，一年来，参合者补偿兑现情况见表 3。

表 3　参合者补偿兑现情况

补偿兑现金额/元	人
100～	12 449
500～	1 197
1 000～	248
5 000～	7
10 000～	3
合计	13 904

3.7　卫生资源利用情况

2004 年 1～6 月，县、镇医药费共收入 6 536.7 万元，较实施新型农村合作医疗前的 2003 年同期增长了 10.60%。其中罗阳、官河、赣马、宋庄 4 个镇卫生院增长超过了 40.00%，创历史新高。

3.8 滚动式筹资

建立科学的筹资机制是实施新型合作医疗的主要内容。一年来，全县在补偿兑现过程中，以“滚动式筹资”的方式，筹集资金400万余元，占下一年度个人应交纳的51.95%。

3.9 农民参加新型农村合作医疗的意愿

3.9.1 知晓率及了解途径。据对410名参合农民的抽样调查结果显示，知晓率为82.93%（340/410），其中92.82%（319/340）是通过村和卫生院宣传获得相关知识。

3.9.2 参加新型农村合作医疗意愿及补偿满意度。据调查，农民自愿参加新型农村合作医疗的占74.15%（304/410），补偿满意的占84.41%（342/410），不满意的原因主要为：报偿比例小、收费标准高、报销不及时等。

3.9.3 筹资额度及滚筹意愿。据对参合对象满意度调查，对每人每年交10元合作医疗资金表示满意的占95.85%（393/410），对滚动式筹资满意的占78.70%（303/385）。

3.9.4 对定点服务机构满意度。据调查，参合者对县级医院服务满意的为85.32%，对镇卫生院表示满意的95.57%，对村卫生室满意的为96.30%，经统计学处理$X^2=35.1$，$P<0.005$，说明参合者对不同医疗服务机构满意度的差别有极显著意义。

4 讨论

新型农村合作医疗试点工作的主要目的是探索建立农村合作医疗的筹资机制、管理机制和运行机制，其核心问题是资金的安全使用问题。赣榆县依据上级政策，结合实际，在试点过程中出台了一系列文件、制度、规范与程序，促进了试点工作的健康发展，通过一年来的实践，取得了丰硕的成果。

建立科学的筹资机制。利用各级政府对新型合作医疗项目的投入作为引导资金，吸收农民积极参加，覆盖率达 90.00%，高于省政府要求的 80.00%的参保率指标，具有一定覆盖面。针对农民筹资问题，赣榆县在深入研究的基础上，创造性地提出了“滚动式筹资”模式。滚动式筹资是指经农民同意，镇合管办和村卫生室可以在当年报销医药费用时，扣缴该户次年参合资金，逐年类推。这种筹资方式在农民知情自愿的前提下，可以实现农民一次投入、逐年长期受益，有效解决筹资难，废除一年一宣传，一年一发动，减少环节，降低筹资成本，防止少数地方借合作医疗筹资捆绑收费、搭车收费、甚至截留挪用农民参合资金，有利于建立稳定的低成本的可持续的筹资机制，实现滚存资金和滚动发展，对合作医疗制度的完善有积极的促进作用。

制订科学的补偿标准。补偿范围限定为基本医疗和基本用药目录等医药费用，自行择医以及特需医疗保健的费用自理。医药费用补偿采取分段累计按比例补偿的方法，补偿费用不设费用起报点，即零报点，一年来共补偿 176.8 万人次，补偿金额达 1 228.6 万元，人均 15.9 元，补偿千元以上 258 人，其中补偿超万元的 3 人，对于缓解农民因病致贫、因病返贫起到了一定的遏制作用。

扩大服务范围，体现预防为主原则。一年来，赣榆县在新型农村合作医疗试点工作中融入“预防为主”的原则，从合医疗、合医药转向同时合防疫、合保健，从单纯的医疗转向综合的医疗预防保健型。为农民提供与其经济支付能力相适应的综合性卫生服务，保证以较小的投入取得尽可能大的受益面和尽可能高的受益程度，确立了合医药、合防保的模式，扩大了补偿范围。共接种非计划免疫药苗 177 869 人份，补偿金额 60.81 万元。体现了预防为主的策略，做到有病早治，无病早防，使治病与防病有机结合起来，切实保护了群众身体健康，减少了合作医疗基金的支出，促进新型农村合作医疗工作的良性循环，增强新型农村合作医疗的生命力。

调节病员合理流向，促进镇卫生院、村卫生室的建设。实施新型合作医疗一年来就医情况看出，在镇卫生院、村卫生室是参合者就医的主要地点，实现了“小病不出村（在社区），大病及时转（县医院）”，防止病员盲目外出就医，使病人合理有序流动。同时也为镇卫生院、村卫生室的发展注入了活力，促进了医疗资源的配置，规范了医疗护理行为，提高了业务水平与服务质量，满足辖区内群众的卫生需求，巩固了农村基层卫生机构与队伍的建设，推动了新型农村合作医疗制度健康发展。

此文发表于《中国初级卫生保健》杂志
2004 年 11 月第 18 卷第 11 期

关于新型农村合作医疗电子化管理的探讨

王靖元　邵高泽　徐文彦　王祥君
徐德斌　张玉柏　徐明
（作者单位：222100　江苏省赣榆县卫生局）

新型农村合作医疗是党和政府为农民办的重点实事之一，是农村社会保障体系的重要组成部分，对维护农民健康以及促进农村经济的持续发展和社会的和谐进步有着不可替代的巨大作用。管理是建立和完善新型农村合作医疗制度的核心环节，管理涉及到机构、人员、制度、体制、机制和技术等各个方面。在科学技术日新月异的信息时代，对新型农村合作医疗采取电子化管理不仅是与时俱进、树立和落实科学发展观的重要体现，而且是社会发展的迫切要求和必然选择。电子化管理将使新型农村合作医疗运作产生质的飞跃，使之高效、规范、快捷、方便。本文结合赣榆县在试点中的做法，对新型农村合作医疗电子化管理问题做一初步探讨。

一、新型农村合作医疗电子化管理的概念界定

1. 电子化管理的名称辨析

随着电子技术的不断发展，微型电子计算机和网络得到了越来越广泛的普及。在应用过程中，人们对此提出了许多的名称，如办公自动化、微机化管理、无纸化办公、网上办公、网络化管理、信息化管理、电子化管理等。各种名称既有相同的内涵，也有各自的特点。其共同的内涵是指将微机和网络等现代信息技术

应用于各类管理领域，以期达到高效、规范、节约等目的。各自的特点是指其概念的侧重点不同，如办公自动化侧重于应用微机、打印机、复印机等减轻劳动量，微机化管理侧重于微机应用，网络化管理侧重于电子信息的快速传递。在综合考察的基础上，笔者倾向于使用电子化管理这一比较宽泛的概念。

2. 新型农村合作医疗电子化管理的基本概念

新型农村合作医疗电子化管理是指通过使用微机、网络等硬件和管理信息系统软件等，将现代电子信息技术应用于合作医疗管理领域，以期达到提高工作效率、节约运作成本、规范结报行为、加强监督分析、方便快捷服务的目的。电子化管理的概念以现代信息社会为背景，以合作医疗供、需、管三方为对象，具有比较宽广的外延，能够涵盖到合作医疗运作的各个方面，也能够适应信息技术的不断发展。

二、新型农村合作医疗电子化管理的重大意义

1. 节约新型农村合作医疗运作成本

通过新型农村合作医疗电子化管理，使得记录参合者基本情况、补偿程序和数据统计、传输等合作医疗管理活动以及医技药收费等服务活动实现自动化或半自动化，可以减少人工操作的麻烦，减轻合管办和定点服务机构工作人员的劳动量，减少人工支出，达到提高工作效率，节约运作成本的目的，使参合农民与合管人员享受到科技发展和进步带来的确切实惠。

2. 规范新型农村合作医疗运作行为

电子化管理具有快速、准确的特点，能够保证合作医疗运作的客观性，减少主观错误。如微机自动划价和计算可以保证病人

收费的正确，网络自动传输和微机自动按标准计算等可以保证病人补偿和统计报表的正确等。通过设定相应的程序，还可以避免故意的违规行为。如数据自动统计和传输可以避免人为虚报瞒报数据等。另外，通过网上实时信息监控，可以及时发现和纠正错误现象。赣榆县合管办在全县统一补偿标准，统一报账程序，统一会计核算办法。为防止沉淀基金，在科学测算的基础上制定补偿比例并及时调整，目前医药费用各段补偿比例较先期试点时普提5%，并提高了高风险段的补偿比例。将收费标准、诊疗及药物目录、补偿比例、报账、会计核算等常态和动态内容均设计在系统中，农民结报过程按照一个程序，执行一个标准，票据网上审核，取消任何特权，达到规范新型合作医疗运作和农民认可满意的目的。

3. 使参合者获得方便快捷的服务

参合者受益是合作医疗制度的出发点和归宿，新型农村合作医疗电子化管理的根本目的也是要维护和保障参合者的权益。合作医疗管理信息系统的启用和不断完善可以带来效率和效益的最大化，即用最少的时间和成本来达到最大的效果。时间的节约将使参合者获得方便快捷的服务，这不但能够让他们更为满意，提高了合作医疗的亲和力与农民对合作医疗运作的信任度，为农民持续参合打下了坚实的基础，而且许许多多人所节约的时间对社会来说就是节约了大量的财富。

三、新型农村合作医疗电子化管理的基本功能

1. 建立参合者基本情况和筹资数据库

赣榆县建立了以县合管办管理信息系统为中心，镇合管办管理信息系统与定点服务机构收费信息系统为分支的电子化管理系

统。建立参合者基本情况数据库是新型农村合作医疗电子化管理的基础功能。该县电子化管理系统将参合户（者）序号、姓名、性别、年龄、住址、身份证号等基础资料编入基本情况数据库，同时提供查询功能，其中使用户序号进行查询最为方便。基本情况数据库还能够根据实际变化及时更新，如人口的增减和迁出迁入等。筹资数据库相对比较简单，采取一年一收费筹资方式的地区每年集中输入一次数据即可。

2. 实现电子化收费和网上实时补偿

电子化收费是指合作医疗定点服务机构采用微机进行医药费用自动划价并打印收费凭证。网上实时补偿是指将合作医疗管理信息系统和定点服务机构的收费信息系统进行联网，通过实时信息传输，参合者在缴纳医药费用后立即可以获得补偿，不要领导审批，使农民医药费用得到即时结报，也使镇合管办得到即时“滚筹”（即农民滚动式预缴费筹资制度，见后文）。合作医疗管理信息系统自动按比例计算补偿金额并打印补偿凭证，同时可以自动记录补偿情况。目前，赣榆县县、镇两级定点服务机构基本建立了收费信息系统，实现了电子化收费，并基本实现了与合作医疗管理信息系统的对接。

3. 自动开展统计报表和电子会计工作

自动开展统计报表即管理信息系统可以根据设定的要求，及时开展数据统计并形成电子报表。统计的内容主要包括筹资和补偿情况。补偿情况必须有比较全面的分类，至少要包括补偿人次、医药费用和补偿资金的分段、分级（不同级别卫生机构）和分类（门诊、住院等）情况。电子会计功能是指管理信息系统可以按照会计科目制作要求，准确计算并记录有关合作医疗资金的收支情况，自动生成会计账目和报表。

4. 监控合管办和定点服务机构行为

通过合作医疗管理信息系统之间以及和定点服务机构收费信息系统的联网，合管办能够及时准确掌握下级合管办和定点服务机构的服务、收费、补偿等行为，对发现的违规行为可以及时予以指出和纠正。

5. 快速准确发布信息

信息的快速发布也是电子化管理必不可少的功能之一。赣榆县电子化管理系统能够自动生成资金收支和补偿等参合农民受益情况表，并以镇和村为单位公示，让农民充分享有知情权。由于管理安全性的要求，合作医疗管理信息系统和定点服务机构收费信息系统的运作是相对封闭的，一般人不可以直接登记到该信息平台以获取相关信息资料。为此，赣榆县在构建数据服务网络的基础上，通过建立合作医疗网站的办法来发布合作医疗信息。信息发布的时间快速及时，信息发布的内容准确全面，一般除了应予保密的以外，合作医疗信息全部对外公开。

四、新型农村合作医疗电子化管理信息系统的开发

1. 选择合适的软件开发单位

信息技术是非常专业的技能，必须由软件开发单位来承担信息系统的开发工作。要把握好原则，选择经验丰富、记录优良、信誉度好的合适的软件开发单位，确保成本最低，效果最好。使用单位与开发单位要目标一致，共同负责，加强协作，密切配合。赣榆县在试点中，采用了南京摩尔公司的合作医疗管理信息系统和医院收费信息系统软件，基本达到了预期效果。

2. 管理信息系统要科学方便

科学方便是对合作医疗管理信息系统和定点服务机构收费信息系统的基本要求，要通过对系统的科学设计达到方便操作者和参合者的目的。系统所含的信息要全面和必要；系统的显示界面要最有利于准确的操作；系统的操作要符合科学程序和流程，要限制输入和点击次数，节约时间，每一次收费或补偿一般不得超过5分钟；系统要计算准确，并有纠错能力，发现错误及时提醒；系统打印的内容要科学分布，并且最省纸；系统要方便数据统计、传输和报表，方便建立书面账目；系统要有管理员和加密、反病毒等功能，确保信息安全；系统要能够设定条件，使可公开信息自动传输到合作医疗网站；系统要有更新功能，满足数据年度之间保存和更新的需要等。

3. 管理信息系统要实现本土化

管理信息系统本土化是合作医疗运作模式本土化的必然要求。在设计管理信息系统的时候，要密切联系本地合作医疗筹资、补偿标准以及管理体制、模式和定点服务机构的情况，确保信息系统与运作模式相适应。赣榆县创立了农民滚动式预缴费筹资制度，即农民在现场结报时提前预缴次年参合资金，该县在建立管理信息系统时，就将有关内容作为系统的一个重要功能，设定相应程序，在补偿时自动记录筹资情况。该县确立了保大保小合医药合防保的补偿模式，就将村级卫生机构和防保业务的收费和补偿以及中医药和法定报告传染病医药费用提高补偿比例等也纳入到管理信息系统中。该县建立了县镇两级管理、以镇为主的合作医疗管理体制，就注意加强了镇级信息系统的具体操作性和县级信息系统的宏观监控性。

五、新型农村合作医疗电子化管理的运作要求

1. 管理信息系统的基础设施配置

基础设施配置是电子化管理的基本条件。要根据本地方的实际情况配置必要的适宜的硬件设备，如微机、打印机、数据服务器等，并使用电子网络。管理信息系统对微机和数据服务器无特殊要求，一般中央处理器级别为奔腾 4 以上，磁盘空间能够满足参合人口和数据的需要即可。县合管办至少要配备 2 台数据服务器，以满足信息存储的需要，并可在掉线时交替使用。县、镇合管办一般配备微机 2 台。定点服务机构的收费科室一般配备微机 2 台。网络的使用应保证信息传输的及时准确，一般使用 Internet 网，县合管办可使用光缆。如果资金充裕，可以考虑建立县内合作医疗局域网，以提高信息运作的安全性。合作医疗电子化管理的前期启动成本比较大，要争取政府的资金投入和支持，并要得到电信部门的技术支持和配合。

2. 加强合管办和定点服务机构工作人员的技术培训

要加强培训，不断提高合管办和定点服务机构工作人员的信息技术水平，以适应电子化管理的需要。可以举办培训班，请软件公司的技术人员和有经验的操作人员授课，也可以采取督查指导等方式，加强培训和交流，促进人机之间的配合和人机系统的完善。培训的内容主要为管理信息系统的操作技术，以提高工作人员操作的效率和准确性。不但要对电子化管理直接操作人员进行培训，有关的领导和工作人员也要接受培训，以促进工作上的理解和配合。

3. 建立电子化管理日常规章制度

要根据本地合作医疗电子化管理的程序和要求，建立健全相

关规章制度，使有关工作人员的行为得到规范和约束，保证电子化管理的协调一致和正常运转。相关规章制度主要包括微机室工作制度和微机操作人员工作职责等。规章制度的内容主要为微机操作规范、工作纪律和工作人员的权利、义务等。

4. 适时调整和完善管理信息系统

要根据合作医疗筹资、补偿标准和管理办法以及医药价格等的变化适时调整和完善合作医疗管理信息系统和定点服务机构收费信息系统，不断提高电子化管理的水平和质量。要推广医院管理信息系统，如进一步推行药品管理信息系统、医院财务管理信息系统和电子处方等，不断扩大电子化管理的使用范围和领域。

此文发表于《中国乡镇卫生院》杂志
2005 年 5 月第 5 卷 3 期

预防为主与新型农村合作医疗制度

王靖元[1]，邵高泽[1]，徐文彦[1]，
王祥君[1]，徐德斌[2]，徐明[1]

（1. 江苏省赣榆县合管办，江苏　赣榆　222100；2. 江苏省连云港市合管办，江苏　连云港　222006）

文献标识码： A
中图分类号： R197.1；R186；R19
文章编号： 1005-5916（2005）07-0016-03

预防为主是卫生工作的方针之一，建国以来，坚持预防为主使得卫生防疫保健工作取得了显著的成效。赣榆县于 2003 年被江苏省政府确定为首批新型合作医疗试点县，在试点中结合本地实际，对合作医疗的筹资、补偿和管理的模式进行了深入的探索。该县坚持预防为主的原则，确立了保大保小合医药合防保的补偿模式，取得了明显的成效，受到了农民的欢迎。本文在总结赣榆县做法的基础上，对预防为主的方针与新型农村合作医疗制度的结合问题作一探讨。

1　预防为主与新型合作医疗制度结合的背景

预防为主与新型合作医疗制度相结合就是要在合作医疗补偿模式的选择和运作中，坚持预防为主的原则，将防疫保健纳入合作医疗补偿范围，既合作医药又合作防保，将新型合作医疗保障制度逐步从单纯的医疗型向医疗防保型过渡。

从新型合作医疗的筹资标准来看，由于各级政府加大了补助力度，一般能达到每人每年不低于30元的水平，与传统合作医疗10元以下的筹资水平相比，有着较大的资金空间，为合作医疗同时适度合作防保提供了经费和可能。

从农村卫生工作的方向和重点、难点来看，防保工作是与医疗并列并相对优先的一个重要领域，是明确的政府行为下的公益事业。虽然农村防保工作取得了辉煌业绩，但是由于农村经济薄弱、农民防保意识相对低下、疾病的发生发展以及国家对防保工作投入不足导致的有偿服务等原因，具有战略性的防保工作的开展仍然有着相当大的难度，离农民的防保需求差距还很大。在寻求防保措施过程中，新型合作医疗制度的出现为其提供了契机和渠道，通过合作防保可以有效引导农民进行防保消费，达到未病先防的目的。

当然，预防为主的方针与新型合作医疗制度的结合也与卫生行政部门、合作医疗管理部门的决策有着直接的关系，尤其是领导集体的认识观念对合作防保模式的选择有着决定性作用。

2 预防为主与新型合作医疗制度结合的内容[1]

为实现预防为主与新型合作医疗制度的结合，必须适应医学模式的转变，通过相关防保措施，有效预防和控制疾病，提高农民健康水平。在合作医疗的运作上，要从单纯的医疗型向综合的医疗防保型转变，逐步从当前的合医药转向同时合防疫（非计免）合保健，为农民提供与其经济支付能力相适应的综合性卫生服务，保证以较小的投入取得尽可能大的受益面和尽可能高的受益程度。同时，随着疾病谱的变化和卫生事业的发展，合作防保的内容也应作不断的调整。

赣榆县在新型合作医疗试点中坚持预防为主的原则，确立了合医药合防保的补偿模式，扩大合作范围与补偿范围，主要做法是：对参合者所发生的甲、乙肝疫苗、狂犬疫苗等非计免药苗费予以20%补偿；提高甲、乙类传染病医药费用补偿比例（上浮5%）；对参加妇幼保健保偿的产妇，其在镇级正常住院分娩所发生的医药费补偿40%，在县级发生的医药费补偿25%；补偿婚前医学检查费的40%；开展免费体检，体检项目力求全面，包括生化、胸片和B超等，确保体检质量；开展健康教育与促进，编制宣传小册、宣传单、录音带、专题片等，以镇卫生院、村卫生室及中小学校为主阵地，采取会议、广播、电视、报纸、咨询、宣传栏、卫生下乡、标语口号以及进村入户等多种形式，持续开展健康教育活动，向农民宣传健康知识、卫生防病知识和新型农村合作医疗知识等，并利用县、镇、村三级农民健康促进学校，为开展健康教育工作提供强有力的载体。

3 预防为主与新型合作医疗制度结合的意义[2]

合作防保的直接效果是：对参合者非计免药苗费予以补偿，鼓励农民接受相关防病服务，可以有效地提高人群免疫屏障和健康水平，降低有关免疫针对病和寄生虫病、地方病的发病率；提高甲、乙类传染病医药费用补偿比例，可以引导传染病人及时住院隔离治疗，达到控制和管理传染源的目的；对参加妇幼保健保偿者予以补偿，能够大幅度提高参保率，降低孕产妇、婴幼儿死亡率，促进妇幼保健工作的规范开展，深入保障广大妇女儿童的健康；补偿参合者婚前医学检查费，可以提高婚检率，普及性科学和优生知识，有效降低新生儿畸残率，为提高妇幼保健水平和出生人口质量打下基础；开展免费体检，促使疾病早发现早治疗；开展健康教育与促进增强了合作医疗供、需、管三方的沟通和理解，既提高了农民的健康知识知晓率和健康行为形成率，又促进了合作医疗工作的顺利运作，实践证明，农民掌握了必要的防病治病保健知识，是农村卫生和合作医疗运作的最好基础。通过实施合作防保，有关免疫针对病发病率和孕产妇、婴幼儿死亡率有了较大幅度下降，参合农村居民得到了更大的实惠。赣榆县在2003～2004年合作医疗试点期间，共补偿非计免药苗费和正常住院分娩费等近100万元，开展免费体检8万多人。2004年全县接种非计免疫苗24.3万人份，较2003年增长9.4万人份。2003年10月份新的婚姻登记条例实施以后到2004年3月之前，参加妇幼保健保偿的孕产妇不足10人，而2004年3月之后到2004年末，参加妇幼保健保偿的产妇达到3000多人。

多数人对合防保持赞同态度，2004年该县合管办开展的合作医疗问卷调查显示，农村居民对合作医疗的满意度达到90%。

疾病预防和保健与医疗工作相比，对保障农民的身心健康具有更为深远的意义。预防为主与新型合作医疗制度的结合，可以扩大受益面、受益内容和程度，引导防保服务的深入开展，促进预防为主方针的落实，全方位地引导广大农民掌握卫生知识，改变生活陋习，降低发病率，提高生命生活质量，深层次地保护农民健康。同时，发病率的降低，将使农民的医药卫生费用支出和合作医疗资金支出大为减少，降低合作医疗运作成本，反过来促进合作医疗的良性循环和健康发展，增强新型合作医疗制度的生命力，使之更具有生机与活力。坚持预防为主的原则实施合作医疗，做到防中有治、治中有防、防治结合，力求防患于未然，体现了大卫生观念在新型农村合作医疗中的应用，是一项带有根本性的措施，可以用较少的资金解决较大的防病保健问题，把疾病控制在未发和初发阶段，促进三级预防的实现。合作防保扩大了参合者的受益面，也有利于赣榆县创新的筹资模式——滚动式预缴费制度的运作。

4 预防为主与新型合作医疗制度结合的可行性

预防为主与新型合作医疗制度相结合是农村卫生事业和医疗

保障制度发展到一定阶段的必然产物，有着历史性，因此，在国家财政能够完全提供防保服务资金之前，合作防保存在着相对的合理性。现阶段，合作防保具有理论和现实的可行性，以下从政策、经济、技术和心理等方面予以分析。

预防为主的方针是指导卫生工作的一个总的原则，这就要求我们要把防保工作放在各项卫生工作的首位，采取各种有效措施，不断提高防保工作水平，各级政府的政策均体现了这一指导思想。在当前许多新的传染病不断出现的时代，坚持预防为主的方针更加具有现实的意义，非典型性肺炎对人类的袭击、艾滋病、现代结核病对人类的困扰等就是明显的例证。合作医疗从性质上说属于社会保障制度，与卫生工作有着区别，但由于其直接关系到农村各项卫生工作开展的方向和程度，因此这项制度建设应该接受预防为主的方针的指导，在制定合作医疗有关政策时应该将合作防保纳入其中。有的观点反对合作防保，提出“合作医疗是个筐，什么都可以装。”，认为合作范围过大会冲淡合作医疗的主题，不利于其发展。我们同意不能无原则地扩大合作范围的观点，但是也认为应结合农村卫生工作的实际，科学地确立、适度地扩大合作医疗的服务范围，使其发挥出最大的效果。2004 年，卫生部领导在妇幼卫生工作电视电话会议上，肯定了妇幼工作进入新型合作医疗服务范围的做法。

有人认为合作医疗资金有限，应集中用于医疗，不能用于其他服务。从卫生政策的角度来看，对防保服务的投入应以政府为主，这是卫生工作的一个方向。事实上，与传统合作医疗相比，新型合作医疗资金构成中，政府投入占了较大比例，这使得将其资金的一小部分用于农民的防病和保健成为可能，与以政府为主对防保投入相吻合。新型合作医疗的筹资标准一般每人每年不低于 30 元，其中各级政府补助 20 元左右。根据政府负担防保服务的政策，在政府补助资金中拿出 10%左右的基金用于合作防保是完全可行的，这对确保大病统筹和缓解因病致贫的目标不会造成大的冲击。而小额防保基金的作用是不可低估的，去年在江苏省卫生厅组织的合作医疗工作交流会上，有关专家认为用5%的资金解决防保问题，其发生的潜移默化的效果可能比95%的医疗资金的效果更大。有关重要的媒体对合作防保的做法与效果也进行了许多正面的肯定的报道。

从技术可行性来看，合作防保具有较佳的可操作性，在保大保小的补偿模式下，并不需要另行付出太多的制度安排。有关防保服务一般是由镇卫生院和镇防保所本级提供的，供方只要出具正规的收据，合管办只要多立一个或数个财务科目即可。

从心理层面来看，合作防保由于促进了防保工作的顺利开展和规范化运作，并为广大农村居民接受防保服务创造了有利条件，受到了卫生部门和农民的普遍欢迎，其运作有着良好的卫生文化氛围。

5 预防为主与新型合作医疗制度结合的保证措施

为了确保合作防保的顺利实施并取得预期的效果，除了要将合作防保予以制度化并认真执行以外，还要采取有关的配套性的保证措施。

预防为主方针与新型合作医疗制度结合，首先要求各级领导干部要高度重视，认真组织实施。要充分理解合作防保的目的，认识到通过合作防保让参合者扩大受益是一件好事，并直接关系到“三农”等大是大非问题。要以农民为本，站在农民的立场上，广泛运用政治学、社会学、保险学、预防医学等知识，制定有关政策。在共产党员先进性教育活动中，合管办和有关部门要从讲政治的高度，不断完善有关措施，深入服务人民群众，让农村居民得到更多的实惠。

要根据合作医疗筹资的水平，在确保大病统筹目标的前提下，对医药费用和防保费用的补偿标准进行科学测算，确保基金使用的安全，一般在政府补助资金中拿出10%左右的防保基金用于合作防保是比较合适的。在基金分配的程序方面，可以先拿出一定比例的政府补助资金用于合作防保后，再重新分配合作医疗的资金，也可以将合作防保的资金纳入统一的基金分配，但其占用的是政府补助资金。

由于经济欠发达地区多采取保大又保小的补偿模式，镇卫生院通过合作医疗也得到了益处，为增加农民的受益程度，可以考虑由供方（医院）拿出一部分资金（10%左右）用于内贴合作医疗，使合作医疗基金的总额大一点，这样有利于合作医疗的运作。比如对当年无病者开展免费体检的费用就可以由合管办负担小部分，供方负担大部分（只收取成本费用）。为增强合作医疗基金的支撑力量，也可以考虑采用捐助的形式筹集部分资金，例如发动卫生系统党员干部甚至普通职工对合作医疗每年进行一次募捐活动（可扩大到全社会），筹集的资金既可以直接用于扩大基金总额，也可以用于医疗救助，帮助五保户、贫困户缴纳参合资金或为其补偿有关费用。在进行补偿标准测算的时候，要考虑到上述因素。

要结合实际情况，科学合理地运作合作防保工作。由于具体防保工作主要由镇级卫生机构承担，必须建立以镇为主的管理体制，以保证合作防保的顺利实施，方便群众获得有关服务和补偿。关于防保基金的具体分配，既可以以镇为主开展包干，也可以由县合管办统一按照各镇的实际业务量分配，前者有利于保障基金的安全，后者有利于提高镇级卫生机构的防保工作积极性。免费体检一般应安排在每年的12月底至次年元月，届时合作医疗一个运作年度结束，农民工已返乡，便于把握应体检与实体检人数，一般当年无病者占参合人口的比例不超过10%。要对体检项目科学安排，对体检活动精心组织，确保体检质量，让参检者满意。

为促进合作防保的有效开展，必须规范防保机构尤其是镇防保所的服务行为。要健全镇级防保机构，强化防保基础设施和设备，提高防保工作人员的综合素质，为规范服务打下坚实的物质基础。镇级防保机构要完善规章制度，建立激励和约束机制，以公共卫生服务为目标取向，制定相关考核标准并定期开展工作效果评价，通过严密的管理确保防保工作的正常和规范运作，为广大农村居民提供质优价廉的防保服务。县卫生行政部门和防保机构要加大对镇级防保机构的监督和管理，不断促进基层防保工作水平的提高。

要加强合作防保知识的宣传教育，为其顺利开展创造良好的工作氛围。通过宣传新时期合作防保的重大意义和可行性等，使广大农村居民、有关工作人员和领导干部充分理解预防为主的原则，克服怕麻烦、出力不讨好的思想，全面配合合作防保的实施，为参合者提供更多优质服务，把合作医疗实事办好，好事办实。要通过认真的实施和深层次的宣传，引领以预防为主为核心的新的农村卫生文化的建立。

参考文献

[1] 王靖元等．以农民为本与新型农村合作医疗 [J]．中国农村卫生事业管理，2004，24 (10):15

[2] 王靖元等．论新型农村合作医疗的基本原则 [J]．中国农村卫生事业管理，2004，24 (10):20

此文发表于《中国农村卫生事业管理》杂志

2005 年 7 月第 25 卷第 7 期

论新型合作医疗基金分割机制与补偿比例

王靖元[1]，邵高泽[1]，徐文彦[1]，
徐德斌[2]，王祥君[1]，徐明[1]

（1. 江苏省赣榆县合管办，江苏　赣榆　222100；2. 江苏省连云港市合管办，江苏　连云港　222006）

文献标识码： A
中图分类号： R197.1；F840.684
文章编号： 1005-5916-（2005）07-0019-03

筹资、补偿与管理是新型农村合作医疗运作的三大环节。补偿是指按补偿比例结报医药费。在科学测算的基础上确定合理的补偿标准直接关系到合作医疗的运作质量。因为，补偿标准过高将使基金透支，过低则基金过度结余，都不利于基金的安全与效果最大化。补偿标准的制定主要依据合作医疗基金的分割份额。本文结合赣榆县试点实际进行探讨。

1　基金分割机制与补偿比例的关系与重要性

基金分割指的是合作医疗基金的宏观分配，补偿比例指的是分割后的基金与医疗卫生费之间的具体补偿标准。基金的分割关系到补偿原则的体现，并直接影响到补偿比例的确立，补偿比例直接关系到受益面与受益程度，二者是互相依存的。建立科学合理的基金分割机制和补偿比例，有利于促进合作医疗制度的完善，增强合作医疗管理的有效性。否则，就容易出现制度的震荡，不

利于合作医疗的正常运行。

随着政府行为的加强和财政状况的好转，农民收入的增加及合作医疗的成功运行，新型合作医疗基金将逐渐增长。但公平、公正分割蛋糕的机制与规则并没有建立起来，旧的不公平打破后又出现新的不公平，使弱势群体更趋弱化。譬如医疗救助和致贫的高风险段医疗费用的优惠政策的落实问题等。因此必须对基金分割机制和补偿比例进行及时地严肃地研究和选择，尽快建立适宜的基金分割机制和补偿比例，并在实践中不断完善。

2 确立适宜的补偿模式

从理论与实践两个方面看，补偿模式是确立基金分割机制与补偿比例的逻辑前提。只有首先确立了补偿模式，基金分割机制的建立与补偿比例的制定才有了依据。否则，后者就是盲目的。

补偿模式指的是合作医疗基金的使用原则与办法。按照医疗卫生费用补偿对象，基本补偿模式主要有保大及保大又保小两种。关于补偿模式的争论，焦点就是对保大模式和保大又保小模式的选择问题，附带的还有对合作防保的争论。合作防保指的是在合作医疗的同时，坚持预防为主的原则[1]也合作防保，使受益内涵更为丰富。

在补偿模式的选择上，首先要考虑区域经济水平。经济基础和经济发展总是第一位的，是一切政策与工作的基础。无论是在全国还是在江苏，城乡差距、地区差距、贫富差距依然较大，且有愈益扩大的趋势。其次要考虑农民的富裕程度。目前从总体上讲，广大农民实现了低水平的小康生活。农民的经济水平普遍的是一种中间大两头小的结构，穷的富的都占少数，大量的是农村温饱型的农户。三是农民的消费习惯与消费心理。多数农民的互助共济意识不强，参合就是为了受益。四是干部的认知程度。基层干部持保大又保小的观点。我们认为，发达地区可以保大为主，一般地区保大适度保小，欠发达地区保大必须保小。

补偿模式关系到参合农民的受益面和受益程度，关系到合作医疗能否健康持续运作。在完善社会主义市场经济体制的转型时期，建立适宜的符合实际的补偿模式对于合作医疗制度的发展具有非常重大的现实意义。必须在战略思维的指导下，深入结合实际情况，建立起合作医疗的利益均衡机制和规则，达到眼前利益和长远利益的平衡。为此，目前在欠发达地区，应该把保大又保小作为主导模式。硬性地执行政策中的防止因病致贫返贫一个层面的意见，只保大病或过度提高大病的受益程度，而不顾及小病的受益面与受益程度，不顾及绝大多数参合农民的权益，最终的结果只能是参合率下降，新型合作医疗无法健康持续运作[2]。

3　基金分割的模式与分析

合作医疗基金分割可以有3种分法，一是按照医疗卫生机构的级别，二是按照医药费用的多少及分段，三是按照门诊与住院费用的区别，由此基金分割有3种模式。按照医疗卫生机构分割的目的是引导病人流向，科学使用当地卫生资源，重点是要以补偿比例为杠杆，加强镇村两级卫生资源的使用；按照医药费用段分割的目的是在病人之间合理分配基金，促进大病大受益、小病小受益、无病也受益，对年内没有动用合作医疗基金的予以免费体检；按照门诊与住院分割的目的是体现对住院病人的优惠政策，防止因为住院导致的疾病风险。

保大保小中的大与小一般指的是大病和小病，在此有必要对大病与小病的概念予以讨论。大是指造成大额费用的大病，有住院病人，也有长期的门诊的慢性病人；小是指造成小额费用的小病，有门诊病人，也有短期的住院的急性病人。大病与小病不能简单地以住院就是大病，门诊就是小病来界定。因为，一般而论，住院病人多为大病，但也有急病、小病，特别是卫生院的住院病人多是短期的小病，如比较轻微的农药中毒等；门诊病人多为小病，但也有不需要住院治疗或住不起院的大病或者慢性病，如透析病人、肺心病病人、不需要手术的肿瘤病人、恢复期的病人等。新型合作医疗主要解决农民的因病致贫返贫问题，是否致贫取决于大病、慢性病所发生的大额费用，即农民家庭难以抗拒的疾病经费风险。

我们认为，以住院即为大病、门诊即为小病和按照门诊与住院费用进行基金分割（如有地方提出门诊占基金小头，住院占大头），将影响农民的受益面和受益程度以及受益的公平性，造成参合者的误解。而且，该模式增加了报销的工作量，并需要对门诊的大病病人进行逐级诊断与审批，对住院的病人进行核实，由于参合者众多，相关工作量较大，并且难以控制有关投机行为，难以做到公正，这就加大了管理成本，不利于新型合作医疗的补偿与管理。以住院和门诊界定大病和小病，制定住院和门诊两种费用补偿比例，既不科学，也不合理，容易给补偿的农民造成新的混乱，农民有被糊弄的疑虑。由此，按照医疗卫生机构的级别和医药费用段进行基金分割的模式（即分级分段按比例结报），是可行的选择。

4 按照医药费用段进行基金分割的必要性

只有找到合作医疗基金分割与补偿模式的结合点，建立起科学合理的基金分割机制和规则，才有利于新型合作医疗的持续运作。我们认为，在保大保小的补偿模式下，“不管大病小病，只看医药费用；不管门诊住院，只看费用段”，特别要看高风险致贫费用段。必须以按照医药费用段进行基金分割为主，并辅以按照医疗卫生机构的级别进行分割，而不需要人为地设立门诊和住院两个补偿比例。

要使参合者的受益面与受益程度达到平衡，找到一个恰到好处的结合界面，就要相对公平地切割基金总额。赣榆县将合作医疗基金分为三大块，即基本医疗基金占65%，大病医疗基金占25%，风险基金占10%。我们认为大病大额费用只占发病人数的

5%左右，小病小额费用占发病人群的95%左右，5%的大病人群使用合作医疗基金的25%，95%的小病人群使用合作医疗基金的65%。这种分割机制与规则在经济欠发达地区，方法简便，是公正公平、科学合理的，既符合国家保大病的政策，也符合农民参合受益的要求，很好地坚持了“人人受益、共担风险”的原则。我们在按照医药费用进行基金分割运作的同时，也将医疗卫生机构的级别作为基金分割的参考指标，建立了分级分段按比例报销的模式。分级指在不同级别的医院，病人分布和发生的费用也不同，按不同的比例报销；分段指不同的医药费用段，按不同的比例报销，特别考虑了高风险致贫费用段。实质上是将按医疗机构的级别分割基金与按医药费用段分割基金相结合，这是赣榆县补偿模式的核心内容。

以上决策关键是来源于一种思想，即保大病的政策必须兑现，同时也必须保小病，众多的小病农民受益，哪怕是不大的受益，也是至关重要的。因为欠发达地区的农民非常实在，他们参合就是要受益，参合不受益或长期不受益，农民参合的积极性将严重受挫，参合率难以维系，这是不争的事实，谁怀疑都是没有道理的。如果没有参合农民，不但小病不保，大病也难保。

5 制定补偿比例应遵循的基本原则

5.1 坚持补偿模式决定基金分割机制的原则

欠发达地区合作医疗的补偿比例要体现保大又保小的补偿模式，基金分割也必须以此为根据，要实现三者的有机统一。保大又保小的补偿比例补偿符合欠发达地区农民参合要求回报的实际。所谓符合实际，是制衡于保大病的政策要求与保小病的农民要求之间，既保了大病又兼顾适度保小病，满足了不同疾病负担的农民的强烈的补偿要求。补偿比例要建立在基金总盘子切割的份额的基础上，总的讲切割的份额大，补偿的比例也相应大，切割的份额小，补偿的比例也相应小。

5.2 坚持分级分段累计按比例补偿的原则

农民在不同级别的医疗机构看病和疾病发生的不同费用段，累计后按照相应的比例报销。以医疗机构和医药费用段决定补偿比例，相对来讲既简单又科学，农民普遍认同。

5.3 坚持以收定支、保障适度的原则

补偿比例的确定要经过深入的调查和科学的测算，要综合考虑筹资总额、发病率、医药费用及分段、诊疗和药物目录等多种因素，确保补偿方案适宜合理，防止基金的透支与过度结余。

5.4 坚持大病统筹为主的原则

造成农民致贫的主要因素有二：一是大病或慢病所发生的大额费用，二是高风险致贫费用段（3000～5000 元）没有得到相当的补偿。在政策执行的过程中，应该考虑到大额费用受益过小的问题。为此，可以通过调整，相对加大大额费用的补偿比例以及高风险费用段的补偿比例。

新型合作医疗要坚持大病统筹的原则，同时要坚持量入为出、保障适度的原则，既保证农民获得基本医疗服务，落实预防保健任务，又防止因病致贫返贫，二者要相互兼顾，不能偏废。

参考文献

[1] 王靖元等．论新型农村合作医疗运作的基本原则［J］．卫生经济研究，2005，(3):17

[2] 王靖元等．以农民为本与新型农村合作医疗［J］．中国农村卫生事业管理，2004，24（10):15

此文发表于《中国农村卫生事业管理》杂志

2005 年 7 月第 25 卷第 7 期

赣榆县农民滚动式预缴费制度的做法与分析

王靖元[1]，王琳琳[2]，邵高泽[1]，徐文彦[1]，
徐德斌[3]，王祥君[1]，徐明[1]

（1. 江苏省赣榆县合管办，江苏　赣榆　222100；2. 中国药科大学药学院，江苏　南京　210009；3. 江苏省连云港市合管办，江苏　连云港　222006）

文献标识码： A
中图分类号： R197.1；F840.684
文章编号： 1005-5916（2005）07-0021-03

农民筹资先行到位是新型农村合作医疗运作的前提和关键。因此建立一种方便、低成本、可持续的农民筹资模式具有十分重大的意义。传统农民筹资模式以政府组织发动、镇村干部上门收费为代表，该模式具有一定的优势，也存在着难以突破的带有瓶颈性质的问题。赣榆县在新型合作医疗试点过程中，对农民筹资问题进行了深入的探索和实践，建立了新的筹资模式——农民滚动式预缴费制度，并取得了具有说服力的成效。

1　农民滚动式预缴费制度产生的背景

我们认为，传统筹资存在着3个方面的难以克服的缺陷。

一是筹资难度大。欠发达地区经济水平低，合作医疗缴费主体是千家万户的相对独立的农民，同时由于宣传不够到位，农民互助共济意识和预期治病投入意识不强，加上基层干部粗放操作

和历年对农收费失信于民等经济、社会、观念等原因，农民在未受益的情况下，对传统筹资不接受，不愿意出现金参合，农民筹资十分困难。镇村干部任务重压力大，尽管跑断了腿、磨破了嘴，收费效果并不好。

二是筹资成本高。筹资需要一年一宣传一发动一收钱，每年县镇村都要有负责筹资的人员，每次筹资少则数月、多则半年，庞大的筹资队伍和过长的筹资时间需要消耗大量人力物力财力，如人员、会议、宣传、资料、通讯、交通等费用。这种筹资在赣榆县每年需要150万元左右的成本，约占农民筹资总额的20%。过高的筹资成本，在政府财政难以兜底的情况下，给新型合作医疗的持续运作摆下了难以逾越的障碍。

三是资金不安全。农民参合资金收不齐、上缴不齐的现象普遍存在，个别地方出现违规操作，如捆绑搭车收费和各种垫资，甚至截留挪用参合资金，致使筹集的资金不能及时足额上缴县合管办，极易造成年度之间经费脱节，也对合作医疗的持续运作构成了严重威胁。以上缺陷说明传统筹资效果不好，农民不满意，该模式不适宜经济欠发达地区。

2 农民滚动式预缴费制度的建立与实践

在新型合作医疗满意度调查中，我们发现只有农民受益，在看得见摸得着的实惠面前，受益的农民及其亲属邻居才相信合作医疗，愿意继续参合，特别在结报现场，农民心情十分愉快，和我们上门收费、农民不愿意出现金参合形成鲜明对比。这种受益的农民表现出的强烈的继续参合的意愿[1]，给了我们一个很大的启示，即在结报现场收费的念头。由此，针对传统筹资的弊病，我们把握农民消费观念和受益拉动参合的心态，以适宜的筹资模式标准为导向，通过先试点后推开，建立了新的农民筹资机制，即农民滚动式预缴费制度[2]，简称滚动筹资或滚筹。

该制度是指参合农民在报销医药费用时，本着知情自愿的原则，用报销所得的费用向所在镇合管办和村卫生室预缴该户次年参合资金的制度。预缴费以户为单位，当年缴齐为止。参合者在镇和镇以上医疗卫生机构就诊后在（回）镇合管办报销时直接预缴费；在村就诊是间接预缴费，即在村就诊后直接报销并将预缴费用暂存卫生室，由村医定期（5～10日）到镇合管办集中按户代为预缴费。对当年底没有预缴齐的少数农户（约占15%），分别情况对待，即对当年预缴资金达半数以上的农户，动员农民自愿在报销现场拿出零星资金一次性缴齐；其余未预缴齐的农户可在下年度再顺延预缴1～3个月直至缴齐为止。农户资金缴齐后由镇合管办完善手续并确定其参合身份。

赣榆县在试点期间，试行滚动筹资，用8个月时间筹集农民参合资金800多万元，占下一年度农民应缴资金的80%以上。第二轮运作半年以来，共筹集农民资金500多万元，占年度应缴资金的50%以上。

3　农民滚动式预缴费制度的可行性

预缴费建立在知情自愿的基础上，符合农民缴费心理，农民乐意介入。在得到实惠的时候提前缴纳次年参合资金，迎合了农民的参合心理，农民在受益的前提下，信任合作医疗，一般是乐意预缴费的，这样妥善地解决了农民不愿出现金参合与镇村干部不愿上门收费的问题。受益农民信任卫生部门，觉得将钱缴给镇合管办比较放心，看病后可以直接找合管办报销，避免了镇村干部的中间环节。

从筹资意愿看，该方法先把缴费主体变为受益主体，在农民受益的基础上，知情自愿，主动预缴费，收费主体已不是镇村干部，而是镇合管办的工作人员。

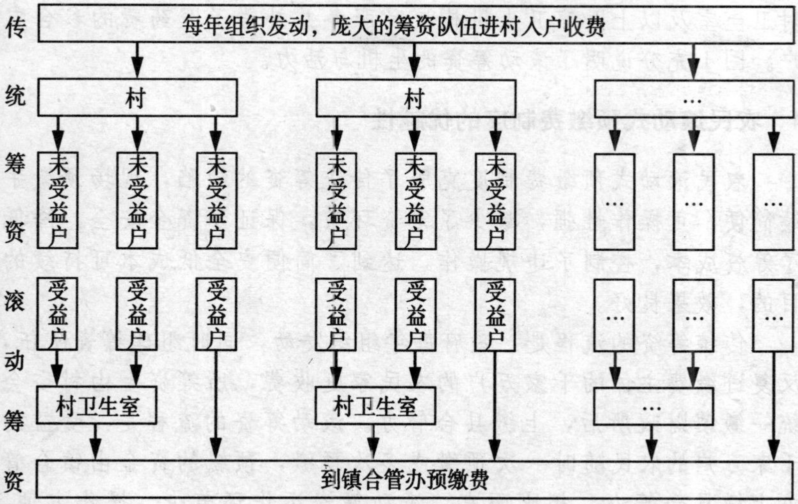

图1　传统筹资与滚动筹资方向比较

从农民就诊的流向来看，70%的病人在村卫生室，这部分病人多是小病和小额费用，通过村级滚筹可解决全部滚筹的近7成份额；25%的病人在镇卫生院，其中兼有大病和小病；5%的病人到县以上医院，其中多为大病和大额费用，镇及以上滚筹可完成筹资的近3成份额，且一次预缴1户的全年费用的比例很大。通过大病所发生的大额费用一次预缴和小病小额费用多次预缴，再辅以防疫保健等费用的报销和预缴，基本上可以完成90%的筹资任务。

从筹资方向看，传统筹资是被动地反复进村入户收费，是镇村干部组成的筹资队伍走进千家万户，向未受益的、对新型合作医疗有疑虑的农民被动收费。滚动筹资是工作人员在镇合管办接待受益的农民主动预缴费，是受益的、对新型合作医疗信任的千家万户的农民随时到镇合管办和村卫生室预缴费。受益户是指在村卫生室及以上医疗卫生机构接受服务并补偿了医药费的参合农户。图1充分说明了滚动筹资的生机与活力。

4 农民滚动式预缴费制度的优越性

农民滚动式预缴费制度克服了传统筹资的缺陷，现场预缴手续简便，可操作性强，减少了筹资环节，保证了资金安全，降低了筹资成本，控制了违规操作，达到了简便安全低成本可持续的目的，效果良好。

传统筹资的流程是：政府每年组织发动，同时组建筹资队伍，反复进缴费主体的千家万户的农民家庭收费，所筹资金由村委会统一缴镇财政所后，上缴县合管办。滚动筹资的流程是：受益的千家万户的农民随时一次预缴或多次预缴，预缴的资金由镇合管办上缴县合管办。相比而言，滚动筹资运作环节少，操作方便，减少了镇村干部的工作量。

预缴资金按月足额上缴县合管办，利息进入合作医疗基金，促进了资金的封闭运行，避免了违规操作，保证了筹资与上缴资金的安全。图2示意合作医疗基金的运作流程形成了一个封闭安全的环。

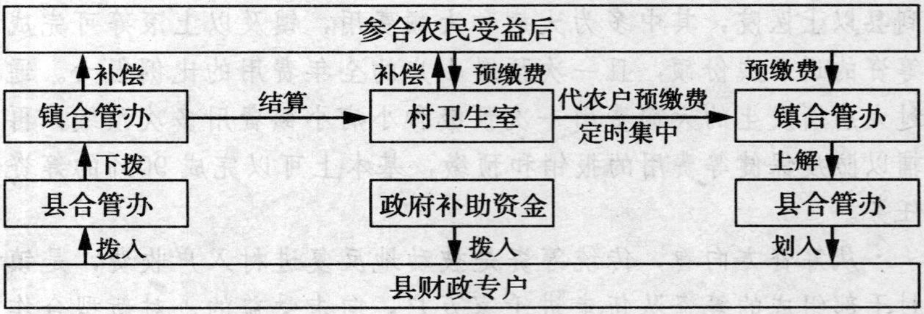

图2 滚动筹资模式下的合作医疗基金封闭运行图

表 1 赣榆县传统筹资成本测算(年)

项目	村级		镇级		县级		合计(万元)
	标准	数额(万元)	标准	数额(万元)	标准	数额(万元)	
人员	1.2 元/人 * 77 万人	92.4	30 人/镇 * 300 元/人 * 18 镇	16.2	36 人 * 500 元/人	1.8	110.4
会议培训	2 次/村 * 100 元/次 * 500 村	10	5 次/镇 * 500 元/次 * 18 镇	4.5	5 次 * 1000 元/次	0.5	15
宣传资料			0.3 元/户 * 25 万户	7.5	0.1 元/户 * 25 万户	2.5	10
交通通讯	0.1 元/人 * 77 万人	7.7	30 人/镇 * 100 元/人 * 18 镇	5.4	36 人 * 200 元/人	0.72	13.82
合计		110.1		33.6		5.52	149.22

表 2　赣榆县滚动筹资成本测算(年)

项目	村级		镇级		县级		合计（万元）
	标准	数额（万元）	标准	数额（万元）	标准	数额（万元）	
人员	500 村医 * 260 元/村医	13	26 镇合管办 * 5000 元/镇合管办	13			26
会议培训			5 次/镇合管办 * 100 元/次 * 26 镇合管办	1.3	5 次 * 1000 元/次	0.5	1.8
宣传资料	30 元/村 * 500 村	1.5	200 元/镇合管办 * 26 镇合管办	0.52			2.02
交通通讯					6 次 * 300 元/次	0.18	0.18
合计		14.5		14.82		0.68	30

该方式降低了筹资成本，据估算，这种筹资模式在赣榆县每年需要费用 30 万元左右，占农民筹资总额的 5%以下。而传统筹资所需费用约 150 万元，占农民筹资总额的 20%。滚动筹资较传统筹资每年估计节约筹资经费 120 万元（80%），为合作医疗的可持续运行提供了前提。表 1 和表 2 说明赣榆县两种筹资的成本测算情况。(该县有 18 个镇，26 个镇合管办)

预缴费的运作从时间上是连续顺延不间断的，从空间上是大额补偿一次性预缴和小额补偿多次预缴相结合，不是一年一次性上门收费。通过经年累月逐日的筹资，农民可以随时参合，始终维持较高的参合率，避免了上下年度经费脱节，为合作医疗健康持续发展提供了经费基础。

总之，通过创新筹资机制建立的滚动式预缴费模式，在理论与实践上都凸显了多层面的优越性，收到了良好的效果，符合农民的口味，比较适宜经济欠发达地区个人筹资的实际[3]。

5 滚动筹资的配套措施

滚动筹资是一种机制创新，在改变了收费方式以后，合管办工作人员要宣传滚筹的优势和有关规定，通过细致的工作，农民是理解与配合的，效果也是好的。除此而外，还要有相关配套措施。

首先要确立保大保小合医药合防保的补偿模式[4]。通过保大病达到防止因病致贫返贫的政策目标，通过适度保小病与合作防保，达到扩大受益人群，保证参合人群，为预缴费提供人群与经费基础。主要的筹资份额和任务是在镇村两级完成，镇村两级的报销和预缴费是基础。尤其是要坚持村级的报销和预缴费，因为70%左右的病人是在村就诊，村级多是小额费用和小病，如果村级不报销，就要失去近 70%的滚筹份额，滚动筹资就难以维系。

其次要强化卫生机构建设和管理。尤其要加强镇村卫生组织建设，在镇卫生院和村卫生室的基础上，逐步构建和完善农村社区卫生服务体系，不断提高其服务能力和水平，体现预防、保健、健教、医疗、康复、计生服务等六大功能，扩大参合农民的受益面，为滚动筹资提供人群与经费基础。要确保镇村卫生组织一体化管理，因为没有一体化，镇卫生院对村卫生室的管理很难到位，村级的服务能力很难提高，医疗费用很难控制，村级报销和滚筹很难操作。

三是要建立与补偿模式相适宜的县镇两级管理、以镇为主的管理体制。县合管办负责基金的宏观调配、大病费用的审批、对镇合管办和辖区内医疗卫生机构的监管。镇合管办承担基金的具体运作和对镇村医疗卫生机构的监管。要充分调动镇合管办和镇村卫生机构的积极性，为滚筹提供强有力的制度支撑。

四是要实行网络信息化管理。将预缴费纳入合作医疗管理信息系统，能够简化操作程序，确保数据准确，为预缴费提供技术支持。要配置中心数据库服务器、工作站等硬件和服务器操作系统、数据库管理系统、合作医疗管理信息系统、医院收费信息系统、合作医疗信息交流平台等软件，实行合作医疗网络信息化管理，实现微机收费、自动审核补偿、自动生成统计报表、实时信息监控和快速准确发布信息等功能，使合作医疗管理活动达到高效、规范、快捷、方便的要求。

参考文献

[1] 王靖元等．以农民为本与新型农村合作医疗［J］．中国农村卫生事业管理，2004，24（10）:15

[2] 张怀锋等．以人为本创新机制扎实推进新型农村合作医疗制度［J］．中国农村卫生事业管理，2005，25（4）:12

[3] 王靖元等．对赣榆县农民滚动式预缴费制度的探索［J］．中国乡镇卫生院，2005，5（2）:42

[4] 王靖元等．论新型农村合作医疗运作的基本原则 [J]．卫生经济研究，2005，(3):17

此文发表于《中国农村卫生事业管理》杂志
2005 年 7 月第 25 卷第 7 期

关于构建和谐社会、发展新型农村合作医疗的若干建议

（2005年7月29日　征求意见稿）

中国农工民主党中央委员会

今年6月，我党中央主席蒋正华、常务副主席李蒙率团赴江西省进行了“构建和谐社会，发展新型农村合作医疗”的专题考察；同时，按我党中央要求，浙江、江苏、湖南、青海等省级组织开展了同步调研。目前，新型农村合作医疗试点工作运行比较平稳，进展比较顺利。“参合”农民普遍认为“这是一件为民、便民、利民的大好事”。江西试点工作给我们的突出印象是，省委、省政府始终把做好新型农村合作医疗的试点工作，作为实践“三个代表”重要思想、贯彻科学发展观、构建和谐社会的重要内容，在中央的政策框架内创造性地开展工作，取得了“政府得民心、百姓得实惠、卫生得发展”的阶段性成果。医疗卫生保障是整个社会保障体系中的基本问题。发展新型农村合作医疗，逐步建立农村医疗保障，是缩小城乡差距、逐步实现社会公平、构建和谐社会的重要内容之一，因此，稳步做好“新医合”试点工作，意义十分重大。试点工作最大的意义就在于“试”。今后的试点工作，应继续贯彻胡总书记和温总理的重要批示，加强领导，完善试点，因地制宜，循序渐进，改善服务，造福农民。在“试”的过程中，不断总结经验，完善方案设计，对于大面积推行这项制度，具有特别重要的指导意义。为此，我们提出以下建议，供参考：

新型农村合作医疗，应定位为“为农民提供最基本的医疗服务”

对“新医合”，能否准确定位，直接关系到“新医合”能否可持续发展和大面积推广。现在比较正统的提法是，新型农村合作医疗“新”就新在“以大病统筹为主”，重点是解决农民因患大病而出现的返贫、致贫问题。我们认为，这种提法值得商榷。

随着经济的发展和社会的进步，广大患者日益呈现出医疗需求多层次的趋势，这就要求全社会必须相应地建立多层次的医疗服务体系。“新医合”仅仅是一项初级的社会医疗保障制度，筹资水平很低，承载能力有限，显然无力防止农民“因病致贫、因病返贫”，甚至连“缓解”农民“因病致贫、因病返贫”的提法，也比较勉强。我们认为，不能要求新型农村合作医疗制度“包打天下”，解决一切问题。建立新型农村合作医疗制度，准确定位应该是为广大“参合”农民提供广覆盖的、经常性的、最基本的医疗服务。

农民致贫、返贫的原因是多方面的，因此，扶贫，特别是“健康扶贫”的措施也应该是综合性的。政府应依法建立与现阶段我国经济社会发展水平相适应的农村保障制度，特别要做好卫生部试行的“新型农村合作医疗制度”和民政部试行的“医疗救助制度”的制度衔接，统筹各项相关政策，使患大病的贫困农民真正享受到我国宪法所规定的“获得物质帮助的权利”。为了切实改善农民“因病致贫”、“因病返贫”的现状，国家应该对上述两项制度，建立随中央财政和地方财政收入增长而增长的长效投入机制，增长幅度不低于当年财政支出的增长幅度；但是，又绝不能采取由财政完全包下来的办法。其他投入主体也应建立相应的投入增长机制。建立投入增长机制一定要有长远考虑，一方面应随着我国的经济发展稳步提高社会保障水平，另一方面也要防止“福利提高过头”而产生其他弊端。大病医疗救助制度，是政府为无力抵御大病风险的贫困人口设立的最后一道防线。作为一种补充保障制度，大病医疗救助制度必须建立在基本医疗保障制度基础之上。我们认为，贫困农民中的大病患者既然有“医疗救助制度”作保障，“新医合”就可以定位为“保小兼保大”，拿出更多的钱，重点治疗农村的常见病、多发病和地方病，扩大受益面。我们应该正确认识“小”与“大”的辩证关系，因为几乎所有大病都有一个由小到大的渐变过程。从小病抓起，保小兼保大，既可以减轻农民的大病医疗负担，又可以节约有限的社会医疗资源，利国利民，多方受益。

随着社会的发展，以后还应有多种医疗保障模式作为相互补充。有研究表明，由于我国地区差异较大，“新医合”并不适合中国所有的农村地区，应根据各地经济社会发展的差异，建立不同模式的农村医疗保障制度：贫困地区应该由财政转移支付直接补助；中等收入地区可以搞合作医疗等类似的保障形式；高收入地区可以逐步走向社会医疗保险或商业医疗保险。

各级政府应组织专家对新型农村合作医疗的发展趋势，加强前瞻性研究

从各地的试点运行情况来看，试点方案并非尽善尽美，还存在着一些先天的制度缺陷；目前，在政策的高压态势下，一些容易滋生腐败和不公的漏洞，虽然没有完全显现出来，但这些漏洞是客观存在的；各地的经济发展不平衡，自然和人文环境也千差万别，开展新型农村合作医疗的试点单位急需上级领导和专家给予分类指导；我国政府已经承诺，全国要在2010年全面施行新型农村合作医疗制度，现在距离2010年仅剩4年多的时间了，时间紧、任务重，各级政府应抓紧落实推进。

鉴于以往因素，我们建议，国家应立即组织医学家、医政专家、卫生经济学专家、管理专家、社会学家、财政专家、法律专

家、三农问题专家，对新型农村合作医疗的发展趋势和制度设计，进行前瞻性研究。新型农村合作医疗的制度设计和政策研究，是一项极其复杂的社会系统工程，因此，仅仅依靠医学家和医政专家是远远不够的，只有吸纳经济学专家和社会学家参加，才有可能取得前瞻性研究的实质性进展。

在新型农村合作医疗试点工作中，许多规律正逐步显现，各地也积累了不少经验。因此，现在着手总结这些规律和经验，制定出统一的规章制度，规范各种管理行为，可以使新型农村合作医疗工作走向规范化、制度化的轨道；可以为大面积推行这项制度，适度超前地进行理论研究和政策设计；还可以为最终确立“新医合”在整个农村医疗保障体系中的法律地位，做好法学研究的准备。因此，开展新型农村合作医疗的前瞻性战略研究，应列为国家级的重点课题，投入必要的人力、财力、物力，限期取得阶段性成果。前瞻性战略研究，一定要有由“点”及“面”的通盘考虑，对试点工取得的经验和暴露的问题都要进行认真研究。以前，有很多试点工作，从“点”上看，是成功的；而一旦在“面”上推广，却失败了。一个很重要的原因就是在试点阶段，只讲其利，不讲其弊，好像一讲有什么“弊”，就是唱反调。“合作医疗”曾几起几落，现在很多人担心，如果这次兴办“新医合”再失败了，将会出现“对政府公信力的毁灭性打击”，这种担心不无道理。所以，为了确保在“面”上推广的漏洞最小化，在试点阶段进行前瞻性研究，应该是“究其弊”重于“讲其利”。“究其弊”的出发点和最终目的，是实现方案设计完美程度的最大化。漏洞是客观存在，早发现比晚发现好，早发现可以赢得宝贵的时间不断完善制度设计，避免在“面”上推广时出现更大的失误。

发展新型农村合作医疗，必须同步加强乡村医疗机构和医务人员队伍建设

长久以来，困扰乡镇卫生院的设备简陋、人才流失、生存艰难等难题，并没有从根本上得到解决。新型农村合作医疗制度的实施，为乡镇卫生院提供了一次难得的发展机遇。只有加强制度建设、改善硬件设施、提高医疗质量、吸引并留住适用人才，乡镇卫生院才能焕发生机与活力。

乡镇卫生院如果条件好，可将农民的大部分医疗需求消化在基层，这样既方便了农民看病，减轻了农民负担，同时，还可以减少“新医合”的基金风险。最近，卫生部为乡镇卫生院的规范化建设制定了一系列措施。我们建议，推行乡镇卫生院规范化建设要有明确的阶段性目标，限期取得实质性进展（特别是在硬件设施建设方面）。中央应该像“普九”验收那样，一个一个地验收乡镇卫生院。

中央应根据“农村公共卫生服务项目”的财政补助预算和乡镇卫生院定编，推动建立和完善对乡镇卫生院的财政保障机制；地方财政对承担公共卫生基本项目的机构提供经费保障，按照乡镇（社区）卫生院的覆盖人口数量设立预防保健专项经费；中央对中西部地区应予以适当补助。同时，还要建立对乡村医生从事公共卫生服务的补助机制。建议每个行政村选择一名村医从事公共卫生服务，每人每年补助 1200 元；中央财政对西部全额补助，对财力较好的中部地区由中央补助一半，东部地区可根据实际情况自行确定补助标准。

我国医学院校每年有毕业生十几万人（其中很多人来自农村），他们不愿去农村，主要原因是国家的激励政策力度不大，工资提高一、两档，只多几十元，不能形成足够的吸引力。医疗人才如果完全靠市场配置，必然会集中向经济发达地区流动。因此，

医疗人才政策必须要有大突破。国家应制定符合现阶段特点的、待遇更加优厚的激励政策，吸引医学院校毕业生到农村去。通过实施医疗人才的流向干预，政府为农民花钱买服务。

建议对现有农村卫生技术人员岗位培训，设立专项资金，由中央和省级财政通过转移支付予以支持。培训方式可以多种多样，例如，城、乡医生定期双向交流；为乡镇卫生院的医生和村医免费提供系列化的、超小型的适用技术“案头书”，按病种制作系列化的适用医疗技术教学光盘等等。

应因地制宜，科学地、动态地设立封顶线和起付线

一些试点地区为控制节余，防止透支，将封顶线设得过低、起付线设得过高或者报销比例太小，造成农民实际受惠面或者受惠额过低。如何科学测算、正确认识基金运行的客观规律，既防止出现透支，又要惠及更多群众，这是“新医合”管理工作面临的重大问题。

我们调研时发现，各试点县在制定方案时，虽然都进行了基线调查，但大多没有严格按照推荐方案进行科学计算，内容都偏简单，分析指标也简单，并且未做到随机抽样。凭经验估算、粗算制定出的方案难免粗糙，造成多数试点县补偿方案不尽合理，不得不多次进行调整。在第一年试点时，有些行政部门特别强调基金的使用率，甚至还提出了沉淀基金不能超过10%的指标。现在看来这是不慎重的。

我们建议，尽快建立动态的新型合作医疗实施成果评估机制，用统一的量化指标来代替粗糙的绩效分析。有两个问题必须引起注意：一是在头一年，参合农民对“新医合还认识不太清楚，医疗需求未得到充分释放，适成基金使用率较低；二是医疗费用每年都在上涨，甚至超过了一般物价的上涨幅度和速度。因此，对方案一定要科学设计、精确设计。方案一旦出台，就要尽力避免左右摇摆。我们认为，基线调查结果一般只保持三年，所以补偿方案一般应保持三年不变，以免引起农民群众对政策稳定性的怀疑。

调动农民参合的主动性、保护基层干部的工作热情

目前，开展新型农村合作医疗试点工作，在基层有“三大困难”：一是部分农民不够理解。在经济不宽裕的条件下，一部分农民自然不会有很强的“互助共济”意识。另外，受“过去的合作医疗”和各种商业保险不守信、不兑现的负面影响，许多农民对新型农村合作医疗还心存疑虑，担心“春办秋黄”；二是乡村干部不积极。一家一户地动员农民自愿参合，需要村干部反复做工作，工作量很大。少数群众有较大的抵触，村干部受了不少委屈。他们起早贪黑上门收费，纯属义务劳动，认为这是卫生部门的事，对没有报酬的份外工作，他们难有热情；三是基层卫生院不够主动。有的县合作医疗的日常管理工作主要放在乡镇卫生院，大量具体而繁杂的服务性工作，还是靠专业医务人完成。乡镇卫生院人员的部分工资要靠自己去挣，在既缺乏经验又缺人手，合作医疗不能为其带来明显收益的情况下，他们也没有积极性。

我们认为，如果没有这三大群体的积极参与，合作医疗就难有坚实的群众基础。调动和爱护基层的积极性，并使之长久地保持下去，除了应加大正面的宣传教育，还应辅以必要的政策措施和配套的激励机制。

应尽快解决新型农村合作医疗　经办机构的编制和经费等问题

在县域经济尚不富裕的今天，地方政府为几十万参合农民拿出补助资金，还要为新型农村合作医疗负担数量可观的运行成本，显然是加重了地方的财政负担；另外，经办机构的人员大多是临时抽调来的，及时解决他们的编制问题，是营造栓心留人环境的

重要内容之一。刚起步的新型农村合作医疗要建立长效发展机制，除了需要合理的制度设计，还需要有稳定的办公经费来源和固定的管理人员编制。解决“新医合”编制问题，要顺应机构改革的大趋势，原则上以内部调配为主，在不突破现有编制总量的基础上，对“新医合”经办、监管机构的编制和经费给予明确的规定。

发展新型农村合作医疗事业，必须考虑以青海为代表的西部牧区经办机构存在着点多、面广、线长、人少、车破、钱紧等特殊困难。对他们面临的特殊困难，应特事特办、急事急办，给予重点扶持。

信息建设应全面启动，尽快提高管理能力和监管水平

目前，新型农村合作医疗的管理工作正逐步走向规范化，但计算机管理软件这一块还比较薄弱，没有全国统一的软件，各地重复建设，浪费了大量人力、物力和财力，管理效率也不高。现在，急需在国家级开发一个统一的软件，提高管理效率。“新医合”的日常数据处理，繁杂费力。手工操作，既不能做到准确快捷，也不便于实施动态的即时监管，因此，各级政府应为各级经办机构实现微机联网，提供必要的硬件、软件支持。我们认为，应建立全国统一的合作医疗信息管理报销系统。尽管全国各地差异很大，但基本的封顶线、起付线、报偿比例等，软件都能满足各地根据情况自行设定的需求。

要防止流入城市的农民被现行城乡医疗保障体系边缘化

随着城市化、工业化的推进，越来越多的农民流动到了城市。目前，流向城市的农村人口，已达9000万，并呈现迅速增长的态势。在未来的16年中，将有大约3亿农民流向城市。他们为城市发展做贡献，却没有被纳入城市医疗保障体系中；农村原住地欢迎他们参加“新医合”，但他们却难以享受“新医合”的实际好

处。主要有四大难点：一是回乡看病成本太高；二是城里看病费用太贵；三是“新医合”经办机构对他们在城里的医疗消费行为，监管太难；四是他们在城里一般从事“脏、累、苦、险”的工作，患病几率很高，特别容易出现工伤，患上或显性或隐性的职业病。他们一旦患病，老板就“转嫁危机”，踢开不管，还要由“新医合”为其治病，对全体“参合”农民来说，这是一种新的社会不公。因此，进城务工农民的医疗保障，被边缘化了，成了“几亿不管”。另一方面，由于农村流出人口大多为青壮年，造成农村人口老弱妇幼的比例越来越高。这些人的健康风险相对较大，形成了在农村的高风险者之间的互保，达不到医疗保障（特别是医疗保险）的互济功能。

因此，从长远看，打破城乡界限，建立覆盖全民的医疗保障制度，不仅可以更好地保障全民健康，实现社会公平，还能促进劳动力流动，推动城市化进程。不过，需要说明的是，医疗保障制度的城乡一体化，是指要把城乡居民纳入统一的医疗保障体系，并非要求实现对全体城乡居民均等水平的保障。当然，实现医疗保障制度的城乡一体化，需要较长的过渡期。当前急需做的工作是，因地制宜，制定相应政策，切实解决进城农民的医疗保障问题。

发展新型农村合作医疗，需要其他配套改革同步进行

包括新型农村合作医疗在内的整个农村医疗保障体系的建立和稳固，必须同时推行配套改革——主要应包括药品流通体制改革和医疗机构改革。如果药品价格不受控制、医疗机构行为不受约束，国家投入的医疗保障资金就不能真正用到农民身上，医疗保障制度运作的成本将会越来越高。

鉴于自身利益的考虑，医疗机构不会去主动控制医疗费用。

甚至有些省的农民参合后，医疗费用随即增加，“参合”农民获得的补偿数额还没有增加的医疗费用多，参合不但没有受益，反而增加了负担。长此下去，“新医合”就会失去对农民的吸引力。所以，对医疗费用的有效控制和对医疗机构的有效约束，不但涉及到“新医合”基金的安全，涉及到“新医合”在农民心中的地位，还涉及到“新医合”的可持续发展，更涉及到农民群众对政府的信任。

江西的做法值得推广：确定新型农村合作医疗的定点医疗机构，不但要确定村、乡、县级定点医疗机构，而且还尝试确定县以上甚至省级定点医疗机构。定点医疗机构一经确定，应与其签订有关协议。定点医疗机构应遵守新型农村合作医疗的有关规定，如医疗费用的后付制，基本用药目录、基本检查目录、特殊检查要求等。一旦医院违背相关规定，经办机构有权拒付有关费用，以此来控制医疗机构为了自身利益而出现“过度检查”和“过度用药”，或对农民的不合理收费。另外，对县级以上医院转诊，应从严控制，通过专家小组的形式，定期审批。目前，江西正在制定全省的基本用药目录和基本检查目录。

医学院校应设立“新型合作医疗”管理学专业

2010 年，新型农村合作医疗制度在全国大面积推行后，需要大批的既懂医学知识又懂财会专业的复合型人才，从事经办和监管工作。因此，现在就着手进行“人才储备”正当其时。我们建议，国家应有计划地在部分医学院校开设“新型合作医疗”管理学专业。为了使这些专业人才留得住、用得上，应该施行“从哪里来、到哪里去”的定向培养制度。除了在校学习医学、财会专业外，还要保证他们有充足的时间到试点县（市）实习锻炼，实行“学习—实习—再学习”的三段式教学法。

建立新型农村合作医疗制度是一项长期、艰巨、复杂的系统工程。新型农村合作医的试点工作虽然取得了一定成绩，但还有很多工作要做。我们相信，通过认真总结经验，项固成果，继续探索，敢于创新，新型农村合作医疗事业一定会有更大的发展！

此文发表于《医院领导决策参考》杂志

2005年第16期

农村医疗保障制度建设需全面调整思路

王列军　葛延风

近来，广大农民的医疗保障问题得到了各级政府的重视，最主要举措是开始全面推进新型农村合作医疗制度。关注农村医疗问题令人欣慰和鼓舞，但如何设计合理、有效的制度则需要研究。

新型农村合作医疗制度设计存在明显缺陷

问题之一是，自愿参加的保险方式必然排斥贫困群体。在基本体制选择上，新型农村合作医疗制度与一般商业保险的做法有很大相似之处：农民自愿参加，并需要按规定缴纳费用。其实质还是把医疗保障问题定位为私人消费品。不可避免的结果是，最贫困的农村居民，事实上也是最需要帮助的人，必然因为缺乏缴费能力而无法参保。这与社会保障制度需要突出对经济弱势群体保护的一般性原则是明显矛盾的。合作医疗制度也只能成为农村中“富裕群体的互助体制”，而非真正意义上的“社会保障体制”。

问题之二是，政府补贴与自愿参加相结合，必然进一步加剧不平等。与商业保险以及此前恢复农村合作医疗的做法明显不同的是，新型农村合作医疗制度强调了政府的投入责任，这一点值得充分肯定。但政府的投入及补贴却是与农民自愿参加相结合，这就带来了很大问题：能够参保的主要是相对富裕的群体，政府对其用一般性税收收入进行补贴，必然形成逆向转移支付问题，加剧不平等。违背了社会保障制度设计需要突出的对贫困者进行转移支付、以缓解不平等的原则。农村合作医疗的性质也因此变得模糊不清。

问题之三是，保大病的思路不符合国情。第一，在农村，真正需要优先关注的、与广大农民基本健康关系更为密切的是常见病和多发病。定位于保大病与农村初级卫生保健基本目标相悖。第二，将保障目标定位为保大病，不可能获得良好的卫生投入绩效。很多大病都是因小病得不到及时治疗所致。第三，以大病为保障对象，一般只有住院治疗费用才能纳入补偿范围，受益面必然很低，无法激励农民积极参保，也很容易导致逆向选择。第四，较低的筹资水平也保不了大病。按照目前的制度设计，加上中央和地方政府补贴，每人每年的筹资额只有30多元钱。按目前的医疗费用水平，指望对罹患大病者给予充分经济保障是不可能的，主要医疗费用还必须由患者自付。经对若干地区实施方案的测算，参保人可获得的大病补贴最多只能达到30%～40%。这种补贴水平无论对于防范因病致贫、还是对于提高农民参保积极性，实际意义都不大。

问题之四是，组织和管理的难度非常大。新型农村合作医疗制度确定以县为单位进行统筹，实施统一的保费征收以及费用发生后的审核、补贴发放等等。表面看来，统筹层次很低，但从我国的现实看，绝大部分县都有数十万人口，且农村居民居住分散，能否有足够的管理能力值得怀疑。另外，与城镇医疗保障制度改革类似，新型合作医疗制度建设没有配套的医疗服务体系改革和建设支撑，对服务提供者可能出现的不良行为缺乏基本制约能力，各种侵蚀问题难以避免。在这种情况下，制度设计不得不将注意力集中于对患者的控制，引入了起付线、封顶线以及分段按比例报销等等，使制度变得相当复杂，进一步加剧了管理难度。

农村医疗保障制度建设需要全面调整思路

第一，农村医疗保障制度建设必须考虑广覆盖。不论从公平角度还是从发展及稳定的角度考虑，逐步建立覆盖所有农村居民的最基本医疗保障制度都非常必要。作为政府推动且政府公共支出予以支持的制度建设，更要突出让公众普遍受益、尤其要确保经济困难群体受益的原则，突出其社会保障属性。

第二，保障目标必须立足于保基本健康，保大病的思路必须放弃。无论是考虑到经济能力问题，还是考虑到卫生投入的绩效以及农民的实际需求，保大病的思路都是不可取的。作为政府推动的医疗保障体制，必须以保基本健康为出发点，重点解决常见病、多发病的预防和治疗。只有这样，才能让更多的人受益，并且可以全面提高卫生投入的绩效。在低投入水平下，如果能够合理选择保障及干预重点，事实上也可以获得良好的健康结果。计划经济时期中国农村医疗卫生事业所取得的成就就是充分证明。有关经验值得认真总结。大病问题，可以更多发挥商业保险的功能。

第三，在基本体制模式选择上，应放弃保险体制，采取直接的服务补贴方式。保险体制的最大问题是必须直接向参保人收费。不仅组织管理成本非常高，而且还必然面临一个是强制实施还是自愿参与的问题。如自愿参加，必然出现排斥问题，且政府补贴会导致逆向转移支付。如强制参加，则存在与农民意愿的矛盾并可能带来一系列潜在问题，组织管理成本会更高。这一点也是新型合作医疗制度最终选择自愿参加的主要考虑因素。可以考虑的思路是，通过政府投入，确定以药品和诊疗手段为基础的服务包，以福利品方式向所有农民提供最基本医疗服务。为避免浪费并保持保障体制财务上的可持续，所有服务可适当收取一些低于实际成本的费用，对经济困难家庭实施自付费用减免。这种做法的好处之一是能够让所有农民都能得到实惠，不存在意愿冲突；好处之二是可以大幅度降低组织与管理成本；好处之三是政府可以通过服务包确定直接干预医疗卫生服务重点，提高卫生资源利用效率。

第四，必须同步推进医疗服务体系的改革。一是要形成合理的服务体系布局，重点突出基层服务体系建设，确保服务的可及性；二是要支持与约束并举，确保医疗卫生服务的公益目标。另外，必须统筹、协调基本医疗服务和公共卫生服务发展。中国计划经济时期农村医疗卫生事业之所以取得巨大成就，服务体系建设是基础。有关经验也需要认真总结。

第五，基本保障体制建设应考虑城乡统筹。除农民的医疗问题外，在城市，也有大量人口的基本医疗保障无法得到解决，且中国正处于快速的城市化阶段，因此，有关制度建设需统筹考虑。

新型农村合作医疗制度尚处于试点阶段，应清醒认识到其缺陷，及时调整，至少要进行多种方式的试验与比较。全面实施后再行调整，成本将非常高昂。

此文发表于《医院领导决策参考》杂志
2005年第16期

在很多经济欠发达地区，新型农村合作医疗的一大难题就是农民“筹资难”。为此，江苏省赣榆县首创了滚动式预缴费制度，走出了“一年一发动，一年一筹资”的困境——

破解农民“筹资难”

本报记者　白剑峰

在江苏省赣榆县海头镇李巷村，见到20岁的村民梁余良。他刚刚在连云港市第一人民医院做完眼角膜移植手术，视力还在恢复中，无法外出打工，只能在家门口卖些杂货。他父亲几年前去世，家庭失去了经济支柱。这次手术费花了9000多元，大半是向亲戚们七挪八借的。由于参加了新型农村合作医疗，他一次就报销了1600多元。这笔钱虽少，但对于他家来说真是雪中送炭。目前，他家3口人都已主动预缴了明年的合作医疗费。

赣榆县地处苏鲁交界，农村居民年人均纯收入为3360元，是苏北地区的经济欠发达县。2003年9月，该县被江苏省确定为新型农村合作医疗试点县。目前，全县有90.44%的农民参加了新型农村合作医疗，达77.36万人。截至今年6月，全县已提前筹集2006年的合作医疗资金613万元，占农民应缴资金的66%。

在一个并不富裕的小县，为什么农民缴费的积极性如此高？这主要得益于该县首创的农民滚动式预缴费制度，也称滚动式筹资。其主要做法是，参保农民在报销医药费时，本着自愿的原则，用报销所得的费用，预缴次年的参保资金。这一做法有效地解决了“一年一发动，一年一筹资”的难题，实现了新型农村合作医疗制度的良性循环发展。

干部不用磨破嘴　农民不用多跑腿

"每人每月一元钱，合作医疗保一年"，这是记者在海头镇看到的标语。然而，让农民主动缴费，并不是一件容易的事。

海头镇副镇长相入娟告诉记者："过去为了让农民缴费，干部们喇叭催、磨破嘴、跑断腿，收一户的钱，至少跑三趟，有时还要挨农民的骂。如今，农民们都相信合作医疗了，他们边报销边缴费，干部再也不用为收不上钱烦心了！"

2003年，新型农村合作医疗制度刚刚开始实行，县政府三番五次开动员会，发动乡村干部入户上门收费。当时，不少农民对合作医疗有疑虑，担心白花钱。干部们费了九牛二虎力，效果并不佳。少数地方为了赶进度、完指标，出现了违背农民意愿、违背筹资原则的做法，如搭车收费、捆绑收费、垫资交费等。这既影响了农民参加合作医疗的积极性，也使乡村干部产生了厌烦情绪。

在实际工作中，赣榆县发现这种筹资方式存在较大缺陷：一是筹资难度大。由于农民经济水平低、互助互济和风险意识不强等原因，不少人不情愿缴纳现金；二是筹资成本高。全县一年一发动一收钱，庞大的筹资队伍和突击性的筹资活动需要耗费大量的人力物力。据统计，赣榆县2003年的有关会议、宣传、交通等费用成本就达150万元，占农民筹资总额的20%；三是资金不安全。农民参保资金收不齐、交不齐的现象不同程度地存在，因资金入口不安全，造成年度之间经费脱节，农民报销不能及时兑现。

调查显示，农民只有受益后才相信合作医疗好，特别是在报销领钱的时候，农民尝到了甜头，自然愿意继续参加合作医疗。于是，赣榆县想出了在农民报销现场收费的办法，即滚动式筹资。农民在镇合作医疗管理办公室报销医疗费时，可以直接扣缴次年的参保费用；在村卫生室就诊时，可以将预缴费用暂存卫生室，由村医定期到镇里集中办理。农民可以多次缴纳，直至缴齐为止。这样，绝大部分农户可以在年底前缴齐次年的参保费，对于预缴资金不足的少数农户，由镇村干部和卫生人员入户收缴。

实践证明，滚动式筹资具有以下优点：一是操作简便，筹资环节少，收费流程简单，减轻了镇村干部的压力；二是降低了筹资成本，减少了会议、交通、人员等开支；三是资金安全，预缴资金按月足额上交县合作医疗管理办公室，利息进入合作医疗基金，避免了违规操作，促进了资金封闭运行；四是符合农民心理，预缴费是建立在农民知情、自愿的基础上的，农民认可度高；五是筹资效果好。每天都有农民看病报销和缴费，滚动筹资的运作从时间上是连续的，大额补偿一次性预缴和小额补偿多次预缴相结合，避免了年度经费脱节。

有了一个小本本　大病小病都省钱

在海头镇合作医疗管理办公室，一位妇女抱着孩子前来为公公报销医药费。她叫匡小丫，今年 23 岁，赵沙村人。去年 8 月，她在海头镇卫生院住院分娩，剖宫产花费了 3000 多元，出院后当即报销了 400 多元。如今，她一家 5 口人都参加了合作医疗。她说："有了一个小本本，大病小病都省钱。"

赣榆县新型农村合作医疗的筹资标准是农民每人每年交 12 元，省、市、县、镇补助 20 元，合计 32 元。合作医疗实行零起点报销，既保大病又保小病，不仅患大病的农民可以得到补偿，患小病的农民也能受益。参保农民可以自由选择任何一家医疗机构就诊，不需要办理转诊手续，实现了"一证走全县"，异地看病，属地报销，既方便了农民看病，又鼓励了竞争。参保者在村卫生室就诊，补偿医药费的 25%；在镇卫生院就诊，补偿医药费的 30%～45%；在县级医院就诊，补偿医药费的 25%～40%；在县以上医院就诊，补偿医药费的 15%～30%。每人每年最高补偿

2万元封顶。长年在外地的农民在外地医院住院费用，可按县以上医院比例报销。从总体上看，在基层卫生院室看病报销比例较高，主要是鼓励农民“小病不出村，大病不出乡”，合理利用卫生资源。

网络信息化管理是合作医疗高效运行的基础。在赣榆县农村合作医疗管理办公室的电脑室，轻点鼠标，就可以浏览全县任何一位参保农民的报销账目。2004年，该县投入60余万元，建立了合作医疗管理信息系统，并使之与各医院收费系统联网。他们将参保者的基础资料编入数据库，同时将收费标准、诊疗和药物目录、补偿比例等设计在系统中。在报销过程中，微机自动审核，快捷方便，避免了人工操作带来的麻烦和失误，深受农民欢迎。

注射疫苗给补偿　住院分娩也报销

为了体现预防为主的方针，赣榆县把预防保健也纳入了补偿范围，有效地预防和控制了疾病，提高了农民的健康水平。

海头镇海后村的许崇娥说：“过去，一些农民被狗咬了也不舍得打一针狂犬病疫苗，结果很快就没治了。现在，打疫苗可以报销一部分药费，大家都觉得合算，很多人都懂得打疫苗防病了。”

据悉，该县对注射非国家免费的疫苗费补偿20%，包括甲肝、乙肝、出血热、风疹、伤寒、痢疾、流感等8种疫苗和驱虫药、碘油丸等。对于甲、乙类传染病，医药费补偿比例上浮5%。参加妇幼保健的产妇正常住院分娩，补偿30%的医药费，参加婚前医学检查者报销30%。当年没病的参保者，可以进行免费体检，包括验血、胸片、B超等。

一些专家认为，此举有效地提高了人群免疫和健康水平，降低了有关免疫针对疾病和寄生虫病、地方病的发病率，提高了妇幼保健参与率，降低了新生儿畸残率，体现了大卫生的观念。

当然，也有人认为，合作医疗资金有限，应集中用于治疗，不能用于其他服务。但是，赣榆县领导认为，在新型农村合作医疗资金中，政府补助为每人每年20元。根据政府负担预防保健服务的政策，在政府补助资金中拿出10%左右的基金是完全可行的，这对确保大病统筹和缓解因病致贫的目标是不会造成冲击的。有关专家认为，用少量的资金解决预防保健问题，可能比用大量的资金治疗疾病更符合国情。

据调查，2004年全县接种非国家免费疫苗24.3万人份，比2003年增长9.4万人份。2003年10月至2004年3月，全县参加妇幼保健的孕产妇不足10人，而2004年4月至12月底，参加妇幼保健的孕产妇达到3000多人。目前，农民住院分娩率提高到95%。从长远看，这一举措可降低农民的发病率，从而减少医药费用支出。

医疗消费逐年增　资金“蛋糕”待做大

在推行滚动式筹资制度后，赣榆县农民参加新型农村合作医疗的积极性大大提高，“筹资难”解决了。然而，县领导又有了新的忧虑：随着农民医疗消费的逐年增加，如何让农民享受更高水平的医疗保障？

一项调查表明，在2001年～2003年期间，赣榆县农民每年人均医疗费用支出为147元。很显然，每年人均35元钱，只是一个低水平的保障，不可能从根本上解决农民的医疗问题。

赣榆县卫生局局长王靖元认为：新型农村合作医疗刺激了农民的医疗需求和医药费用的增长。在合作医疗之前，许多人有病不就医，该做的手术也不敢做。现在看病可以报销了，不少农民看病的愿望强烈了。例如，2001年全县做心脏病手术的农民只有3人，今年却增加到了30多人。但是，目前合作医疗的资金是很有限的，如果政府、个人的投入不能同步增长，必然会出现保障水平降低的局面，甚至导致“崩盘”。所以，只有不断增加投入，把资金“蛋糕”做大，才能促进新型农村合作医疗的可持续发展。

赣榆县县长陈良灵指出，在当前的经济水平下，我们不应过分强调提高大病报销比例，而应该加大高风险段补偿比例。在赣榆农村，能够拿出上万元看病的农民是极少数，对于多数农民来说，3000～5000元是个高风险段，如果医药费超过这个范围，他们就会选择放弃治疗。因此，新型农村合作医疗必须着眼于解决大多数农民的实际困难，首先让最急需帮助的群体得到实惠，再逐步扩大受益面。

让农民受益是根本（编余短论）

晓　白

江苏赣榆县针对贫困农村的实际，在农民自愿的前提下，创造了滚动式预缴费制度，有效地解决了农民“筹资难”，这种探索精神值得称赞。

新型农村合作医疗制度是我国政府解决农民看病难的一项重大举措。近年来，各地从实际出发，创造了很多新经验、新模式，让农民得到了实惠，令人欣喜。但是，也有个别地方为了追求所谓“政绩”，搞强迫命令、捆绑收费等做法，违背了农民的意愿，把好事没有办好；还有的地方造假处方骗取合作医疗补助款，侵吞农民的“救命钱”，揩“惠民工程”的油……这些行为极大地挫伤了农民的积极性，损害了农民利益，必须坚决纠正。

在历史上，农村合作医疗曾有过几起几落的曲折。当前，大多数农民对新型农村合作医疗是拥护的，但仍有一部分人心存顾虑，担心又是“热闹一阵子”、“春办秋黄”。目前，全国新型农村合作医疗制度尚处于试点阶段，没有固定模式，各地需要因地制宜，因症施策，创造性地开展工作。然而，不管什么模式，让农民受益是根本。如果不能让农民得到实惠，就背离了新型农村合作医疗的方向。

因此，各级政府一定要坚持以人为本，充分尊重农民的意愿，处处为农民着想，精打细算，管好用好农民的“救命钱”，使他们真正尝到甜头。

此文发表于《人民日报》
2005年9月15日 第15版

新农合多看点[①]

编者按

8月10日国务院常务会议决定，中央财政对参加新型农村合作医疗农民的补助标准增加了10元，明后两年要扩大新型农村合作医疗试点范围，完善相关政策，加快推进新型农村合作医疗制度建设步伐，同时加强农村医疗卫生基础设施建设，巩固和健全县、乡、村三级农村医疗卫生服务体系和网络。

在这种新形势下，如何进一步推进合作医疗开展？各地正在进行的试点有什么好的经验和做法？从今天起，本报连续推出系列报道。

本报记者 陈会扬

试点观察

滚动筹资 成本降八成

地点：江苏赣榆

8月25日下午3点多，薄云时掩的太阳照着江苏省连云港市赣榆县海头镇李巷村20岁村民梁余良家整洁的小院。站在院落中央不时搓着手的梁余良对记者说："我家3口人2003年参加合作医疗。去年我到市里的医院做角膜移植，花了9000多，到镇里报销1600多块医药费时，签了个协议，扣了30块今年的合作医疗钱。这叫不叫滚动筹资？"站在一旁的海头镇李巷村社区卫生服务站站长吴君叶说："对，这就叫滚动筹资。"

所谓滚动筹资，是赣榆县在收缴新型农村合作医疗个人费用时琢磨出的一种方法：参加新型合作医疗的农民在报销医药费用时，本着自愿原则，用报销所得的费用，向所在镇合作医疗管理办公室或村卫生室，预缴自己家来年参加合作医疗的资金。赣榆县卫生局局长王靖元说，在这之前，赣榆在新型合作医疗个人筹资方面，也使了很多笨力气。

赣榆县2003年9月启动新农合试点。收缴个人参合经费时，赣榆县采用了镇村干部上门或镇村与卫生部门共同收费的方式。几千人的庞大筹资队伍，几个月的筹资时间，3～4分钱的宣传页全县一印就是30万张，5毛钱一份的小册子一印就是五六千份。人力、会议、宣传、通讯、交通等各项费用成本加起来，这一年赣榆就用了149.22万元。而这一年全县85.54万农民中，77万人参加合作医疗，个人筹资770万元。筹资成本是个人总筹资额的近20%。尽管中央明确反对，这些钱还是分摊给全县30多个合作医疗定点机构承担消化，因为县里拿不出这笔钱。

在对合作医疗满意度的调查中，赣榆县发现，农民只有在受益后，才会深信并愿意继续参加合作医疗。村民梁余良说："我拿到1600多报销款，再要我交个30块钱，傻子才不干呢。"这启发了合作医疗管理组织者在结报现场收费的念头。经进一步筹划设计，滚动筹资的制度很快在筹集2004年度个人参合费用时付诸实施。

赣榆县的滚动筹资制度规定，参合农民在本镇卫生院就诊后，在镇合管办报销并直接预缴费；在外镇和县以上医疗单位就诊后，回本镇合管办报销并直接预缴费。在村就诊是间接预缴费，即在村就诊后直接报销，并将报销的费用暂存村卫生服务站，直到存足下一年度个人缴费额度。村医每10天以村为单位，到镇合管办集中按户代为预缴费。预缴费以户为单位，当年缴齐为止。缴齐后由镇合管办完善手续，确定参合身份。预缴费必须向农民解释清楚，并签署知情同意书。

王靖元局长说，实施这项制度的难点在于，参合农民中约10%不看病、不动用参合资金，还有约15%的参合家庭报销费用不够应筹资金。对后者，赣榆县规定，预缴资金达半数以上的，动员农民自愿在结报现场一次性缴齐；预缴资金达半数以下的，可在下个年度再顺延一个季度滚动筹资。对那些不打算再参加合作医疗的农民，还得用传统的方法——上门动员，但这已大大降低了筹资成本。据统计，实施滚动筹资制度的去年和今年，赣榆合作医疗个人筹资的成本已降低至30万元。第一轮滚动筹资全县共用8个月时间，筹集2005年农民参合资金830.59万元。今年截至6月份，第二轮滚动筹资运作半年，全县已筹集2006年参合资金613万元，占当年农民应缴资金的66%。

王靖元局长强调，合作医疗要坚持本土化原则。滚动筹资制度得以实行，是合作医疗坚持“保大适当保小，合医药合防保”原则，补偿不设费用起报点，参合农民哪怕在村卫生室看病，哪怕只花几块钱，也会按分段比例给予报销。参合农民接种肝炎、狂犬疫苗等十几种计划外免疫疫苗，也可适当报销费用。这就做大了滚动筹资的群众基础。

连云港市卫生局副局长周伟说，滚动筹资需要稳固高效的乡村一体化组织基础，要强化医疗卫生机构的建设和管理，要使农民相信你提供的医疗卫生服务真能解决问题，要建立与补偿模式相适宜的县镇两级管理、以镇为主的管理体制，还要对合作医疗实行网络信息化管理，以达到高效、规范、快捷、方便、公开、透明的要求。这几点，赣榆县通过努力都做到了。

记者手记

救命钱全要花到点子上

合作医疗制度能否长期坚持下去，很重要的一点就是要使农民对这一制度有信心，从而积极参与进来。赣榆县滚动筹资制度，降低了筹资成本，一系列配套的措施也使农民实实在在受益。

然而现实仍有令人不满意之处。比如赣榆县的滚动筹资，使新型合作医疗对农民个人的筹资成本降低到了每年30万元。但这个成本还要由定点医疗机构分担。很难说这个成本就不会再转嫁到农民头上。而那些没进行降低筹资成本探索的试点地区，筹资成本会更高，最终会不会转嫁到农民头上呢？

这次采访走了江苏省的三个地方。这些地方无论是县、市级医院，还是村级卫生室或社区卫生服务站，都有规模不等的输液室，感冒发烧动辄挂水。病人的强烈要求固然是原因之一，但医务人员不能严格执行医疗规范，合理施治，不能做耐心细致的解释，恐怕才是问题的主因。

合作医疗是农民的救命钱，一分一厘都要花到点子上、用到刀刃上。卫生行政部门应通过业务培训、宣传教育和严格监管，杜绝医疗卫生服务越到基层越粗放的现象，使合作医疗充分体现社会和经济效益。

管理者说

江苏省卫生厅厅长郭兴华：

探索长效筹资机制

新型合作医疗制度是政府为农民健康和生命安全提供的保护伞。试点开始后，很多人感觉这项制度的保障水平低，运行中困难重重，对这个制度能否长期坚持下去心存疑虑。在总结前两年试点工作后，国务院决定加快推进这项制度的建立。

江苏不享受中央对参加新型合作医疗农民的资金补助，因此压力是很大的。我们将继续坚持分类指导、分类推进：在苏南，争取“十一五”期间基本实现合作医疗向城镇职工基本医疗保障制度的过渡；在苏北，省和各市、县财政要继续加大投入；苏中地区要继续在全国保持中上发展水平。

在合作医疗的具体工作中，要重点探索建立长期稳定的筹资机制。一方面使政府资金按时足额到位，另一方面筹措农民应缴纳的资金。在基金使用的分配比例上，我们将总额的60%～70%用于大额和住院医疗费用补偿，20%～30%用于门诊常见病、多发病及门诊特殊病种的补偿，10%提取风险储备金，再有结余则用作慢病普查、健康体检等。今年，全省合作医疗资金结余率要控制在10%以内。

今年，全省已筹集2000万元资金，为困难地区购置必要的计算机硬件，并提供统一的软件，确保年底实现全省合作医疗信息网络结报系统全覆盖，实现农民就诊即时结报。严格将农村基层医疗卫生服务机构的药品收入占总收入比例控制在50%～60%。下一步我们将选择4个县、市、区，确定30～50个病种进行定额付费试点。今年，江苏省已设立专项资金7000万元，为苏北300所乡镇卫生院每所配备50万至60万元的医疗设备，对1000名乡镇卫生院骨干医生进行为期3～6个月的规范化培训，提高农村医疗卫生机构的服务能力和水平。

此文发表于《健康报》

2005年9月6日第1版

探索筹资机制　实行滚动筹资

江苏省赣榆县人民政府

赣榆县地处江苏省东北部，北与山东省接壤，东临黄海，面积1427平方公里，山区、平原、沿海地区各占三分之一。辖18个镇422个村，总人口107.09万，其中农业人口85.54万，是经济欠发达县。建立适宜的农民筹资机制是办好新型农村合作医疗的前提和关键。作为省级合作医疗试点县，我们在认真分析传统筹资方式缺陷的基础上，立足县情，积极探索，创造性地建立了新的农民筹资机制，即农民滚动式预缴费制度，取得了较好成效，有效解决了农民筹资难问题。

一、农民滚动式预缴费制度的产生背景

20世纪90年代，我县逐步恢复重建了农村合作医疗制度。在推动的过程中，我们主要运用政府组织发动、镇村干部上门收费的方式开展农民筹资。这是一种具有普遍性的传统农民筹资方式。该方式由于工作力度较大，能够取得一定的筹资效果，但是如果方法不当，很容易影响到合作医疗的信誉度。

2003年，我县启动新型农村合作医疗试点。试点初期，仍然采用传统的农民筹资方式。由于政府的有力推动，筹资基本上达到了预定的要求，但是我们也感到这种筹资很难长期延续，究其原因主要有以下两点。

一是筹资难度大。由于缴费主体是千家万户的农民，上门逐户收取，要做许多宣传，工作面广量大，并且农民的经济水平低，互助共济和风险意识不强，不太情愿缴纳现金参合，而且有的镇

村干部既有任务压力，又有厌烦情绪，难以长期坚持。

二是筹资成本高。农民筹资需要一年一宣传一发动一收钱。每年县镇村各级都要有负责筹资的人员，每次筹资少则1～2月、多则3～4月。庞大的筹资队伍和过长的筹资时间需要消耗大量的人力、会议、宣传、资料、通讯、交通等费用。该方式在赣榆县每年约需150万元左右的成本，占农民筹资总额的20%。

总的来说，传统筹资存在一些不足，筹资效果不够理想，容易造成年度之间经费脱节，农民报销不能及时兑现，对合作医疗的连续运行可能会产生影响。因此，要求我们必须用改革的方法，探寻新的适宜的农民筹资模式。

二、农民滚动式预缴费制度的创立与实践

我们首先设定了方法较简便、成本较低廉、资金较安全、农民易接受的适宜筹资方法。一系列调研表明，农民只有受益才相信合作医疗，特别在结报现场，农民比较满意，非常愿意继续参加合作医疗。这种农民受益拉动参合的心态，使我们萌发了在报销现场收费的念头。由此，我们把握农民心态，通过先试点后推开，逐步建立了农民滚动式预缴费制度，简称“滚动筹资”。

滚动筹资是指参合农民在报销医药费用时，本着知情和自愿的原则，用报销所得的费用向定点医疗机构预缴该户次年参合资金。预缴费以户为单位，当年缴齐为止。参合者在县医疗机构就诊后，在镇合管办报销时直接预缴费；在乡镇和村就诊是间接预缴费，即在乡镇卫生院就诊报销后直接由乡镇合管办收取，在村就诊报销后，由卫生室收取，村医定期（每10日）到镇合管办集中按户办理农民预缴费。对当年底没有预缴齐的少数农户（约占15%），分别情况对待，动员农民自愿在报销现场或由乡村干部上门一次性缴齐。农户资金缴齐后由镇合管办按照规定程序建立档案，出具省财政部门统一监制的专用收据，明确其参合身份。

农民滚动式预缴费制度是一种新的筹资机制的探索，运作简便易行，但也需有相关配套措施来保证，我们主要的做法是：

一是确立保大保小的补偿模式。通过保大病达到防止因病致贫、因病返贫的政策目标；通过适度保小病，扩大受益人群，为滚动筹资提供群体和经费基础，达到提高参合率与滚动筹资的双重目的。

二是构建农村卫生服务新体系。新体系是由农村社区卫生服务、紧密型的镇村卫生机构管理一体化和新型农村合作医疗制度三者构成。开展农村社区卫生服务能为群众提供预防、保健、医疗、康复、健康教育和计划生育技术指导等综合卫生服务，增强农民群众信任度，为合作医疗的运作提供有力的载体，镇村管理一体化能够切实保证镇村合作医疗报销和滚筹的顺利操作。

三是实行网络信息化管理。网络信息化管理是合作医疗发展的必然趋势和要求。我们建立了新型农村合作医疗管理系统，将预缴费纳入信息系统，实行简化操作程序，确保数据准确，为滚动筹资提供技术支持。

四是建立与补偿模式相适应的县镇两级管理体制。县合管办负责基金调配、大病审批、对镇合管办和卫生机构的监管；镇合管办承担基金的具体运作和对乡镇卫生机构的监管，为滚动筹资提供强有力的体制支撑。

五是开展有针对性的宣传。宣传预缴费制度的特点和方法，提高农民的及时缴费自觉性，以及互助共济和健康投入的意识，取得农民对滚动筹资的理解与配合。

三、农民滚动式预缴费制度的运作效果

我们在两年的实践中体会到，农民滚动式预缴费克服了传统筹资工作量大、难以长期坚持的缺陷，在理论和实践上具有多层面的优越性，取得了令人满意的运作效果。

一是操作较简便。农民在报销的同时预缴费，方法简便易行，不需要一年一次上门收费，也减轻了镇村干部的筹资任务与压力。预缴费的整体收费流程简单，筹资环节少，受益的千家万户的农民随时一次预缴或多次预缴后，预缴的资金由镇合管办直接上解县合管办。

二是筹资成本低。滚动筹资减少了传统筹资所消耗的大量的人力、会议、宣传、资料、通讯、交通等费用。该方式仅仅相对地增加了镇合管办和村卫生室的一定的工作量，在赣榆县每年需要成本 30 万元左右，占农民筹资总额的 5%以下，较传统筹资每年可节约 80%左右的成本，为合作医疗的可持续运行提供了前提。

三是资金较安全。滚动筹资将合作医疗筹资权转移到了镇合管办和村级卫生机构，筹资环节大为减少，可以避免垫支、套取等现象发生。预缴资金能够按月足额上解县合管办，利息进入合作医疗基金，实现了资金的封闭运行，保证了资金筹集与上解专用帐户环节的资金入口安全。

四是符合农民消费心理。预缴费是建立在农民知情、自愿、得到服务和实惠的基础上，迎合了农民的消费心理，妥善地解决了农民不愿出现金参合的问题。同时，受益农民信任合管办和卫生部门，觉得将钱缴给他们比较放心，看病后可以直接找合管办报销，避免了诸多中间环节，从而愿意提前预缴参合资金。此外，对定点医疗机构改善服务态度也是很好的推动。

五是筹资效果良好。滚动筹资的运作从时间上是连续顺延的，从空间上是大额补偿一次性预缴和小额补偿多次预缴相结合。每天都有农民看病报销和滚筹，通过经年累月逐日的筹资，农民可以随时参合，始终维持较高的参合率，避免了上下年度经费脱节，为合作医疗健康持续发展提供了经费基础。

我县在 2004 年试点期间，用 8 个月时间滚动筹集了农民参合资金800多万元，占2005年度农民应缴资金的80%以上。进入第二轮运作阶段，从2004年10月至2005年6月已筹集农民参合资金613万元，占2006年度农民应缴资金的66%。

总的来看，通过创新筹资机制建立的农民滚动式预缴费制度，比较符合农村特点，比较适宜经济欠发达地区个人筹资的实际，摆脱了传统筹资的困境，扭转了合作医疗筹资的艰难局面，从机制上解决了农民筹资难问题，有效地突破了制约合作医疗运作的一大瓶颈，为新型农村合作医疗的可持续发展奠定了基础。

此文为2005年全国新型农村合作医疗试点工作会议交流材料

2005年9月13日

附录二 相关文件资料

赣榆县人民政府办公室文件

赣政办发［2003］69号

关于成立赣榆县新型农村合作医疗管理委员会的通知

各镇人民政府、县有关单位：

根据《中共中央、国务院关于进一步加强农村卫生工作的决定》（中发［2002］13号）和《国务院办公厅转发卫生部等部门关于建立新型农村合作医疗制度意见的通知》（国办发［2003］3号）及《省政府关于在全省建立新型农村合作医疗制度的实施意见》（苏政发［2003］75号）的文件精神，我县被省政府确定为连云港市新型农村合作医疗试点县，从今年下半年开始，将在全县范围内建立新型农村合作医疗制度。为切实加强对新型农村合作医疗工作的领导，经县政府研究，决定成立赣榆县新型农村合作医疗管理委员会。管理委员会组成人员如下：

主　　任：陈良灵　县委副书记，代县长

常务副主任：孙　玉　县政府副县长

副　主　任：陈继运　县政府办公室副主任

王靖元　县卫生局局长

委　　员：单支部　县农工办主任

刘同德　县财政局局长

张克庆　县民政局局长

刘世富　县劳动和社会保障局局长

程化能　县药品监督管理局局长

管作耀　县监察局局长
刘希军　县审计局局长
董入浩　县发展计划局局长
邹凤江　县教育局局长
鲁守洛　县人事局局长
彭承山　县物价局局长
尚德强　县农业局局长
王兴亚　县公安局局长
郑彩梅　县计划生育局局长
李绿涛　县广播电视局局长
闫纯伦　青口镇新城村村民
仲维友　城西镇沙河子村村医
刘崇栋　塔山镇小林子村村民
秦绪琦　柘汪镇秦沙子村支部书记

赣榆县新型农村合作医疗管理委员会下设办公室，王靖元同志兼任办公室主任，办公地点设在县卫生局，联系电话：6233317。

二〇〇三年八月十二日

赣榆县机构编制委员会文件

赣编发［2004］31号

关于成立“赣榆县新型农村合作医疗管理委员会办公室”的通知

县卫生局：

根据连云港市机构编制委员会“关于建立农村合作医疗经办机构的通知”（连编［2004］42号）精神，同意成立“赣榆县新型农村合作医疗管理委员会办公室。”为全民事业单位，股级建制，隶属县卫生局管理。核定全额拨款事业编制7名。人员结构为：行政管理2人，专业技术人员5人。

同时，赣榆县妇幼保健所全额拨款事业编制由70名核减为63名。人员结构为：行政管理5人，专业技术人员50人，后勤人员8人。

此通知。

二〇〇四年十二月十三日

中共赣榆县委办公室文件

赣委办发［2005］6号

关于调整赣榆县新型农村合作医疗监督委员会组成人员的通知

各镇党委、人民政府，县委各部委办，县各办局院行社（公司），县各人民团体，赣榆经济开发区，赣榆海洋经济开发区：

因人事变动和工作需要，经县委、县政府研究，决定对赣榆县新型农村合作医疗监督委员会组成人员进行调整。调整后的人员名单如下：

主　任：龚　伟　县纪委副书记、监察局局长

副主任：傅明旭　县人大常委会办公室主任

　　　　刁　群　县政协秘书处秘书长

委　员：刘永绪　县监察局副局长

　　　　李大云　县民政局副局长

　　　　程怀考　县劳动和社会保障局副局长

　　　　刘入兵　县发展计划局副局长

　　　　周明伟　县农业局副局长

　　　　李启明　县公安局副局长

　　　　刘胜同　县财政局副局长

　　　　徐广深　赣榆药品监督管理局副局长

　　　　董　昊　县审计局副局长

　　　　岳进明　县教育局副局长

　　　　秦艳绪　县物价局副局长

　　　　孙宪佑　县计划生育局副局长

　　　　王　胜　县广播电视局副局长

杨官保　县农工办纪检组长
李大振　青口镇竹园村村民
陆永顾　班庄镇大沟埃村村医
徐成德　海头镇海前村村民
宋厚利　赣马镇仲庄村村民

赣榆县新型农村合作医疗监督委员会下设办公室，办公地点设在县监察局，刘永绪同志兼任办公室主任，联系电话：6223181。

中共赣榆县委办公室
赣榆县人民政府办公室
2005 年 3 月 11 日

赣榆县人民政府办公室文件

赣政办发［2003］74号

关于印发《赣榆县新型农村合作医疗实施办法（试行）》的通知

各镇人民政府，县各有关部门：

县卫生局拟定的《赣榆县新型农村合作医疗实施办法（试行）》已经县政府研究通过，现予以印发，请认真贯彻实施。

二〇〇三年八月三十日

赣榆县新型农村合作医疗实施办法（试行）

第一章 总 则

第一条 为建立和完善农村医疗保障制度，提高农村居民社会医疗保障水平，减少因病致贫、因病返贫等问题，保护农村生产力，振兴农村经济和维护社会稳定，使农民人人享有初级卫生保健，根据中共中央、国务院《关于进一步加强农村卫生工作的决定》（中发［2002）13号）、《国务院办公厅转发卫生部等部门关于建立新型农村合作医疗制度意见的通知》（国办发［2003］3号）、《江苏省农村初级卫生保健条例》及《省政府关于在全省建立新型农村合作医疗制度的实施意见》（苏政发［2003］75号）精神，结合本县实际，制定本办法。

第二条 本办法所称农村大额费用合作医疗，即大病统筹为主的新型合作医疗，是指以全县为单位，实行农民个人缴费、集体扶持和政府资助相结合，镇政府根据财力状况对农村合作医疗给予资助，建立县、镇两级资金，实行县、镇两级管理，以解决农村居民因病致贫、因病返贫为重点，帮助农民抵御个人和家庭难以承担的大病风险的医疗保障制度。

鼓励和支持各地在实施大额费用合作医疗制度的基础上，实行保健风险型的合作医疗。

第三条 各镇人民政府应当积极组织推行合作医疗制度。举办合作医疗坚持政府组织、个人自愿的原则。

县镇两级财政应当根据实际情况，安排实行合作医疗制度的补助资金。在积极争取省、市补助资金的同时，县镇级财政要加大对新型合作医疗的投入，对实施合作医疗按实际参加人数和补助定额给予资助。对五保户和农村特困家庭给予医疗救助资金支持，原则上由县民政部门从福利彩票收入中提取一定比例的资金资助其参加新型合作医疗。

第四条　凡在县内从事合作医疗以及与合作医疗有关的单位或个人，均应遵守本办法。

第五条　县卫生行政部门负责本办法的组织实施。

第六条　合作医疗工作列入县镇两级人民政府的目标管理，定期检查考核。2003年底在全县基本建立以大病统筹为主的新型合作医疗保障制度。对在合作医疗工作中做出突出贡献的单位和个人由各级政府及其有关部门给予表彰、奖励。

第二章　组织机构

第七条　县政府成立由卫生、农办、财政、计划、民政、审计等部门和参加合作医疗农民代表参加的新型农村合作医疗管理委员会（简称合管会），负责组织、协调、管理和指导工作。各镇政府成立新型农村合作医疗领导小组，负责合作医疗组织、管理工作。

县合管会和镇合作医疗领导小组下设合作医疗管理办公室（简称合管办），县合管办设在卫生局，镇合管办设在卫生院，由合管办会同有关村负责合作医疗经费的筹集与收缴，实行专户管理，专款专用。县合管办配备专职人员5人。

行政村建立由村委会主任、乡村医生、农民代表参加的新型农村合作医疗领导小组。

第八条　县合管会、镇合作医疗领导小组职责：

（一）参与制定本地区有关合作医疗的政策和实施计划。

（二）负责制定合作医疗章程。

（三）制定合作医疗监督管理制度和措施。

（四）负责本办法的有关组织实施和监督检查工作。

（五）负责组织筹集和管理合作医疗资金，编制和审核本级年度财务报告。

（六）对卫生服务供方及需方实施监督。

（七）定期向同级人民政府报告合作医疗工作情况。

第九条　县、镇合管办职责：

（一）制定本地区合作医疗具体实施办法和发展规划以及年度实施计划，指导下级开展合作医疗工作。

（二）组织合作医疗宣传发动和检查督促工作。

（三）具体负责合作医疗资金的筹集和管理，确保资金保值增值。

（四）负责参合人员医疗费用审核、审批与报销，定期公布帐目，接受群众和有关部门的监督。

（五）协同有关部门研究解决合作医疗实施中的重大问题。

（六）加强合作医疗服务网络建设，包括村级“二合一”卫生室建设和镇村卫生服务一体化管理等，在全县推行社区卫生服务。镇卫生院和大的村卫生室同时加挂社区卫生服务中心和社区卫生服务站牌子，为参合对象提供医疗、预防、保健、健教、康复、计生等综合性服务。

（七）完成政府和上级卫生行政部门交办的其他有关事项。

第十条　村合作医疗领导小组职责：

（一）负责本行政村合作医疗的宣传发动，组织动员村民参加合作医疗。

（二）协助镇合管办做好合作医疗资金筹集收缴工作。

（三）协助监督检查村卫生室的卫生服务和参合者就医行为。

第三章　参加新型农村合作医疗对象

第十一条　新型农村合作医疗参加对象、条件及要求：

（一）凡户口在农村的常住居民可以申请参合，参合时以户为单位，按家庭总人口计算，不得选择性参加。

（二）外来人口在本地居住 1 年以上者，按有关规定申请参加。

第十二条　新型农村合作医疗参加者的义务和权利：

（一）按新型农村合作医疗章程规定按时缴纳合作医疗资金。

（二）自觉遵守农村合作医疗章程及其它规定。

（三）有权按照合作医疗章程享受平等的医药费用补偿。

（四）有权对新型农村合作医疗工作提出建议、意见及实施监督。

第四章　举办模式

第十三条　大额费用新型农村合作医疗的举办模式：

（一）大额费用合作医疗由镇政府组织实施，主要由各村委会负责筹资，筹集的资金按镇收县管的原则由镇统一上划县合管办管理。

（二）省市县三级补助资金（分别为每人每年 10 元、2 元、6 元）按照有关规定划入县合管办后，由县合管办按序时进度和各镇合作医疗运作情况，按比例匹配划拨至各镇合管办。镇级补助资金（每人每年 2 元）应于合作医疗启动运行前划入县合管办，再由县合管办按同样方式下划。对于各镇上划的农民缴纳的资金，由县合管办也按同样方式下划。

第十四条　新型农村合作医疗合同：

（一）建立家庭医疗预防保健合同制，在筹资的同时镇合管办与农户签定医疗预防保健合同，并以户为单位发放新型农村合作医疗证。

（二）农村居民与镇合管办（镇卫生院）签订的合同应当明确农村居民就诊、住院、转诊程序和方法，医疗费用补偿范围、补偿标准等。在合医合药的同时，卫生部门要从服务内容上增加合预防、保健、健教、康复、计生、体检等，提供综合性服务。

（三）合管办与医疗卫生服务的提供者所签的合同，应当明确合作诊疗科目、基本用药目录以及医药费用的结算办法等。

第五章 资金筹集、分配与补偿

第十五条 新型农村合作医疗资金筹集的原则与标准：

（一）新型农村合作医疗资金的筹集实行农民个人缴纳、集体扶持和政府补助相结合的办法，统一筹集，严格管理。

（二）参加新型农村合作医疗应当缴纳资金，根据自愿量力、因地制宜、公办公助的原则，通过宣传教育，提高农民自我保健和互助共济意识，动员农民积极参加。

农村居民缴纳的合作医疗资金，属于农村居民的消费性支出。

（三）新型农村合作医疗资金筹资水平应当与当地经济发展水平和农村居民经济承受能力相适应。

农村居民缴纳的资金占农民上年纯收入的0.5%～1%以内，或不低于当地农村居民前三年平均实际支出医药费用的20%。具体筹资额度一般为每人每年10元。

（四）新型农村合作医疗资金每年筹集一次，由村委会向参合者筹集，参合者以户为单位缴纳资金。经参合者同意，镇合管办可以在当年报销医药费用时，提前扣缴该户次年参加新型农村合作医疗的应缴纳资金。

第十六条 新型农村合作医疗资金的分配：

（一）新型农村合作医疗资金分为基本医疗保障资金（占75%）、风险医疗资金（占15%）和储备资金（占10%）三部分。其中基本医疗保障资金含5%的防疫保健资金，主要用于急慢性传染性疾病、慢性非传染性疾病，社区人群高血压干预等项目。储备资金应当逐年积累，用于年度调节，实行以丰补歉。

（二）农村居民缴纳的合作医疗资金和村集体扶持的合作医疗资金以及镇政府拨付的合作医疗补助资金组成镇级资金，镇级资金由镇村两级包干使用。县级以上政府拨付的合作医疗补助资金组成县级资金。

第十七条 新型农村合作医疗资金补偿的原则与标准：

（一）合作医疗对象发生的医药费用结算支付采取分段累计按比例的方法，根据“以收定支，收支平衡，略有节余”的原则，确定适当补偿比例。村及镇经费报销为0起报点，镇以上同时设“费用限额点”。

（二）分段补偿比例为：医药费用在0～500元的补偿25%，500～1500元（不含500元，下同）的补偿30%，1500～3000元的补偿35%，3000～5000元的补偿40%。对于医药费用超过5000元的农民，要经合管办集体研究后，用风险医疗资金（大病统筹资金）补偿，补偿比例为50%。每人每年补偿1万元（报销所得）为一个界限。补偿1万元之后的补偿比例为：医药费用在0～5000元的补偿20%，5000元～10000元（不含5000元）的补偿30%，10000元以上的补偿40%。每人每年最高补偿2万元（报销所得）封顶。

（三）分级补偿比例为：在村卫生室就诊者补偿医药费用的25%；在镇卫生院就诊者补偿医疗费用的25%，药费的35%；在县级及以上医院就诊者补偿医药费用的20%。

（四）补偿范围限定为基本医疗的一般检查，基本用药目录和治疗、急诊等医药费用，自行择医和购药以及特需医疗保健的费用自理。

不属于合作医疗办法支出的费用不得列入合作医疗资金的开支范围。

第十八条 新型农村合作医疗资金补偿的程序：

（一）参合者经合管办批准，并按照逐级转诊的程序就诊（需向县级以上医疗机构转诊的应当经镇合管办同意），门诊、急诊及住院所发生的医药费用，符合报销、补偿范围的，按规定比例分别由县镇两级资金补偿。

（二）参合者在镇及镇以上医疗卫生机构就诊实行既合药又合医，本人先自付医药费，即现金就诊，之后凭合作医疗证、病历、统一收费凭据和转诊证明等到镇或县合管办结算。参合者在镇级就诊现场报销，即随看随付随报，在县级以上就诊按规定日期定期报销。

（三）参合者在村卫生室凭合作医疗证就诊，使用合作医疗专用处方，参合者只付自己负担部分的资金，并由病人或其亲属在专用处方上签字生效，村卫生室定期凭专用处方到镇合管办报结补偿经费。

第六章　管理和监督

第十九条　县合管办在县合管会认定的国有商业银行设立新型农村合作医疗基金专用帐户。各镇所筹农民缴纳的合作医疗资金和镇政府补助资金一律上缴县合管办，省市县三级补助资金和县民政部门医疗救助资金按照有关规定划入专用帐户。县合管办具体负责合作医疗资金的调配与划拨，任何单位或个人不得挪用或截留资金。各镇合管办设立报销支出帐户。合作医疗资金使用必须帐目公开，按章补偿，按时兑现，实行滚存积累，并接受财政、审计、监察等部门的审核和群众监督。

第二十条　县镇村三级医疗卫生机构要为农村居民提供优质医疗卫生服务，遵守合作医疗的有关规章制度，严格掌握诊疗原则，合理检查，合理用药，降低成本，控制医疗费用的不合理增长。

第二十一条　县合管会和镇合作医疗领导小组成员部门定期对合作医疗机构、医疗服务机构、参合者进行监督。监督内容：

（一）合作医疗是否按计划进行。

（二）卫生服务提供与利用是否合理。

（三）合作医疗资金及时到位及合理支付与使用情况。

（四）补偿是否合理。

（五）财务收支情况，卫生服务价格是否合法。

（六）群众对合作医疗服务的满意度等。

第七章　附　则

第二十二条　本办法由卫生局负责解释。

第二十三条　本办法自 2003 年 9 月 1 日起施行。

赣榆县新型农村合作医疗管理委员会文件

赣合管会〔2003〕1号

关于印发《赣榆县新型农村合作医疗实施细则（试行）》的通知

各镇新型农村合作医疗管理领导小组（办公室）、各有关单位：

县合管会经研究，制订了《赣榆县新型农村合作医疗实施细则（试行）》，作为《赣榆县新型农村合作医疗实施办法（试行）》的配套文件。现将该细则印发给你们，希望认真贯彻执行。

附：《赣榆县新型农村合作医疗实施细则（试行）》

二〇〇三年九月八日

赣榆县新型农村合作医疗实施细则（试行）

第一章　总　则

第一条　为落实新型农村合作医疗政策，建立和完善我县农村医疗保障制度，根据中共中央、国务院《关于进一步加强农村卫生工作的决定》（中发［2002］13号）、《国务院办公厅转发卫生部等部门关于建立新型农村合作医疗制度意见的通知》（国办发［2003］3号）、《江苏省农村初级卫生保健条例》及《省政府关于在全省建立新型农村合作医疗制度的实施意见》（苏政发［2003］75号）精神，结合本县实际，制定本细则。

第二条　本细则以《赣榆县新型农村合作医疗实施办法（试行）》（赣政办发［2003］74号）为基础，在内容规定上更为详细，是各镇新型农村合作医疗运作的直接依据。本细则没有规定的，仍按照《实施办法》执行。

第三条　凡在县内从事新型农村合作医疗以及与之有关的单位或个人，均应遵守本细则的规定。

第四条　县合管会和县卫生局负责本细则的组织实施。

第二章　组织机构

第五条　县政府成立新型农村合作医疗管理委员会（简称合管会），各镇政府成立新型农村合作医疗管理领导小组（简称合管小组），行政村建立新型农村合作医疗领导小组。

县合管会和镇合管小组下设办公室（简称合管办）。县合管办配备负责人、医疗、药学、会计、出纳等专职人员5人，镇合管办配备负责人、会计、出纳等专（兼）职人员3人。

第三章 宣传与资金筹集

第六条 采取多种方式，深入搞好新型农村合作医疗的宣传教育，提高广大干部和农民的认识水平，引导农民积极参加合作医疗，并遵守相关规章制度。

第七条 新型农村合作医疗运作以年为周期，资金每年筹集一次。对按规定缴纳资金的农户建立参合登记簿。

第八条 经参合者同意，镇合管办和村卫生室要在当年报销医药费用时，提前扣缴该户次年参加合作医疗的应缴纳资金（即“滚动式筹资”）。对于一次性扣足的，要直接出具收据，并在参合登记簿上予以登记；对于一次不能扣足的，可以多次扣缴，并详细记录，待扣足后出具收据，并在参合登记簿上予以登记；对于在合作医疗运行周年末仍不能扣足的，卫生室要上门收取并出具收据和登记。所扣缴资金每 10 日上缴镇合管办会计一次，镇合管办每月将全镇所扣缴资金上缴县合管办一次。

第四章 资金补偿标准

第九条 参合者医药费用补偿采取分级和分段累计按比例相结合的方法。经费报销为零起报点，每人每年最高补偿 2 万元（报销所得）封顶。

第十条 在村卫生室就诊者补偿医药费用的 25%。

第十一条 在镇卫生院就诊者医药费用在 0～1500 元的补偿医疗费用的 25%，药费的 35%；1500～3000 元（不含 1500 元，下同）的补偿医药费用的 35%；3000～5000 元的补偿 40%；超过 5000 元的，用风险医疗资金（大病统筹资金）补偿，补偿比例为 50%。每人每年补偿 1 万元（报销所得）为一个界限。补偿 1 万元之后的补偿比例为：医药费用在 0～5000 元的补偿 20%；5000 元～10000 元（不含 5000 元）的补偿 30%；10000 元以上的补偿40%。

第十二条　在县及以上医院就诊者医药费用在0～3000元的补偿医药费用的20%；3000～5000元（不含3000元）的补偿25%；超过5000元的，用风险医疗资金（大病统筹资金）补偿，补偿比例为30%。每人每年补偿1万元（报销所得）为一个界限。补偿1万元之后的补偿比例为：医药费用在0～5000元的补偿20%；5000元～10000元（不含5000元）的补偿25%；10000元以上的补偿30%。

第十三条　参合者医药费用的累计范围为镇卫生院住院和县以上就诊，可交叉累计，参合年内每次就诊费用累加计算，按对应标准补偿，镇合管办要对参合户上述费用按户详细记录，以备查考和统计。在村卫生室就诊和镇卫生院门诊所发生的医药费用不纳入累计范围，逐次现场补偿。

第十四条　参合者医疗费用补偿范围限定为基本医疗，一般包括检查费、化验费、治疗费、手术费、住院费等。

第十五条　参合者药品费用补偿范围一般限定在江苏省新型农村合作医疗常用和急救药品参考目录以内。

第十六条　参合者医药费用不予补偿范围：

（一）自行择医和购药。

（二）因工伤、交通事故、计划生育及打架斗殴、自杀、犯罪行为、酗酒闹事所致的医疗服务。

（三）未经批准转诊的医疗服务。

（四）省合作医疗药品目录以外的药品服务。

（五）不接受预防接种所致疾病的医疗服务。

（六）器官移植、昂贵检查、按摩、医学美容、假肢、义齿、配眼镜等特殊服务。

（七）就医交通费、陪护费及营养费。

（八）根据实际情况规定的其它项目。

第五章　资金补偿程序

第十七条　参合者在本镇卫生院和村卫生室自由就诊，不需要转诊证明。到他镇或县以上医疗卫生机构就诊，要首先由本镇合管办出具转诊证明。

第十八条　参合者在村卫生室凭合作医疗证就诊，使用合作医疗专用双联处方，参合者只付自己负担部分的资金，并由病人或其亲属在专用处方和报销登记簿上签字生效。村卫生室每旬（10 日）凭专用处方、报销登记簿和报销旬报表等到镇合管办报结补偿经费。

第十九条　参合者在镇及镇以上医疗卫生机构就诊，本人先自付医药费，之后凭合作医疗证、病历、统一收费凭据和转诊证明等到镇合管办结算，结算后参合者要在报销登记簿上签字。参合者在镇级门诊就诊现场报销，即随看随付随报。在镇卫生院住院和县以上就诊，一般可在诊疗结束以后回本镇合管办报销。进入大病统筹者要先由镇合管办出具证明，待上报县合管办审核后，下拨风险医疗资金补偿，一般每月开展一次。

第二十条　镇合管办专职报销员每旬（10 日）凭报销登记簿、统一收费凭据、转诊证明、大病统筹证明和报销旬报表等到镇合管办会计处报结补偿经费。

第二十一条　除大病统筹补偿外，镇合管办一般要在一个工作日内报结补偿经费，情况特殊需要调查核实的一般要在十个工作日内报结。

第六章　资金运作程序

第二十二条　省市县镇四级补助资金和农民缴纳资金（分别为每人每年 10 元、2 元、6 元、2 元、10 元）要按照有关规定及时划入县合管办。

第二十三条　基本医疗保障资金（占75%）资金镇村两级包干使用，由县合管办按序时进度和各镇合作医疗运作情况，按比例匹配划拨至各镇合管办。

第二十四条　风险医疗资金（占15%）和储备资金（占10%）由县合管办在全县范围内调控使用。镇合管办每月上报进入大病统筹者情况，县合管办审核后下拨风险医疗资金。对于个别镇资金超支的，县合管办审核属实后，下拨储备资金。

第二十五条　县、镇合管办要建立健全合作医疗财务帐目，确保专款专用。镇合管办每月将合作医疗资金运作情况上报县合管办。

第七章　医疗卫生机构管理

第二十六条　择优选择新型农村合作医疗定点服务机构，并加强监管，实行动态管理，形成竞争机制。参合者在被批准转往上级医疗保健机构诊疗时，有在定点机构中选择的权利。

第二十七条　县卫生局和县合管办制定新型农村合作医疗定点服务机构标准，并根据标准对申报定点服务机构的县直医疗卫生机构和镇卫生院进行评审，评审结果报县合管会批准，对合格者以文件形式予以确认和公布。村卫生室申报定点服务机构由各镇合作医疗领导小组审批，报县合管会备案。定点服务机构的审批每年一次，对服务质量差、群众意见大的医疗卫生机构要及时取消其定点服务机构资格。

第二十八条　各定点服务机构要为农村居民提供优质优价的医疗卫生服务，遵守新型农村合作医疗的有关规章制度，严格执行新型农村合作医疗药品目录、诊疗项目规定和医疗服务规范，合理检查，合理治疗，合理用药，降低成本，控制医药费用的不合理增长。

第二十九条　各镇对年内没有动用合作医疗资金的农民，要安排一次常规体检，或者对所有参合者体检。体检项目一般包括内、外、五官科等基本检查和胸透、血、尿常规检查等。

第八章 监督

第三十条 县、镇合管办要建立健全各项规章制度并认真执行，确保合作医疗工作良性运作。合作医疗有关单位、个人要严格遵守规章制度。

第三十一条 合管办要接受人大、政协、监督委员会、财政、监察、审计等各部门的监督。

第三十二条 合管办要采取张榜公布等措施，每月、季度向社会公布合作医疗基金的具体收支使用情况，保证参合农民的参与、知情和监督权利，确保合作医疗制度公开、公平、公正运行。

第三十三条 县合管办设立并公布举报电话，各镇合管办设立并公布举报电话（信箱），接受社会各界对新型农村合作医疗工作的监督。群众也可以直接向有关部门或各级人大、政府反映合作医疗工作中存在的问题和对合作医疗工作的意见、建议。

第九章 附则

第三十四条 本细则由县合管会负责解释。

第三十五条 本细则自2003年10月1日起施行。

赣榆县新型农村合作医疗管理委员会文件

赣合管会［2004］1号

关于印发《赣榆县新型农村合作医疗定点服务机构管理办法（试行）》的通知

各镇新型农村合作医疗管理领导小组（办公室）、各有关单位：

为加强我县新型农村合作医疗定点服务机构管理工作，县合管会根据《省政府关于在全省建立新型农村合作医疗制度的实施意见》（苏政发［2003］75号）、《省卫生厅关于加强新型农村合作医疗定点服务机构管理的意见》（苏卫基妇［2003］28号）和《赣榆县新型农村合作医疗试点方案》等文件规定，结合我县实际情况，经深入研究，制订了《赣榆县新型农村合作医疗定点服务机构管理办法（试行）》。现将该办法印发给你们，希认真遵照执行。

有意申办定点服务机构的县、镇有关医疗卫生机构，请按照该办法规定，于2004年1月中旬以前将有关定点服务机构申报材料上报到县合管办。各镇新型农村合作医疗管理领导小组对所辖村卫生室申办定点服务机构的审批工作请于2004年2月底以前完成。

附：《赣榆县新型农村合作医疗定点服务机构管理办法（试行）》

二〇〇四年一月一日

赣榆县新型农村合作医疗定点服务机构管理办法（试行）

为加强我县新型农村合作医疗定点服务机构管理工作，根据《省政府关于在全省建立新型农村合作医疗制度的实施意见》（苏政发［2003］75号）、《省卫生厅关于加强新型农村合作医疗定点服务机构管理的意见》（苏卫基妇［2003］28号）和《赣榆县新型农村合作医疗试点方案》等文件规定，结合我县实际情况，制订本办法。

一、新型农村合作医疗定点服务机构（简称“定点服务机构”）是指经县新型农村合作医疗管理委员会（简称“合管会”）或镇新型农村合作医疗管理领导小组（简称“合管小组”）审核确定，按照合作医疗管理有关规定，为参合者提供医疗保健服务的医疗卫生机构。

二、县合管会负责对全县，主要是县、镇级定点服务机构的管理，日常管理工作由县合管办负责。镇合管小组在县合管会的领导下，负责对辖区内镇、村级定点服务机构的管理，日常管理工作由镇合管办负责。

三、申请作为定点服务机构，应具备下列条件：

（一）本县范围内各级各类合法的医疗卫生机构；

（二）符合区域医疗卫生机构设置规划的总体要求；

（三）根据工作需要，能够为合作医疗管理组织提供必要的办公用房和基本办公设施；

（四）认真遵守新型农村合作医疗各项管理规定。

四、申办定点服务机构，应提供如下材料：

（一）书面申请报告；

（二）《医疗机构执业许可证》（副本及其复印件）；

（三）医疗卫生机构组织系统及业务技术人员构成；

（四）近两年门诊、住院工作报表及财务报表（村卫生室、社区卫生服务站可以用工作总结等材料替代）；

（五）遵守合作医疗管理规定的承诺书。

五、县、镇级定点服务机构的审批工作由县合管会和县合管办负责，村级定点服务机构的审批工作由镇合管小组和镇合管办负责。县（镇）合管办接到医疗卫生机构申请后，应在一个月内进行资料及现场审核。审核符合条件的，报县合管会（镇合管小组）批准后，及时向社会公布定点服务机构名单，并发给申请单位《赣榆县新型农村合作医疗定点服务机构》铜牌，实行挂牌服务。经审核达不到要求的，书面通知申请单位。各镇确定的村级定点服务机构名单要及时上报县合管办备案。

六、县合管办与县、镇级定点服务机构，镇合管办与村级定点服务机构签订新型农村合作医疗定点服务合同书，具体规定合作医疗的服务范围、诊疗科目、用药目录、医药费用补偿办法以及违规的处理办法等，明确双方的权利和义务。

七、定点服务机构要做好以下几个方面的管理工作：

（一）建立新型农村合作医疗领导协调组织，明确专门机构和人员负责合作医疗日常管理工作；

（二）制定并完善医疗卫生机构各项管理制度，严格执行医疗卫生服务技术操作规范，做到合理诊断、合理治疗、合理用药、合理转诊；

（三）改善服务条件，强化服务意识，优化服务流程，保证参合者得到质优、价廉、便捷的医疗保健服务。

（四）如实为参合者提供处方、病历、统一收费凭据、医药费用清单、出院记录和转诊审批表等相关证明材料，严禁开具假凭证套用合作医疗基金的行为。

（五）密切配合县、镇合管办的工作，按要求及时、如实提供有关工作资料。

（六）认真接受合作医疗管理、监督组织、有关部门和群众的监督，对反馈的问题及时解决。

八、对定点服务机构实行动态管理，县、镇合管组织定期或不定期对定点服务机构进行检查，并根据检查结果和社会评议情况，对成绩优秀的单位予以表彰，对不合格的单位，做出通报批评、限期整改，直至取消定点服务机构的资格。

九、本办法由县合管会负责解释。

赣榆县新型农村合作医疗管理委员会办公室文件

赣合管办［2004］1号

关于将非计划免疫疫苗接种、预防性服药以及妇幼保健保偿列入我县新型农村合作医疗服务范围的规定（试行）

各镇新型农村合作医疗管理领导小组（办公室）、各有关单位：

搞好防保工作是提高群众健康水平的基础性措施，也是完善新型农村合作医疗制度的重要手段。为促进相关防保工作的顺利开展，县卫生局（合管办）根据《赣榆县新型农村合作医疗实施办法（试行）》中关于合作防保的原则规定，在深入研究和广泛讨论的基础上，提出了将非计划免疫疫苗接种、预防性服药以及妇幼保健保偿列入我县新型农村合作医疗服务范围的明确思路，并已得到县合管会批准，具体规定如下：

一、将非计划免疫疫苗接种及预防性服药的药品费用列入新型农村合作医疗补偿范围，补偿比例为20%，相关疫苗和药品范围包括甲肝疫苗、乙肝疫苗、出血热疫苗、风疹疫苗、A+C流脑疫苗、伤寒疫苗、痢疾疫苗、流感疫苗、驱虫药、碘油丸等，范围将根据防病情况调整，相关疫苗和药品由县疾病预防控制中心统一供应。

二、县疾病预防控制中心要统一制订《非计划免疫疫苗接种及预防性服药协议书》，各镇卫生院在实施接种及服药以前，要在自愿的前提下，与被接种或服药者本人或其监护人签定协议，以明确双方的权利和义务。

三、将妇幼保健保偿列入我县新型农村合作医疗服务范围，对参加妇幼保健保偿的参合者，其正常住院分娩所发生的医药费用按照30%的比例予以报销，如发生难产、剖宫产等特殊情况，按照普通住院病人报销其医药费用。

四、县妇幼保健所要统一制订《妇幼保健保偿合同书》和《妇幼保健保偿手册》，各镇卫生院要在自愿的前提下，与参保者签定合同，以明确双方的权利和义务，并对参保者发放手册。

五、非计划免疫疫苗接种、预防性服药的药品费用以及参加妇幼保健保偿者的住院分娩费用补偿，按照我县新型农村合作医疗制度规定的程序进行，参加妇幼保健保偿者在报销时还应提供其《妇幼保健保偿合同书》和《妇幼保健保偿手册》。

六、各镇合管办在为上述两类参合者报销时，要在《赣榆县××镇合作医疗报销登记簿》的“领款人签字”栏之后注明“接种”或“分娩”字样，以方便统计，并要设置相关财务科目，建立相关明细帐目。接种及服药的报销列入“镇卫生院门诊”统计，正常住院分娩的报销列入“镇卫生院（或县级医院）门诊”统计，特殊情况住院分娩的报销列入“镇卫生院（或县级医院、市及以上医院）住院”统计。

七、县、镇、村三级卫生防保机构要按照《非计划免疫疫苗接种及预防性服药协议书》和《妇幼保健保偿合同书》以及有关规定，为服务对象提供优质服务，取信于民。

八、各镇要加强宣传工作，提高群众对合作防保的认识，为相关防保工作的深入开展提供良好的氛围。

以上规定，请自2004年2月起认真遵照执行。

二〇〇四年一月三十日

赣榆县新型农村合作医疗管理委员会办公室文件

赣合管办［2004］3号

关于调整《赣榆县新型农村合作医疗不予报销的诊疗和服务项目目录（试行）》的通知

各镇新型农村合作医疗管理领导小组（办公室）、各有关单位：

为明确我县新型农村合作医疗的诊疗和服务费用补偿范围，规范诊疗和服务费用补偿行为，县卫生局（合管办）于2004年1月印发了《赣榆县新型农村合作医疗不予报销的诊疗和服务项目目录（试行）》。根据该目录的实施情况和调查测算，结合有关单位、群众反馈的意见，县卫生局（合管办）经研究，最近对该目录进行了调整，并已得到县合管会批准。现将调整后的目录印发给你们，请自2004年3月20日起认真遵照执行，原目录和本月初印发的《关于将麻醉费列入我县新型农村合作医疗报销范围的通知》于同日废止。

附：调整后的《赣榆县新型农村合作医疗不予报销的诊疗和服务项目目录（试行）》

二〇〇四年三月十六日

赣榆县新型农村合作医疗不予报销的诊疗和服务项目目录（试行）

一、医疗服务项目类

1. 挂号费、院外会诊费（含会诊人员的差旅费、招待费和生活补助费）、病历工本费。

2. 出诊费、保温箱费、非医嘱的护理费、特护费、单独炮制膏、丸、散剂的加工费、检查治疗加急费、点名手术附加费、优质优价费、上门检查和治疗所收取的医疗费用等。

二、生活服务项目类：

1. 就（转）诊交通费、急救车费。

2. 空调费、电视费、电话费、卫生费、证书费、档案袋费、担架费、押瓶费、输血押金费、婴儿保温箱费、食品保温箱费、电炉费、电冰箱费、取暖降温费、损坏公物赔偿费。

3. 陪护费、护工费、洗理费、煎药费。

4. 膳食费、营养费。

5. 一次性病员服、枕头、凉席、痰盂、脸盆、热水瓶等费用。

6. 文娱活动费以及其它特需生活服务费用等。

三、非疾病治疗项目类

1. 各种美容、健美项目以及非功能性整容、矫形手术检查治疗费用以及使用矫形、健美器具的一切费用，如治疗雀斑、色素沉着、口吃、兔唇、白发的费用；隆鼻、隆乳、矫正斜视的费用；单眼皮改双眼皮、脱痣、穿耳、平疣、按摩美容、洁牙、镶牙、牙列不整矫治、色斑牙治疗的费用等。

2. 各种减肥、增胖、增高等项目的费用。

3. 医疗咨询费（包括心理咨询、健康咨询等）、医疗鉴定费、经络诊断仪及微循环检查仪等检查费、各种健康预测费和生命信息治疗费等。

4. 非新型农村合作医疗经办机构组织的各种体检、预防、保健性的诊疗、预防接种（非计划免疫疫苗接种及预防性服药按照有关规定报销）、疾病普查、普治、疾病跟踪随访的各种费用、开展除害灭病的各种费用等。

5. 女性参合者住院分娩费用（参加妇幼保健保偿者住院分娩费用按照有关规定报销）。

四、诊疗设备及医用材料类

1. 应用正电子发射断层扫描装置（PET）、电子束 CT、立体定向放射装置（X-刀、γ-刀）、眼科准分子激光治疗仪等大型医疗设备进行的检查、治疗费用。

2. 应用 X-射线计算机体层摄影装置（CT）、心脏及血管造影 X 线机（含数字减影设备）、核磁共振成像装置（MRI）、单光子发射电子计算机扫描装置（SPECT）、彩色多普勒仪、医疗直线加速器、体外震波碎石机、高压氧舱等大型医疗设备进行的检查、治疗费用按照 50%的比例计入病人医疗费用总额。

3. 眼镜（包括验光）、义齿、义眼、义肢等康复性器具费用。

4. 各种自用的保健、按摩、检查和治疗器械，如按摩器、助听器、各种家用检测和治疗仪器、听诊器、血压器、叩诊锤、各种磁疗用品费、各种牵引带、拐杖、皮（钢）背甲、腰围、钢头颈、肾托、胃托、护膝带、疝气带、人造肛门带、畸形鞋垫、药枕、药垫、冷热敷袋等费用。

5. 心脏起搏器、人工关节、人工晶体、人工喉、血管支架等体内置换的人工器官、体内置放材料及其它单独收费的医用材料费用。

五、治疗项目类

1. 各类器官或组织移植的器官源或组织源费用，除肾脏、心脏瓣膜、角膜、皮肤、血管、骨、骨髓移植外的其它器官或组织移植所发生的有关医药费用。

2. 选择性手术，如近视眼矫形术等所发生的有关医药费用。

3. 血液透析、腹膜透析、激光治疗（如心脏激光打孔）、射频治疗（如心脏射频消融）、免疫治疗（如抗肿瘤细胞免疫疗法）和快中子治疗等费用以及肾脏、心脏瓣膜、角膜、皮肤、血管、骨、骨髓移植所发生的有关符合报销范围的医疗费用按照50%的比例计入病人医疗费月总额。

4. 输血费、吸氧费按照50%的比例计入病人医疗费用总额。

5. 手术费、麻醉费、治疗费、护理费、抢救费、普通放疗费等超过物价部门规定的部分。

6. 气功疗法、音乐疗法、保健性的营养疗法、磁疗等辅助性治疗费用。

六、其它

1. 住院床位费、留观床位费中超过核定普通床位费的部分（目前住院床位费的上限标准为每日20元，留观床位费的上限标准为每日10元），检查费等超过物价部门规定的部分。

2. 定点服务机构单独收取的“其它费用”，在治疗期间与患者病情无关的药品、检查、治疗等费用。

3. 不能提供医疗和用药清单的医药费用，不能提供原始收费凭据的医药费用。

4. 除急诊外，未经批准转诊或越级转诊的医药费用，自行择医和购药的费用。

5. 由于打架、斗殴、闹事、自杀、酗酒、吸毒、故意自伤自残和交通事故（自伤者除外，但须提供由本镇卫生院出具的证明）、医疗事故、犯罪行为等所致的有关医药费用。

6. 工伤、职业病、集体食物中毒、计划生育（手术）及计划生育手术后遗症等的诊疗所发生的有关医药费用。

7. 各种不育（孕）症、性病、性功能障碍等的诊疗所发生的有关医药费用。

8. 不接受预防接种所致疾病的医药费用。

9. 各种科研性、临床验证性的诊疗项目费用，各种司法鉴定、劳动鉴定的相关费用。

10. 出国和赴港、澳、台地区所发生的医药费用。

11. 其它由县新型农村合作医疗管理委员会规定不予报销的医药费用。

赣榆县新型农村合作医疗管理委员会文件

赣合管会［2004］3号

关于新型农村合作医疗有关问题的补充规定

各镇新型农村合作医疗管理领导小组（办公室）、各有关单位：

根据我县新型农村合作医疗制度实施以来的具体情况，县合管会经研究决定，对我县新型合作医疗转诊等有关规定作如下调整和补充。

一、参合者在本县范围内就诊，取消镇与县、镇与镇转诊程序，参合者可自由选择县、镇两级定点服务机构就诊，就诊后凭凭证回本镇合管办报销，需转县外就诊者由县级定点服务机构（县医院、县中医院）审批，报县合管办备案，具体转诊办法见《赣榆县新型农村合作医疗转诊规定》（附件1）。

二、将中草药（不含中成药）纳入县、镇两级基本药物目录（不予报销的中药饮片及药材目录见附件2），并提高县、镇两级定点服务机构中医及中草药费用报销比例，在一般分级分段报销比例标准的基础上上浮5个百分点。

三、提高县、镇两级定点服务机构传染病诊疗费用的报销比例，在一般分级分段报销比例标准的基础上上浮5个百分点。传染病病种为国家法定甲、乙类传染病，并需由县、镇定点服务机构出具证明。

四、调整县合管办下拨大病统筹资金的范围，将参合者医药费用5000元以上的部分由县合管办审批，调整为4000元以上的部分由县合管办审批，并下拨大病统筹资金补偿。镇合管办对进入大病统筹者的医药费用要认真初审，及时上报县合管办。参合者医药费用4000元以下的部分由镇合管办自行审核报销，县合管办定期抽查。

以上规定，请遵照执行。

附：1.《赣榆县新型农村合作医疗转诊规定》

2.《赣榆县新型农村合作医疗县、镇级不予报销的中药饮片及药材目录（试行）》

二〇〇四年四月十二日

附件 1

赣榆县新型农村合作医疗转诊规定

我县从去年实施新型农村合作医疗制度以来，参合者实行逐级转诊程序，对参合者跨镇就诊未作明确规定。经半年来的实践，各镇定点服务机构不同程度存在截留病人和医疗安全隐患等问题。现根据有关单位和参合者的意见，并参考外县新型农村合作医疗的做法，对我县新型农村合作医疗转诊问题作出如下规定。

一、参合者在本县范围内就诊，取消镇县转诊程序，可以自由选择县、镇两级定点服务机构就诊，不需要镇合管办出具转诊证明。

二、参合者到县外医疗卫生机构就诊，必须先由本县县级定点服务机构（县医院、县中医院）审批。县级定点服务机构要如实出具《赣榆县新型农村合作医疗转外就诊审批表》和填写《赣榆县新型农村合作医疗转外就诊登记表》（表格样式附后）。《转诊审批表》一式三份，参合患者、县级定点服务机构、县合管办各一份，《转诊登记表》一式两份，县级定点服务机构、县合管办各一份，县级定点服务机构每月 4 日前集中向县合管办报表一次。

三、参合者到县级和其它镇级定点服务机构以及县外医疗卫生机构诊疗结束后，一律凭身份证（户口簿）、合作医疗证、病历、专用处方、收费凭据、医药费用清单、出院记录、《转诊审批表》等材料，回本镇合管办报销医药费用，在本县其它镇定点服务机构诊疗的，按照镇级补偿标准报销。镇合管办在开展报销同时要深入宣传，做好“滚动式筹资”工作。

四、镇级定点服务机构必须使用合作医疗双联处方，并将病人收费凭据粘贴在其报销联处方上。县级定点服务机构必须为病人提供门诊和住院医药费用清单。

五、各镇合管办对参合者在本县其它镇定点服务机构诊疗所发生的医药费用报销时，除履行一般报销程序外，要对其报销情况另行登记和统计，以备县合管办下拨合作医疗资金时参考。

六、参合者到其它镇村级卫生室就诊，其医药费用不予报销。

七、县、镇、村三级定点服务机构均要及时外转病人，不得无原则截留病人。

八、各镇合管办（卫生院、室）和县直各医疗卫生单位要做好宣传和解释工作，保证参合者领会并遵守以上规定。

附：1.《赣榆县新型农村合作医疗转外就诊审批表》

2.《赣榆县新型农村合作医疗转外就诊登记表》

赣榆县新型农村合作医疗转外就诊审批表

患者姓名		性别		年龄	岁
家庭住址			合作医疗证号码		
病情摘要 转诊理由					
初步诊断					
转何地、何院			申请医师签字	200 年 月 日	
科主任意见			科主任签字	200 年 月 日	
医务科意见			医务科负责人签字	200 年 月 日	
县级定点服务机构意见			县级定点服务机构盖意	200 年 月 日	

注：此表一式三份，参合患者、县级定点服务机构各一份，县级定点服务机构每月 4 日前集中向县合管办报送一份。

赣榆县新型农村合作医疗转外就诊登记表

定点服务机构盖章：　　　　　　　　　　　　200　年　月

序号	患者姓名	性别	年龄	家庭住址	合作医疗证号码	初步诊断	转何地、何院	申请医师	科主任	医务科负责人	登记日期

注：此表一式两份，县级定点服务机构留存一份，每月 4 日前向县合管办报送一份。

附件 2

赣榆县新型农村合作医疗县、镇级不予报销的中药饮片及药材目录（试行）

一、单味或复方均不报销的中药饮片及药材

白糖参、朝鲜红参、玳瑁、冬虫夏草、蜂蜜、蛤蚧、狗宝、海龙、海马、红参、猴枣、琥珀、灵芝、羚羊角尖粉、鹿茸、马宝、玛瑙、牛黄、珊瑚、麝香、西红花、西洋参、血竭、燕窝、野山参、移山参、珍珠（粉）、紫河车。

各种动物脏器（鸡内金除外）和胎、鞭、尾、筋、骨。

二、单味使用不予报销的中药饮片及药材

阿胶、阿胶珠、八角茴香、白果、白芷、百合、鳖甲、鳖甲胶、薄荷、莱菔子、陈皮、赤小豆、川贝母、代代花、淡豆豉、淡竹叶、当归、党参、刀豆、丁香、榧子、佛手、茯苓、蝮蛇、甘草、高良姜、葛根、枸杞子、龟甲、龟甲胶、广藿香、何首乌、荷叶、黑芝麻、红花、胡椒、花椒、黄芥子、黄芪、火麻仁、核桃仁、胡桃仁、姜（生姜、干姜）、金钱白花蛇、金银花、橘红、菊花、菊苣、决明子、昆布、莲子、灵芝、芦荟、鹿角胶、绿豆、罗汉果、龙眼肉、马齿苋、麦芽、牡蛎、木瓜、南瓜子、胖大海、蒲公英、蕲蛇、芡实、青果、全蝎、肉苁蓉、肉豆蔻、肉桂、山楂、桑椹、桑叶、沙棘、砂仁、山药、生晒参、石斛、酸枣仁、天麻、甜杏仁、乌梅、乌梢蛇、鲜白茅根、鲜芦根、香薷、香橼、小茴香、薤白、饴糖、益智、薏苡仁、罂粟壳、余甘子、鱼腥草、玉竹、郁李仁、枣（大枣、酸枣、黑枣）、栀子、紫苏。

注：本目录所列药品均包括生药及炮制后的药材及饮片。

赣榆县新型农村合作医疗管理委员会办公室文件

赣合管办［2004］4号

关于新型合作医疗免费体检的通知

各镇合管办、卫生院：

全县新型合作医疗年度周期接近尾声，经研究在全县范围内为本年度未病人员免费体检。以镇为单位，由各镇合管办负责组织实施，体检单位为各镇卫生院。具体事项通知如下：

一、体检范围和对象

凡参加新型农村合作医疗，没有获得费用补偿的农民均在体检范围，具体对象由各镇合管办结合本镇实际情况划定。

二、体检项目

县合管办统一印制体检表，镇合管办、卫生院结合自身服务能力和医疗设备状况，具体拟定各镇体检项目，报县合管办备案。

三、收费标准

收费标准根据体检项目按低于成本价计收（成本价下浮20%），报县合管办备案。所需费用从各镇沉淀基金中列支，不得向体检人收取。对于体检人所在户年度滚筹基金不齐的，要将体检费的30%计入该户滚筹基金，以补齐为准。

四、时间安排

从8月20日开始至9月30日结束。

以上通知希认真贯彻执行。

附件：1. 体检登记表（样表），由县合管办统一印制下发

2. 体检表（样表），由县合管办统一印制下发

二〇〇四年八月八日

赣榆县____镇____村新型合作医疗免费体检登记表

序号	合作医疗证号	户主姓名	体检人姓名	体检日期	体检费（元）	体检人签名

赣榆县____镇____村新型合作医疗免费体检表

户主姓名________ 证 号________ 日 期________
姓 名________ 性 别________ 年 龄________
体 检 费________ 体检序号________

既往病史				家族史		
脉 搏	次/分	血压	(kPa) mmHg	口腔	龋齿	
					缺齿	
身 高	cm	体重	kg	视力	左	
					右	
呼吸系统					医师：	
循环系统					医师：	
消化系统					医师：	
妇 科					医师：	

体检人签名：..................

一、合作医疗应知：

1. 参加合作医疗看病能报销，大病大实惠，小病小实惠，无病也实惠（免费体检）。

2. 参合，一年一人 10 元钱，看病可以报一年。有病看病，无病防病保平安。

3. 有关合作医疗咨询可拨打县合管办电话 6238413。

二、体检注意事项：

1. 体检日早晨要空腹，不吃饭不喝水。体检日前晚要吃清淡食物，不要喝酒。

2. 本次为合作医疗免费体检，请按规定时间到指定医院。

赣榆县合管办章

血尿常规检查		医师：
肝功能检查		医师：
胸部X线检查		医师：
B型超声波检查		医师：
其他		医师：
体检结果		主检医师：

体检结果：

赣榆县新型农村合作医疗管理委员会办公室文件

赣合管办［2004］9号

关于对《赣榆县新型农村合作医疗实施细则（试行）》进行调整的通知

各镇合管办，各定点服务机构：

从以人为本让参合农民满意出发，通过广泛调研和征求各方意见并报省市合管办同意，决定对《赣榆县新型农村合作医疗实施细则（试行）》部分规定进行调整，具体如下：

一、调整第四章“资金补偿标准”

1. 按规定转县外市级及以上医院诊疗，对基本用药目录和特殊诊疗不作硬性规定，3000元以下按15％比例补偿；3000～10000元按20％比例补偿；一万元至三万元按25％比例补偿；三万元以上按30％比例补偿。补偿时需提供相关凭证和材料仍按原规定执行。

2. 在县级医院诊疗，调整为3000元以下按25％比例补偿；3000～10000元按30％比例补偿；一万元至三万元按35％比例补偿；三万元以上按40％比例补偿。

3. 在镇卫生院诊疗，不再区分医疗费和药费，取消医疗费25％和药费35％比例补偿的规定，3000元以下按30％比例补偿；3000～10000元按35％比例补偿；一万元至三万元按40％比例补偿；三万元以上按45％比例补偿。

4. 在村卫生室诊疗，补偿范围限定为村基本用药目录的药费，诊疗费、挂号费、注射费等费用，一次性注射器、输液器等费用。补偿标准仍为25％。

5. 在县妇保所进行婚前医学检查的体检费用按40%比例补偿；对参加妇幼保健保偿孕产妇的正常分娩费用，在镇卫生院按40%比例补偿，在县级医院按25%比例补偿。

6. 医药费用超过3000元的报县合管办审批，取消原4000元审批线，每人每年最高补偿2万元封顶不变。

7. 参合人员外出务工所发生的医药费用视为县级医院就诊，按县级补偿比例补偿。

二、补充第二章“组织机构”

各镇村新型农村合作医疗管理领导小组成员要增加3～6名农民代表。农民代表要通过一定方式产生，要真正具有代表性和参与能力。

三、补充第七章“医疗卫生机构管理”

1. 新型农村合作医疗各级定点服务机构要加强基础建设和规范管理，新型农村合作医疗村级定点服务机构要尽快完成社区卫生服务站建设和全面落实一体化管理，对于不能尽快建站并落实一体化管理的村级定点服务机构和不达标的镇以上定点服务机构将予以撤消其定点服务机构资格。

2. 新型农村合作医疗各级定点服务机构要将少部分药品价格适当下调，具体调整标准以补偿后低于药店价格为准。

对未调整部分仍按原规定执行。以上调整试行三个月，时间从2004年10月1日至12月31日。试行期间如有意见和建议请直接与县合管办联系。

附：赣榆县新型农村合作医疗医药费用补偿比例标准

二〇〇四年九月三十日

赣榆县新型农村合作医疗医药费用补偿比例标准

医药费用分段	医药费用补偿比例			
	村卫生室	镇卫生院	县级医院	市及以上医院
0～3000 元	25%	30%	25%	15%
0.3 万～1 万元		35%	30%	20%
1 万～3 万元		40%	35%	25%
3 万元以上		45%	40%	30%
参合者每人每年累计最高补偿 2 万元（报销所得）封顶。				

注：转市及以上医院诊疗，对基本药物目录和特殊诊疗不作硬性规定。

赣榆县人民政府办公室文件

赣政办发〔2004〕128号

关于巩固新型农村合作医疗滚动式预缴费制度的通知

各镇人民政府、县各有关单位：

我县新型农村合作医疗运行以来，总体态势良好，其中滚动式预缴费制度受到了广大参合农民的认可，也得到了省市业务主管部门的充分肯定。经县政府研究，决定在全县范围内进一步巩固完善滚动式预缴费制度。现将相关事项通知如下：

一、具体办法

滚动式预缴费制度是参合农民结报医药费时，本着自愿的原则，用报销所得的费用向所在镇合管办预缴该户次年参合资金的制度。该制度克服了传统筹资方式的弊端，具有简便安全、低成本、可持续等优点，从根本上解决了筹资难问题。具体缴费时间为现场报销之后进行，以户为单位，直至缴齐为止。对当年没有预缴齐的农户，分情况再行缴纳。即预缴资金达80%以上，余缺部分由农民自愿在报销现场一次性缴齐；剩余未缴齐的少数农户，在年底由镇政府发动，村干部和卫生人员入户收缴。农户参合资金预缴齐后，由所在镇合管办为其办理手续确定参合身份。

二、工作要求

一是各镇和有关单位要充分认识滚动式预缴费制度的重要性，要加大宣传力度，支持并参与这一制度的实施。

二是县合管办要加强对预缴资金的管理和督查，完善报销制度，规范报销行为。各镇合管办要认真落实各项规定，加强宣传引导，确保各镇、村严格按照滚动式预缴费制度开展筹资工作；要按时将预缴资金上解县合管办收入专用帐户，并将利息纳入合作医疗基金范畴，确保基金安全封闭运行。

三是县合管办要进一步探索和完善新型农村合作医疗相关制度。巩固完善保大保小、合医药、合防保的补偿模式，确保大病统筹和防止因病致贫返贫目标得以实现；通过扩大受益人群和受益范围，进一步提高受益水平，为预缴费提供经费基础。同时，要巩固以镇为主的管理体制，设立县镇两级资金，充分调动镇村两级卫生机构的积极性。

四是卫生部门要加强督导，建立动态化管理机制，着力提高合作医疗定点服务机构的服务能力和水平，严禁过度医疗行为；要加强镇村两级卫生机构的基础设施建设和规范化管理，为合作医疗的规范运作提供坚实的载体，让广大参合农民切实获得优质、廉价的医疗卫生服务。

二○○四年十二月三十日

赣榆县人民政府文件

赣政发［2005］38号

赣榆县关于巩固新型农村合作医疗有关制度的通知

各镇人民政府，县各办、局，县各直属单位，赣榆经济开发区，赣榆海洋经济开发区：

我县自2003年被省政府确立为新型农村合作医疗试点县以来，县委、县政府高度重视，紧紧围绕国家和省市相关政策规定，结合实际，重抓落实，全面建立了农村居民医疗保障制度，初步缓解了农民因病致贫返贫问题。为保证合作医疗的健康、持续运行，经县政府研究决定，现就有关制度的具体内容和工作要求通知如下：

一、有关制度的具体内容

（一）滚动式预缴费制度

滚动式预缴费制度是指参合农民在结报医药费用时，本着知情自愿的原则，用报销所得的费用向所在镇合管办预缴该户次年参合资金的制度。缴费以户为单位，直至当年缴齐为止。对当年没有预缴齐的少数农户，当年预缴资金达80%以上的，余缺部分由农民自愿在报销现场一次性缴齐；剩余未缴齐的少数农户，年底由镇政府发动，村干部和卫生工作人员入户收缴。农户资金预缴齐后由镇合管办完善手续确定其参合身份。

（二）保大保小合医药合防保的补偿模式

合作医疗补偿范围限定为诊疗和药物目录（转市以上不限目

录，村卫生室不限诊疗目录)。补偿采取分级分段累计按比例的方法，不设起付钱，封顶线为2万元。提高中医药（中药限定为基本草药）与甲、乙类传染病医药费用补偿比例；将甲、乙肝疫苗等非计免药苗费、参加妇幼保健补偿的产妇的正常住院分娩医药费以及婚前医学检查费纳入补偿范围；开展免费体检，体检项目包括生化、胸片和B超等；采取多种形式开展健康教育与健康促进活动等。长年务工农民在外地医院住院费用按县级医院比例报销。

（三）以镇为主的县镇两级基金管理体制

县合管办设立合作医疗基金收入户和支出户，县财政局设立财政专户，镇合管办设立基金专户。基金分为合作防保基金（按年人均2元先从政府补助资金中提取)、基本医疗基金（65%)、大病统筹基金（25%）和储备基金（10%)。合作防保基金、10%的大病统筹基金和储备基金为县级资金，合作防保基金按季度根据各镇完成的防保任务下拨，大病统筹基金县合管办审批后按月下拨。基本医疗基金和15%的大病统筹基金为镇级资金，根据参合人口按月下拨，包干使用。县合管办负责基金的宏观调配和部分大病费用的审核把关及对镇合管办的管理，镇合管办负责基金的具体运作及对村卫生室的管理，并按月将资金运作情况上报县合管办。参合者到县以上医疗机构就诊后回本镇报销，在镇卫生院就诊现场报销（在外镇卫生院就诊回本镇报销)，在村卫生室就诊只付自己负担的部分，村卫生室定期到镇合管办结算。医药费超过3000元的，由镇合管办初审后报县合管办审核，再下拨大病统筹基金补偿。取消县为转诊制度，不需转诊手续，实行异地看病，属地报销。

二、工作要求

（一）充分认识创新性制度的重大意义

滚动式预缴费制度、报销补偿模式、基金管理体制等制度是我县在科学发展观的指导下深入探索的结果，符合“以人为本”的服务理念。滚动式预缴费制度解决了传统筹资方式存在的弊端，具有简便、安全、低成本、可持续等优点，能够从根本上解决农民筹资难问题。补大补小合医药合防保的补偿模式能够进一步扩大参合农民受益面，达到了大病大受益，小病小受益，无病也受益的目的，为预缴费制度的实施提供了良好的筹资基础，有利于农民长期受益与合作医疗的长期运行；合作防保可以促进预防为主方针的落实，用较少的资金解决较大的防病保健问题，减少了医药费用和补偿资金支出，增强了合作医疗制度的生命力。县镇两级管理、以镇为主的管理体制与补偿模式相适应，能够充分调动镇合管办和镇村两级卫生机构的积极性，有利于建立科学的运行机制。

（二）强化组织领导

各镇和有关单位要高度重视合作医疗工作，健全组织机构，加强组织领导，采取有效措施，保证以上制度的巩固完善。要将合作医疗工作列入县镇经济社会发展规划和政府工作目标，及时将补助资金划拨到位。要加强合管办的软硬件建设，大力支持合管办开展工作。党政领导要坚持“一线”工作法，加强督查，发现问题须及时解决，从而顺利推进合作医疗工作的健康运行。

（三）开展深入持久的宣传工作

要通过持续的人性化的宣传教育，促进有关制度的实施，为合作医疗的顺利开展创造良好的工作氛围。县卫生局、合管办和各镇合管办要适时通过电视专题片等形式向群众宣传一些新政策。要通过召开动员会、工作会、培训会等形式，将有关制度和要求传达到所有领导干部和卫生工作人员。各镇要以卫生院（室）、学校和农民健康促进学校等为主阵地，采取会议、广播、电视、宣传单以及进村入户、“现身说法”等多种形式向农民宣传合作医疗工作。

（四）不断规范日常管理工作

随着新型农村合作医疗工作的深入开展，基金的管理和使用已成为重点和难点问题，各镇、各相关部门要严格按照《江苏省新型农村合作医疗基金管理办法》，切实履行好各自职责。县合管会（办）要及时下发合作医疗补充和调整性的规定和材料样式，不断完善合作医疗制度体系。要在确保大病统筹目标的前提下，科学测算补偿标准。要进一步规范合作医疗信息管理系统，完善计算机联网管理，做好合作医疗网站的维护。要在部分镇卫生院试点的基础上，全面扩大医院信息管理系统，为参合者提供更为方便、快捷的服务。县镇合管办要加强业务检查和指导，确保全县合作医疗工作的规范和统一。

（五）加强对定点服务机构的管理

要严把准入关，择优选取定点服务机构（县镇村三级），签定服务合同，并加强督查考核。要积极推进卫生改革，加强卫生机构建设，尤其要加强镇村卫生机构建设和一体化管理，逐步构建农村社区卫生服务体系，提高其服务能力和水平，为广大农民提供质优价廉的综合卫生服务，为合作医疗提供载体和支撑。要建立卫生行风长效管理机制，加强卫技人员培训，限定诊疗范围，防止过度医疗，并尊重农民自由择医权，实事求是转诊。要持续开展药品集中招标采购，降低虚高药价。要严格执法，规范医疗和药品市场秩序。

（六）强化对合作医疗运行监督措施

各镇和有关单位要认真对待县人大、政协、合作医疗监督委员会、审计局等单位开展的视察、检查、审计等监督活动，主动接受监督，及时改进不足。要完善价格、药物目录、服务程序、报销及基金使用等公示制度和服务承诺制度；及时查实解决并反馈群众投诉和举报的问题，促进新型农村合作医疗持续、健康、规范进展。

二〇〇五年三月二十一日

赣榆县新型农村合作医疗相关工作制度

赣榆县新型农村合作医疗管理办公室工作制度

1. 制定赣榆县新型农村合作医疗实施办法、发展规划、年度计划及相关规定。

2. 定期编发新型农村合作医疗宣传材料，开展宣传教育工作，提高全县人民群众对合作医疗的认识水平。

3. 管好用好合作医疗资金。按照合作医疗实施办法的规定定期划拨资金至各镇合管办。定期开展大病统筹补偿的审批工作，并及时下拨风险医疗资金。建立合作医疗财务账簿。

4. 定期公布全县合作医疗资金包括大病统筹资金的使用情况，确保人民群众享有知情权和监督权。

5. 定期开展业务培训工作，不断提高全县合作医疗工作的规范化水平。

6. 定期检查指导各镇合管办、医疗卫生机构的工作和对合作医疗制度的执行情况及参合农民权利义务保证情况，发现问题后及时按规定处理。

7. 定期召开会议，研究总结合作医疗工作，并上报县合管会、卫生局和上级有关部门。对工作优异的给予表彰，对违反规定的依据情节给予严肃处理。

二〇〇四年十月

赣榆县新型农村合作医疗财务管理制度

1. 严格执行《江苏省新型农村合作医疗基金管理办法》的规定。

2. 建好合作医疗财务账簿，管理好合作医疗专用资金，确保合作医疗资金专款专用，保证全县新型农村合作医疗的正常运转。

3. 每月4日接收镇合管办合作医疗财务收支情况月报表，并对各镇合管办按序时进度划拨合作医疗基本医疗保障资金。

4. 定期审批各镇合管办上报的大病统筹补偿申请，并下拨所需风险医疗资金。下拨资金用于参合者累计医药费用在3000元以上部分的补偿。

5. 定期检查各镇合作医疗财务运行情况，发现问题要提出处理办法，并督导其及时纠正。

二〇〇四年十月

××镇新型农村合作医疗管理办公室工作制度

一、根据县新型农村合作医疗实施办法及相关规定，结合本镇实际制定具体规定并严格执行。

二、利用多种形式，以卫生院（室）和学校为主要阵地，开展合作医疗宣传教育工作，不断提高农民对合作医疗的认识水平。

三、管好用好合作医疗资金。在银行设立新型农村合作医疗基金专用账户。严格按照合作医疗规定开展医药费用补偿。严格审查进入大病统筹者的材料并填写大病统筹补偿申请表，报县合管办审批后补偿。规范建立合作医疗财务账簿。

四、按规定开展“滚动筹资”，经参合者同意，在当年报销医药费用时，提前扣缴参合户次年参合资金。

五、定期公布全镇合作医疗资金使用情况，确保参合者享有知情权和监督权。

六、按新型农村合作医疗实施办法规定标准拨款至镇卫生院，由镇卫生院根据有关规定，利用该资金结合本单位服务条件为参合农民提供免费的有关预防、保健、健教、康复、计生、体检等综合性服务。

七、定期对镇合管办及卫生院（室）工作人员开展培训，不断提高合作医疗工作水平。

八、定期检查指导卫生院（室）对合作医疗制度的执行情况及参合农民权利义务的保证情况。

九、定期召开会议，研究总结合作医疗工作。对工作优异的给予表彰，对违反规定的依据情节给予严肃处理。

二〇〇四年十月

××镇新型农村合作医疗财务管理制度

一、镇合管办每月将县合管办按序时进度划拨的合作医疗资金及时入帐，保证报销所需。

二、村卫生室每10日向镇合管办会计报账一次，报账内容包括合作医疗专用处方及处方封面、报销滚筹登记表、业务收入和报销滚筹汇总单等。

三、镇合管办专职报销员每日向镇合管办会计报账一次，报账内容包括合作医疗专用处方及处方封面、收费凭据、报销滚筹登记表、报销滚筹汇总单、转诊证明、医药费用清单、出院记录、年内累计报销情况证明和大病统筹补偿申请审批表等。

四、村卫生室每10日，镇合管办专职报销员每日向镇合管办会计上缴一次提前扣缴的参合户次年参合资金，镇合管办每月向县合管办上缴一次提前扣缴的参合户次年参合资金。

五、镇合管办严格按照财务管理要求，管理好合作医疗基金专户，规范建立合作医疗财务账簿，确保合作医疗资金专款专用，确保合作医疗资金的收支和使用符合规定，账目清楚、明白。

六、镇合管办定期检查村卫生室和镇合管办专职报销员的合作医疗报销和滚筹情况，及时发现问题，并予以纠正。

七、镇合管办每月4日向县合管办报表（账）一次，报表内容本镇新型农村合作医疗报销滚筹及财务收支情况月报表等。

二〇〇四年十月

××镇合管办医药费用报销滚筹工作制度

一、参合者在镇卫生院门诊就诊实行现场报销，住院治疗实行出院后一次性报销。到县以上医疗卫生机构就诊，诊疗结束或出院后实行一次性报销，其中到市以上医疗卫生机构就诊，要先由县医院或县中医院出具转诊证明（急诊者可后补手续）。

二、严格审核参合者的合作医疗证、病历、专用处方、收费凭据、转诊证明、医药费用清单、出院记录、年内累计报销情况证明和大病统筹补偿申请审批表等材料，按规定标准报销滚筹，并填写报销滚筹登记表，由病人或其亲属在收费凭据和报销滚筹登记表上签字。一次性报销所得超过100元的，要经镇合管办主任签字后补偿。

三、在镇卫生院住院治疗和县以上就诊的，要对医药费用和报销情况另行再次登记并分别按户记录，以便于统计和分段累计按比例报销。

四、按照标准严格审核进入大病统筹者的相关材料，确认无误后填写大病统筹补偿申请表，定期上报材料到县合管办审批，待县合管办下拨风险医疗资金后报销。

五、开展“滚动筹资”，在报销医药费用时，提前扣缴参合户次年参合资金。对于一次性扣足的，要直接出具收据，并予以登记注册；对于一次不能扣足的，可以多次扣缴，并详细记录，待扣足后出具收据，并予以登记注册。

六、镇合管办专职报销员每日统计报销和“滚动筹资”情况，填写合作医疗报销滚筹汇总单等，向镇合管办会计报账一次。

二〇〇四年十月

合管办微机室工作制度

1. 微机室工作人员应热爱本职工作，熟悉业务知识，钻研专业技术，认真执行各项规章制度。

2. 非工作人员未经许可，不得擅自进入微机室，特殊情况要与微机管理人员联系。

3. 严禁私自将各种磁盘、光盘带入室内，否则，一经发现，没收磁盘、光盘。

4. 微机室的各种设备、随机资料、随机档案和备份软件等要定期检查、保养、维护、维修和升级。

5. 认真做好软件防毒工作，系统软件和杀毒软件应该定期升级和添置。出现问题时，应及时上报、处理和记载。

6. 小心爱护微机室的计算机、服务器、网络通讯等设备，不得随意移动和拆卸，节约使用耗材并严格登记，禁止用微机室设备做与工作无关的事。

7. 加强安全意识，微机室必须做到“四防”：防火、防盗、防尘和防电（防触电、防电磁辐射、抗静电），遇到险情时能及时、准确地做出反应和处理。下班时，应该关好电源、空调、电灯与门窗等。

8. 微机室必须保持安静、整齐、清洁、卫生，严禁在微机室内吸烟、吃食品、吐痰、乱扔纸屑、放置和工作无关的物品等。

××镇村卫生室新型农村合作医疗工作制度

一、严格执行县、镇新型农村合作医疗实施办法及相关规定，为参合农民提供优质服务。

二、利用多种形式，开展合作医疗宣传教育工作，提高农民对合作医疗的认识水平。

三、参照乡村医生基本用药目录开展诊疗活动，合理用药和收费，端正服务态度，虚心接受群众监督，不弄虚作假。

四、严格按规定标准为参合者现场报销滚筹，使用合作医疗专用处方并填写报销滚筹登记表，由病人或其亲属在处方和登记表上签字。

五、开展“滚动筹资”，在报销医药费用时，提前扣缴参合户次年参合资金。对于一次性扣足的，报镇合管办出具收据，并予以登记注册；对于一次不能扣足的，可以多次扣缴，并详细记录，待扣足后报镇合管办出具收据，并予以登记注册。

六、村卫生室每10日向镇合管办报账一次，报账内容包括合作医疗专用处方及处方封面、报销滚筹登记表、业务收入和报销滚筹汇总单等。报账同时凭上述材料报结上旬补偿经费，并上缴提前扣缴的参合户次年参合资金。

七、定期公布全村合作医疗资金支出情况，确保农民享有知情权和监督权。

八、按镇卫生院的布置，为参合农民提供免费的有关预防、保健、健教、康复、计生、体检等综合性服务。

九、对工作优异的给予表彰，对违反规定的依据情节给予严肃处理。

二〇〇四年十月

赣榆县新型农村合作医疗定点服务机构规章制度

一、遵守赣榆县新型农村合作医疗实施办法及有关规定，积极配合合作医疗管理机构的工作。

二、加强内部管理，健全规章制度，强化诊疗规范，合理检查用药，遵守价格规定，控制医药费用，为参合者提供优质、安全的医疗卫生服务，并接受有关部门和群众的监督。

三、端正服务态度。根据参合者病情进行诊疗，不得滥检查、滥用药、开大处方。不得搭车开药、徇私舞弊或与参合者串通作弊。不得违反价格规定。不得出具假病历、假凭据等。

四、参照新型农村合作医疗基本药物目录（抢救病人除外）和诊疗目录开展诊疗活动，对目录内外的药物和诊疗项目应分别开具处方和收费凭据。

五、县医院和县中医院要按照转诊程序规定，实事求是为参合者出具转诊证明，并做好登记工作，不得无故截留病人，不得无原则上转病人。

六、对工作优异的给予表彰，对违反规定的依据情节给予严肃处理。

二〇〇四年十月

赣榆县新型农村合作医疗就诊及医药费用补偿程序

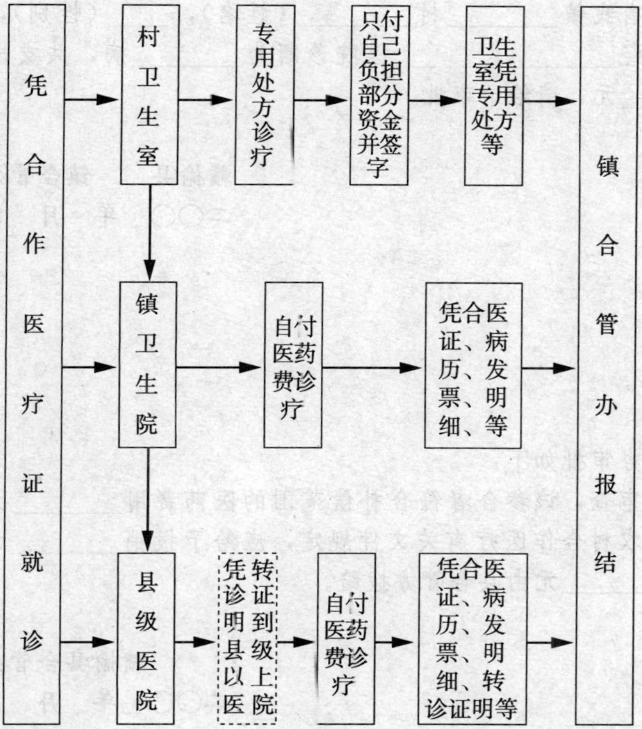

赣榆县新型农村合作医疗参合人员大病统筹补偿申请审批单

县合管办：

兹有我镇________村________（姓名），____（性别），____（岁），经________________医院诊断为________病，共支出费用________元，请给予审批。

赣榆县　　镇合管办

二〇〇　年　月　日

县合管办审批如下：

经审查，该参合者符合补偿范围的医药费用________元，按县新型农村合作医疗有关文件规定，应给予报销________元，其中有________元由县合管办拨给。

赣榆县合管办

二〇〇　年　月　日

赣榆县新型农村合作医疗相关表格样式

赣榆县合管办大病统筹补偿审核记录表（元）

患者姓名：　　性别：　　年龄：　岁　家庭住址：　镇　村

所患疾病：　　诊疗日期：200 年 月～200 年 月　全部费用：

患者本次符合补偿范围的医药费用审核记录

费用分类	镇卫生院住院	县级医院	市级医院	省及以上医院			合计
药品费							
床位费							
辅检费							
特检费							
化验费							
治疗费							
诊疗费							
护理费							
手术费							
麻醉费							
吸氧费							
输血费							
放疗费							
合计							

患者参合年内以前在镇住院和县以上就诊医药费用补偿情况

补偿时间	200 年 月	200 年 月	200 年 月	200 年 月	200 年 月	200 年 月	合计
医院分级							
医药费用							
补偿费用							

患者本次就诊医药费用应补偿情况

费用分段	医药费用	应补偿费用	应下拨大病统筹资金
≤3000 元			
>3000 元			
合计			

审核人：　　　　审核日期：200　年　月　日

赣榆县新型农村合作医疗大病统筹补偿情况登记表

200　年　月　日

序号	患者姓名	性别	年龄	家庭住址	所患疾病	就诊医院	诊疗日期	全部费用(元)	符合补偿范围费用(元)	补偿费用(元)	下拨大病统筹资金(元)	下拨大病统筹资金分镇合计(元)

××镇　　村卫生室新型农村合作医疗报销滚筹登记表

（200　　年）

序号	合作医疗证号	村名	姓名	报销月日	医疗费用	药品费用	医药费用总额	报销金额	滚筹金额	领款人签字
合计										
累计										

审核人：　　　　　填表人：　　　　　上报日期：200　　年　　月　　日

××镇　　村新型农村合作医疗报销滚筹明细登记簿

（200　　～200　　年）

合作医疗证号	户主姓名	家庭成员姓名	性别	年龄		报销记录									滚动筹资记录					
					日期															
					金额															
					日期															
					金额															
					口期															
					金额															
					日期															
					金额															
					日期															
					金额															
					日期															
					金额															
					日期															
					金额															

填表人：　　　　　　　上报日期:200　年　月　口

××镇　　村新型农村合作医疗报销滚筹月登记簿

（200　　～200　　年）

合作医疗证号	户主姓名	家庭成员姓名	性别	年龄	报销金额(元/月)													滚动筹资金额(元/月)												
					1	2	3	4	5	6	7	8	9	10	11	12	合计	1	2	3	4	5	6	7	8	9	10	11	12	合计

填表人：　　　　上报日期：200　年　月　日

××镇　　村卫生室业务收入及合作医疗报销滚筹汇总单

（200　年　月　日～200　年　月　日）

项目	就诊人次	挂号费	药品费	注射费	观察费		医药费总额	报销总额	滚筹总额
参合者									
未参合者									
合计									

填表人：　　　　　　上报日期：200　年　月　日

注：此单一式三份，一份报镇卫管办入帐，一份报镇合管办入帐，一份留存。

××镇　　村卫生室新型农村合作医疗报销滚筹统计表

（200　年　月　日～200　年　月　日）

村卫生室	就诊人次	医药费用总额	报销总额	滚筹总额

填表人：　　　　　　　　　　填表日期：200　年　月　日

赣榆县××镇合管办新型农村合作医疗报销滚筹登记表

（200　年　月　日）

序号	合作医疗证号	村名	姓名	医院分级			医疗费用	药品费用	医药费用总额	报销金额	滚筹金额	领款人签字
				镇	县	市						

审核人：　　　　　　制表人：　　　　　　发款人：

赣榆县××镇合管办合作医疗报销滚筹汇总单

（200　年　月　日～200　年　月　日）

医院分级	报销人次	医药费用总额	报销总额	滚筹总额
镇卫生院				
县级医院				
市及以上医院				
合计				

填表人：　　　　　　上报日期：200　年　月　日

注：此单一式两份，一份报镇合管办会计入帐，一份留存。

赣榆县　镇新型农村合作医疗报销滚筹及财务收支情况月报表(200　年　月)

报销所得 0～100 元（含 100 元）			报销所得 100～500 元（不含 100 元）			报销所得 500～1000 元（不含 500 元）			报销所得 1000～5000 元（不含 1000 元）			报销所得 5000～20000 元（不含 5000 元）		
报销人次	医药费用总额（元）	报销人次	报销人次	医药费用总额（元）	报销人次	报销人次	医药费用总额（元）	报销人次	报销人次	医药费用总额（元）	报销人次	报销人次	医药费用总额（元）	报销人次

村卫生室			镇卫生院			县级医院			市及以上的医院			合计		
报销人次	医药费用总额（元）	报销人次	报销人次	医药费用总额（元）	报销人次	报销人次	医药费用总额（元）	报销人次	报销人次	医药费用总额（元）	报销人次	报销人次	医药费用总额（元）	报销人次

非计免苗接种、预防服药			参加保健保偿者住院分娩			镇卫生院住院			县级医院住院			市及以上医院住院		
报销人次	医药费用总额（元）	报销人次	报销人次	医药费用总额（元）	报销人次	报销人次	医药费用总额（元）	报销人次	报销人次	医药费用总额（元）	报销人次	报销人次	医药费用总额（元）	报销人次

上月帐户余额			县下拨资金			报销支出资金			本月帐户余额			扣缴次年参合资金		
基本医疗资金（元）	大病统筹资金（元）	合作防保资金（元）	基本医疗资金（元）	大病统筹资金（元）	合作防保资金（元）	基本医疗资金（元）	大病统筹资金（元）	合作防保资金（元）	基本医疗资金（元）	大病统筹资金（元）	合作防保资金（元）	村卫生室扣缴额(元)	镇合管办扣缴额(元)	扣缴总额（元）

填表人：　　　　　填表日期：200　年　月　日

赣榆县新型农村合作医疗合同书（参合农民）

甲方：镇新型农村合作医疗管理办公室

乙方：　　　　　村参合农民

1. 甲方负责管理新型农村合作医疗资金，包括农民筹集资金、集体扶持资金和各级政府补助资金。

2. 甲方对乙方按户发放新型农村合作医疗证，对乙方户内成员参合期间发生的有关医药费用按县统一规定予以补偿。

（1）补偿范围限定为基本医疗和基本用药目录等费用，具体按照《江苏省新型农村合作医疗基本药物目录（试行）》和《江苏省乡村医生基本用药目录（试行）》以及《赣榆县新型农村合作医疗不予报销的诊疗和服务项目目录（试行）》等规定执行。

（2）按规定转县外市级及以上医院诊疗，对基本用药目录和特殊诊疗不作硬性规定，医药费用在3000元以下按15%比例补偿；3000～10000元按20%比例补偿；1万元至3万元按25%比例补偿；3万元以上按30%比例补偿。

（3）在县级医院诊疗，医药费用在3000元以下按25%比例补偿；3000～10000元按30%比例补偿；1万元至3万元按35%比例补偿；3万元以上按40%比例补偿。

（4）在镇卫生院诊疗，医药费用在3000元以下按30%比例补偿；3000～10000元按35%比例补偿；1万元至3万元按40%比例补偿；3万元以上按45%比例补偿。

（5）在村卫生室诊疗，补偿范围限定为村基本用药目录的药费，诊疗费、挂号费、注射费等费用，一次性注射器、输液器等费用。医药费用补偿比例为25%。

（6）对甲肝疫苗、乙肝疫苗、出血热疫苗、风疹疫苗、A+C流脑疫苗、伤寒疫苗、痢疾疫苗、流感疫苗、狂犬疫苗、驱虫药、碘油丸等非计划免疫疫苗接种及预防性服药的药品费用按20%比例补偿。对参加妇幼保健保偿孕产妇的正常住院分娩费用，在镇卫生院按40%比例补偿，在县级医院按25%比例补偿。在县妇保所进行婚前医学检查的体检费用按40%比例补偿。

(7) 医药费用超过3000元的报县合管办审批后补偿，每人每年最高补偿2万元封顶。

(8) 乙方外出务工期间就诊所发生的医药费用视为县级医院就诊，按县级补偿比例补偿。

(9) 乙方在村卫生室凭合作医疗证就诊，使用合作医疗专用处方，就诊时只付自己负担部分的资金，并由病人或其亲属在专用处方和登记表上签字生效，村卫生室定期凭专用处方和登记表等到镇合管办报结补偿经费。

(10) 乙方在镇及镇以上医疗卫生机构就诊，由本人先自付医药费，即现金就诊，之后凭合作医疗证、病历、统一收费凭据、医药费用清单、出院记录和转诊证明等到本镇合管办结算。乙方在镇级门诊就诊现场报销，即随看随付随报，在镇级住院可在出院以后报销，在县级以上就诊可在诊疗结束以后回本镇合管办报销。进入大病统筹者由甲方提出申请，并将有关材料上报县合管办，县合管办审批后下拨风险医疗资金补偿。

(11) 乙方在本县内定点服务机构自由就诊，不需转诊。乙方到县外医疗卫生机构就诊，须先由本县县级定点服务机构（指县医院和县中医院）审批。乙方在非定点服务机构就诊的费用不予报销。

3. 甲方在合作医疗运行期内按县新型农村合作医疗实施办法规定标准拨款至镇卫生院，由镇卫生院根据有关规定，利用该资金结合本单位服务条件为乙方提供有关预防、保健、健教、康复、计生、体检等综合性服务。

4. 乙方参加合作医疗必须以户为单位，户内人口全部参加，不得选择性参加。

5. 乙方须按合作医疗实施办法规定，按每人每年10元标准交纳合作医疗资金。经乙方同意，甲方可以在当年报销医药费用时，提前扣缴该户次年参加合作医疗的应缴纳资金。

6. 乙方认为甲方没有按规定提供费用补偿或其他服务，或认为甲方有其它违章行为，可口头或书面向甲方提出异议，或向镇政府、县合管办、县卫生行政部门等投诉。接受投诉的机关要查清事实，依据情节轻重，对相关责任人给予批评教育、劝告、没收违规所得、罚款直至行政处分等处理。

7. 乙方需遵守合作医疗规章制度。乙方有下列行为之一的，甲方可视其情节轻重给予批评教育、拒绝报销、收回报销所得、责成乙方支付违规所得1～3倍违约金直至中止本合同等处理。

(1) 将合作医疗证转借他人使用。

(2) 非为治疗用药，指名开药。

(3) 不配合卫生机构开展的合理的医疗卫生保健工作。

(4) 不妥善保管合作医疗有关证件、凭证等资料。

(5) 其它违反合作医疗制度、破坏合作医疗秩序的行为。

8. 乙方因迁出等原因中止合同，甲方不退其参合费用。

9. 本合同有效期1年，从合作医疗启动运行开始报销之日起计算。

甲方盖章：　　　　　　　乙方签字：

年　　月　　日

赣榆县新型农村合作医疗合同书（定点服务机构）

甲方：赣榆县新型农村合作医疗管理委员会办公室

乙方：　　　　　　　（定点服务机构）

1. 甲方负责管理新型农村合作医疗资金，包括农民筹集资金、集体扶持资金和各级政府补助资金。

2. 参合者在乙方就诊发生的有关医药费用，由县、镇合管办按县统一规定予以补偿。

（1）补偿范围限定为基本医疗和基本用药目录等费用，具体按照《江苏省新型农村合作医疗基本药物目录（试行）》和《江苏省乡村医生基本用药目录（试行）》以及《赣榆县新型农村合作医疗不予报销的诊疗和服务项目目录（试行）》等规定执行。

（2）按规定转县外市级及以上医院诊疗，对基本用药目录和特殊诊疗不作硬性规定，医药费用在3000元以下按15%比例补偿；3000～10000元按20%比例补偿；1万元至3万元按25%比例补偿；3万元以上按30%比例补偿。

（3）在县级医院诊疗，医药费用在3000元以下按25%比例补偿；3000～10000元按30%比例补偿；1万元至3万元按35%比例补偿；3万元以上按40%比例补偿。

（4）在镇卫生院诊疗，医药费用在3000元以下按30%比例补偿；3000～10000元按35%比例补偿；1万元至3万元按40%比例补偿；3万元以上按45%比例补偿。

（5）在村卫生室诊疗，补偿范围限定为村基本用药目录的药费，诊疗费、挂号费、注射费等费用，一次性注射器、输液器等费用。医药费用补偿比例为25%。

（6）对甲肝疫苗、乙肝疫苗、出血热疫苗、风疹疫苗、A+C流脑疫苗、伤寒疫苗、痢疾疫苗、流感疫苗、狂犬疫苗、驱虫药、碘油丸等非计划免疫疫苗接种及预防性服药的药品费用按20%比例补偿。对参加妇幼保健保偿孕产妇的正常住院分娩费用，在镇卫生院按40%比例补偿，在县级医院按25%比例补偿。在县妇保所进行婚前医学检查的体检费用按40%比例补偿。

(7) 医药费用超过3000元的报县合管办审批后补偿，每人每年最高补偿2万元封顶。

(8) 参合者外出务工期间就诊所发生的医药费用视为县级医院就诊，按县级补偿比例补偿。

(9) 参合者在村卫生室凭合作医疗证就诊，使用合作医疗专用处方，就诊时只付自己负担部分的资金，并由病人亲属在专用处方和登记表上签字生效，村卫生室定期凭专用处方和登记表等到镇合管办报结补偿经费。

(10) 参合者在镇及镇以上医院卫生机构就诊，由本人先自付医药费，即现金就诊，之后凭合作医疗证、病历、统一收费凭据、医药费用清单、出院记录和转诊证明等到本镇合管办结算。参合者在镇级门诊就诊现场报销，即随看随付随报，在镇级住院可在出院以后报销，在县级以上就诊可在诊疗结束以后回本镇合管办报销。进入大病统筹者由本镇合管办提出申请，并将有关材料上报县合管办，县合管办审批后下拨风险医疗资金补偿。

(11) 参合者在本县内定点服务机构自由就诊，不需转诊。参合者到县外医疗卫生机构就诊，须先由本县县级定点服务机构（指县医院和县中医院）审批。参合者在非定点服务机构就诊的费用不予报销。

3. 镇合管办在合作医疗运行期内按县新型农村合作医疗实施办法规定标准拨款至镇卫生院，由镇卫生院根据有关规定，利用该资金结合本单位服务条件为参合者提供有关预防、保健、健教、康复、计生、体检等综合性服务。

4. 县、镇合管办对合作医疗资金的调配使用必须账目公开，按章补偿，按时兑现，实行滚存积累，并接受财政、审计、监察等部门的审核和群众监督。县、镇合管办违反有关规定，乙方可提出异议，也可以请求政府予以协调解决。

5. 乙方要建立新型农村合作医疗领导协调组织，明确专门机构和人员负责合作医疗日常管理工作；

6. 乙方要加强内部管理，健全规章制度，强化操作规范，合理诊疗用药，合理转诊病人，遵守价格规定，控制医药费用，为参合者提供优质医疗卫生服务。医生在开方时要认真执行告知规定，开具基本药物目录和诊疗目录以外的药品和服务项目时，先向患者或其家属履行告知义务。

7. 乙方必须如实为参合者提供处方、病历、统一收费凭据、医药费用清单、出院记录和转诊证明等相关证明材料，没有条件提供清单的，要使用合作医疗双联处方。

8. 乙方要密切配合县、镇合管办的工作，按要求及时、如实提供有关工作资料。

9. 乙方要认真接受合作医疗管理、监督组织、有关部门和群众的监督，对反馈的问题及时解决。

10. 乙方有下列行为之一的，县、镇合管组织可作出通报批评、限期整改、直至取消其定点服务机构资格的处理。同时，可建议乙方处理当事人（或责任人），或由县卫生行政部门对当事人予以处理，处理要依据事实和情节轻重，处理方式包括批评教育、劝告、没收违规所得、罚款直至行政处分等。

（1）不根据病情滥检查、滥用药、开大处方。

（2）搭车开药、循私舞弊或与参合者串通作弊。

（3）违反价格规定。

（4）出具假病历、假处方、假凭证等。

（5）服务态度不端正。

（6）其它违反合作医疗制度、破坏合作医疗秩序的行为。

11. 本合同有效期1年，从合作医疗启动运行开始报销之日起计算。

甲方负责人签字：　　　　　　甲方盖章：

乙方负责人签字：　　　　　　乙方盖章：

年　　月　　日

赣榆县新型农村合作医疗服务承诺书

为加快构建农村基本医疗保障体系，保护和增进农村居民身体健康，遏制农村因病致贫、因病返贫现象，根据省政府《关于在全省建立新型农村合作医疗制度的实施意见》和县政府《赣榆县新型农村合作医疗实施办法（试行）》，我县自2003年10月起实施了新型农村合作医疗制度。为将这件惠及千家万户的实事办好、好事办实，特作服务承诺如下，恳请广大农村居民和社会各界予以关心、支持和监督。

一、规范基金筹措，维护群众权益

新型农村合作医疗基金以县为单位统筹，实行个人缴费和省、市、县、镇政府补助的政策，鼓励镇、村集体经济、企事业单位及社会各界给予捐助。农村居民以户为单位，在规定的时间内缴足家庭成员参合资金。做到收据、标准透明，以镇为单位编制名册、输入微机，实行县、镇联网管理。参合者享有在定点服务机构择优就医、医药费报销和知情、监督的权利；年内未使用基金的人员，由镇定点服务机构提供一次免费常规性体检并建立健康档案。

二、加强基金管理，严格报销标准

新型农村合作医疗基金实行收支两条线管理，基金使用坚持以收定支、保障适度和公开、公平、公正的原则，做到专款专用，严格审批。

按照保大保小、合医药合防保的原则，对参合者的医药费用按如下标准开展报销：

1. 补偿范围限定为基本医疗和基本用药目录等费用，具体按照《江苏省新型农村合作医疗基本药物目录（试行）》和《江苏省乡村医生基本用药目录（试行）》以及《赣榆县新型农村合作医疗不予报销的诊疗和服务项目目录（试行）》等规定执行。

2. 按规定转县外市级及以上医院诊疗，对基本用药目录和特殊诊疗不作硬性规定，医药费用在3000元以下按15%比例补偿；3000～10000元按20%比例补偿；1万元至3万元按25%比例补偿；3万元以上按30%比例补偿。

3. 在县级医院诊疗，医药费用在3000元以下按25%比例补偿；3000～10000元按30%比例补偿；1万元至3万元按35%比例补偿；3万元以上按40%比例补偿。

4. 在镇卫生院诊疗，医药费用在3000元以下按30%比例补偿；3000～10000元按35%比例补偿；1万元至3万元按40%比例补偿；3万元以上按45%比例补偿。

5. 在村卫生室诊疗，补偿范围限定为村基本用药目录的药费，诊疗费、挂号费、注射费等费用，一次性注射器、输液器等费用。医药费用补偿比例为25%。

6. 对甲肝疫苗、乙肝疫苗、出血热疫苗、风疹疫苗、A+C流脑疫苗、伤寒疫苗、痢疾疫苗、流感疫苗、狂犬疫苗、驱虫药、碘油丸等非计划免疫疫苗接种及预防性服药的药品费用按20%比例补偿。对参加妇幼保健保偿孕产妇的正常住院分娩费用，在镇卫生院按40%比例补偿，在县级医院按25%比例补偿。在县妇保所进行婚前医学检查的体检费用按40%比例补偿。

7. 医药费用超过3000元的报县合管办审批后补偿，每人每年最高补偿2万元封顶。

8. 参合者外出务工期间就诊所发生的医药费用视为县级医院就诊，按县级补偿比例补偿。

三、改进工作作风，提高办事效率

定点服务机构和合管办人员做到举止文明，服务规范，热情周到，耐心细致。办事方便快捷，参合者医药费报销、审批等事项在规定期限内办结。对群众来信来访，在15个工作日内回复受理情况。

四、接受社会监督，硬化奖惩措施

公示新型农村合作医疗实施细则及相关规定，组织民主理财，定期公布基金使用情况，及时向主管和监督部门汇报工作，接受社会各界监督。定期进行合作医疗工作检查考核，对成绩突出的单位和个人给予表彰、奖励；对工作不力、拖拉推诿的单位和个人给予批评教育并限期整改；对截留挪用、不合理开支合作医疗基金的责任人给予行政处分，构成犯罪的，依法追究当事人刑事责任。

投诉电话：6238413

赣榆县新型农村合作医疗
管理委员会办公室
二〇〇四年九月

赣榆县新型农村合作医疗工作目标责任书

一、工作目标

1. 2005年度，新型农村合作医疗人口覆盖率达90%以上。

2. 抓好资金筹集工作，积极支持镇合管办、卫生院和村卫生室采取“滚动筹资”等形式，将农民缴纳资金（每人每年10元）筹集到位，并及时上划至县合管办收入户；落实镇政府补助资金（每人每年2元），并及时上划至县财政专户。

二、工作措施

1. 把新型农村合作医疗列入镇政府工作议程和工作目标，按照《赣榆县新型农村合作医疗实施办法》及相关政策文件，认真组织实施。

2. 深入搞好新型农村合作医疗的宣传教育，在提高农民认识的基础上，引导农民积极参加新型农村合作医疗，并遵守相关规章制度。

3. 各镇要健全并及时调整新型农村合作医疗管理领导小组和办公室，行政村要健全并及时调整新型农村合作医疗领导小组，加强对新型农村合作医疗工作的组织领导。

4. 建立健全新型农村合作医疗相关工作制度，严格按上级规定的范围、标准和程序开展医药费用的补偿工作，合理使用合作医疗资金，规范建立合作医疗财务账目，定期公布资金使用情况，接受有关部门和群众的监督，确保新型农村合作医疗的正常运行。

5. 加强镇卫生院和村卫生室建设和管理，创造良好的服务环境，为群众提供优质方便的医疗卫生服务。

三、奖惩措施

对在新型农村合作医疗工作中做出突出贡献的单位和个人，县政府将予以表彰、奖励。对没有完成合作医疗工作目标任务的单位和有关责任人，按照责任大小，给予相应处理。

二〇〇四年七月

赣榆县新型农村合作医疗工作督查方案

为进一步改进和完善新型农村合作医疗制度，提高合作医疗基金运作和管理质量，促进新型农村合作医疗工作健康持续发展，根据上级有关文件精神，结合我县工作实际，制订赣榆县新型农村合作医疗工作督查方案。

一、督查内容

（一）村级新型农村合作医疗制度实施情况

1. 基本情况：本村常住人口、参合人口和个人缴纳资金等情况。

2. 运作情况：村卫生室医疗服务及收费情况；参合人员医药费用报销等规定执行情况；滚筹下一年度参合资金情况；合作医疗报销滚筹登记表、三联处方及相关账、簿的建立和规范使用情况；合作医疗宣传情况等。

3. 公示情况：相关规章制度、医药费价格、诊疗和药物目录、服务程序、医药费报销滚筹和基金收支等的公布情况。

（二）镇级新型农村合作医疗制度实施情况

1. 基本情况：本镇总人口、常住人口和参合资金的到位等情况。

2. 运作情况：镇卫生院医疗服务及收费情况；镇合管办人员配备情况；村级报销滚筹上报和结算以及数据输入微机情况；镇级网上报销滚筹及有关表、帐、簿的使用情况；合作医疗资金收支、上划和财务处理情况；对村级的督查情况；合作医疗宣传情况等。

3. 公示情况：相关规章制度、医药费价格、诊疗和药物目录、服务程序、医药费报销滚筹和基金收支等的公布情况。

二、督查方法

对各镇、村按经济状况和合作医疗实施情况分好、中、差三类，每类随机抽查1～2个镇、行政村，对行政村再随机抽查1～2个组，每组抽取若干名村民作为样本。

1. 现场考察。在听取汇报的基础上，根据合作医疗实施办法及有关规定，针对督查内容，对镇合管办、卫生院、村卫生室（社区卫生服务站）开展详细的现场检查工作。

2. 问卷调查。设计科学的合作医疗调查问卷，对干部、农民、合管办人员、卫生人员等进行问卷调查。

3. 组织访谈。采取集中座谈或入户了解的形式开展合作医疗访谈调查，接受了解的人员要涉及干部、农民、合管办人员、卫生人员等多个层面。

三、交换意见

督查人员对收集的实际情况进行适当的梳理、综合后，及时向镇分管领导及合管办负责人进行反馈，并交换意见或看法，同时要作好记录，在此基础上撰写督查总结，作为对合作医疗工作的阶段性小结和今后改进工作的依据。

二〇〇四年十一月

赣榆县新型农村合作医疗宣传口号

1. 新型农村合作医疗好
2. 落实合作医疗制度是践行“三个代表”的重要体现
3. 办好合作医疗，造福赣榆农民
4. 新型合作医疗是维护农民健康的长期政策
5. 建立新型合作医疗制度，为农民提供医疗保障
6. 建立新型合作医疗制度，提高农民医疗保障水平
7. 建立新型合作医疗制度，防止农民因病致贫返贫
8. 强化新型合作医疗工作，促进农村卫生事业发展
9. 建立新型合作医疗制度，促进农村经济发展
10. 建立新型合作医疗制度，完善社会保障体系
11. 完善新型合作医疗制度，维护农村社会稳定
12. 建立新型合作医疗制度，为全面建设小康社会服务
13. 实行滚动筹资，使农民一次投入长期受益
14. 参加合作医疗，为你排忧解难
15. 疾病导致贫穷，防贫先保健康
16. 看病治病有难，合作医疗分忧
17. 参加合作医疗，家庭幸福安康
18. 合作医疗，互助共济，人人为我，我为人人
19. 互助共济，中华美德
20. 一人有病众人帮，合作医疗保健康
21. 每月节省一块钱，合作医疗保一年
22. 你帮我帮政府帮，合作医疗保健康
23. 帮父母参加合作医疗，体现儿女一片孝心
24. 帮儿女参加合作医疗，体现父母一片爱心
25. 参加合作医疗是为己为人的善举

26. 为小家、为大家，参加合作医疗人人夸
27. 人人参加合作医疗，落实全民健康工程
28. 参加合作医疗，防止因病致贫返贫
29. 新型合作医疗制度是造福广大群众的民心工程
30. 合作医疗使农民得实惠，政府得人心，卫生得发展
31. 要奔小康，先保健康
32. 不怕难，合作医疗办起来；不怕亏，无病助人增公德
33. 合作医疗，取之于民，用之于民
34. 办好新型合作医疗，减轻农民治病负担
35. 合作医疗，贵在坚持
36. 合作医疗好，有病不用愁；生病得资助，无病买平安
37. 发展合作医疗，造福农民百姓
38. 建立新型合作医疗制度是解决“三农”问题的重要措施
39. 合作医疗保健康，家家户户奔小康
40. 合作医疗保小病、保大病、保健康

赣榆县新型农村合作医疗知识宣传单

1. 新型合作医疗制度的重大意义

新型合作医疗是党中央、国务院在新世纪为解决农民基本医疗和因病致贫返贫采取的一项重大战略性措施，是各级党委政府深入实践“三个代表”重要思想的具体体现。这一制度的确立，为解决农业农村农民问题，为全面建设小康社会夯实了基础。我县是省政府新型合作医疗试点县，各级财政都加大了对参合农民的资助力度。我们相信有县委县政府的坚强领导，全县86万农民都能长期享受到合作医疗带来的巨大持久的实惠。

2. 什么是新型农村合作医疗

新型农村合作医疗是由政府组织引导支持，农民自愿参加，个人集体和政府多方筹资，以大病统筹为主的农民医疗互助共济制度。我县筹资标准为农民年人均出资10元，省财政年人均补助10元，市补助2元，县补助6元，镇补助2元，合计年人均30元。随着经济社会发展，财政与个人将逐步增加投入，参加合作医疗的实惠将更大。

3. 我县新型农村合作医疗的特征

①我县新型合作医疗合作范围大，实行保大病又保小病，合医药又合防保，大多数参合者都能受益。②新型合作医疗实行零起报点和分级分段报销，普遍提高报销比例。③实行滚动筹资，使农民一次投入，长期受益。④取消县内转诊，一证走全县，给农民更多的选择权。

4. 参合者权利与义务

权利：①享受基本医疗卫生服务。②获得一定比例的医药费用补偿。③对合作医疗的管理提出建议和实施监督。

义务：①按照合作医疗章程及时缴纳合作医疗资金。②自觉遵守合作医疗章程及各项规章制度。

5. 我县“滚动式”筹资的做法和意义

镇合管办和村卫生室在参合者报销医药费用时，提前扣缴该户次年参合资金，实现农民自愿一次筹资长期受益的目的，解决一年一发动、一年一筹资麻烦，防止资金截留并降低筹资成本，有利于建立稳定的筹资机制，实现合作医疗长期滚存资金和持续发展。

6. 我县新型农村合作医疗医药费用补偿标准

我县新型合作医疗医药费月报销范围限定为基本药物目录和诊疗目录等费用，实行分级分段报销的原则。参合者在村卫生室就诊报销医药费的25%；在镇卫生院就诊医药费在0～3000元的报销30%，3000元以上部分的医药费报销35%～45%；在县级医院诊疗，医药费在0～3000元的报销25%，3000以上部分的医药费报销30%～40%；按规定转县外市级及以上医院诊疗，对基本用药目录和特殊诊疗不作硬性规定，医药费在0～3000元的报销15%；3000以上部分的医药费报销20～30%；每人每年最高补偿2万元封顶。

7. 参合者就诊的费用补偿程序

参合者在村卫生室就诊，现金付费，随看随报并参加滚筹，同时，由病人或其亲属在三联处方上签字；在镇门诊就诊实行现金看病，随看随报；在镇卫生院住院和县以上就诊，在诊疗结束以后回本镇合管办报销。长年在外农民在外地医院住院费用按县级医院比例报销，一年一结。

8. 我县合作防保的具体规定

参合者在镇卫生院（防保所）接受非计划免疫疫苗接种及预防性服药的，由镇合管办报销20%的药品费用，相关疫苗和药品范围包括甲肝、乙肝、出血热、风疹、A＋C流脑、伤寒、痢疾、流感、狂犬等九种疫苗和驱虫药、碘油丸等。对参加妇幼保健保偿的参合者，其正常住院分娩所发生的医药费用，在镇卫生院按40%比例报销，在县级医院按25%比例报销。在县妇保所进行婚前医学检查的体检费用按40%比例报销。

以上内容为摘录，具体操作按照有关文件和合同书的规定执行。

赣榆县卫生局编印

二○○四年九月

参考文献

1. [美] 哈罗德·孔茨，海因茨·韦里克著．管理学．经济科学出版社，1993.3
2. [美] 保罗·A·萨缪尔森，威廉·D·诺德豪斯著．经济学．中国发展出版社，1992.3
3. 周三多主编．管理学原理与方法．复旦大学出版社，1997.4
4. 赵慧军编著．现代管理心理学．首都经济贸易大学出版社，2000.1
5. 梁万年主编．卫生事业管理学．人民卫生出版社，2003.7
6. 程晓明主编．卫生经济学．人民卫生出版社，2003.8
7. 李长明著．思考与探索．吉林科学技术出版社，2004.11
8. 中共中央、国务院关于进一步加强农村卫生工作的决定．中发 [2002] 13 号
9. 国务院办公厅转发卫生部等部门关于建立新型农村合作医疗制度意见的通知．国办发 [2003] 3 号
10. 卫生部基层卫生与妇幼保健司．新型农村合作医疗培训讲义（试用）．2003.9
11. 南京医科大学医政学院．新型农村合作医疗费用测算与控制培训班培训资料．2005.1
12. 戴光强主编．农村初级卫生保健管理．2000.10
13. 朱敖荣主编．全国乡镇卫生院院长岗位培训教材．2001.3

后 记

2003年，赣榆县被江苏省人民政府确定为10个新型农村合作医疗试点县之一。在运作过程中，我们针对农民筹资难问题，建立并完善了农民滚动式预缴费制度，在实践上也达到了预期的效果。这一制度受到了广大农民群众的欢迎，也得到了领导和专家学者的认可。

2004年以来，为加强交流，我们撰写发表了多篇合作医疗论文，受到了社会比较广泛的关注。许多地区对农民滚动式预缴费制度比较感兴趣，纷纷前来我县考察，并效仿了我们的做法。有关同仁希望提供尽可能多的相关材料，我们自身也感到有必要进一步总结提高，许多领导、专家和学者也希望我们把有关做法上升为比较系统的理论，种种原因促成了本人着手开始写作。

经过半年多的辛勤耕耘，《新型农村合作医疗滚动筹资理论与实践》一书终于面世了，这使我和同志们十分高兴。滚动筹资是有关领导专家指导下的产物，是赣榆劳动人民集体智慧的结晶。目前，已在江苏、河南、山东、内蒙古、海南等省（自治区）的几十个地区被效仿，相信她会有很强的生命力。

由于理论水平的限制，成书时间仓促，本书不尽人意的地方比较多。我非常希望这本书能够起到抛砖引玉的作用，促进新型农村合作医疗制度的完善和理论的发展，并希望广大读者能够提出宝贵的意见，给予批评指正。

全国人民代表大会常务委员会副委员长、中国农工民主党中央委员会主席、中国初级卫生保健基金会理事长蒋正华同志对本书的出版非常支持，欣然题词；卫生部基妇司原任司长、现任卫生部新型农村合作医疗技术指导组组长李长明作序；中国农工民主党中央委员会办公厅主任、中国初级卫生保健基金会秘书长陈建国同志作序；本书在创作过程中，得到了卫生部卫生经济研究所副所长、复旦大学博士生导师胡善联教授以及北京大学刘继同教授的悉心指导；得到了江苏省副省长王湛、省长助理陈宝田、卫生厅厅长郭兴华、副厅长唐维新、基妇处处长夏迎秋、连云港市市委书记王建华、市长刘永忠、副市长杨莉、卫生局局长张怀锋、副局长周伟、局长助理姜仑、计生委主任助理谢炜、赣榆县县委书记孙荣章、县长陈良灵、政协主席杨淑之、县委副书记、纪委书记耿婷芳、副书记徐开信、王友胜、县委常委、常务副县长高庆法、县委常委、副县长刘洪卫、县人大副主任卢西举、张庆爱、副县长孙玉、政协副主席钟克柱等江苏省省、市、县有关领导、专家、学者的关心和指导；中国初级卫生保健基金会朱定良、胡宁宁、徐杰、刘湘等有关领导、专家给予了关心和指导，并对本书的出版给予了大力的资助和支持，在此一并表示衷心的感谢。

本书在编著过程中，赣榆县卫生局、合管办邵高泽、徐文彦、张玉柏、刘国章、王祥君、徐德斌、裴青松、徐明、盛桂梅等同志在起草、打印、校对等方面均做了大量的具体工作，在此也向他们表示衷心的感谢。

王靖元

2005 年 12 月

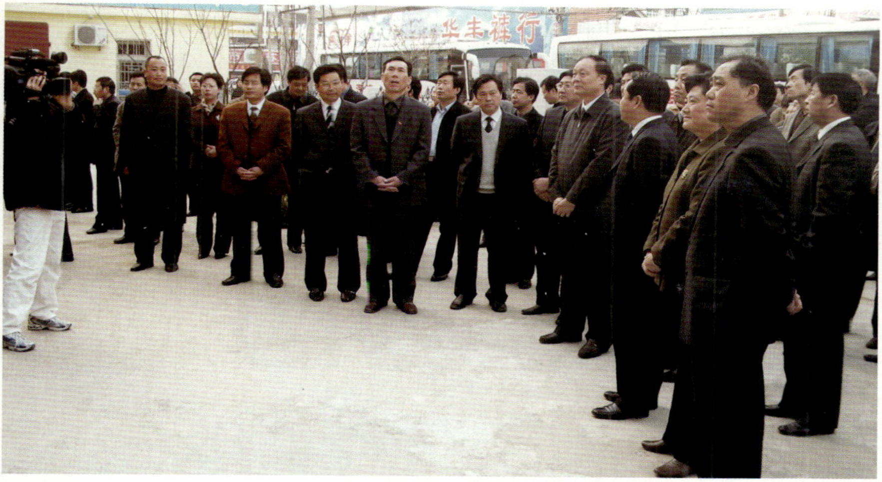

2005年3月28日江苏省新农合和农村改水工作经验交流会期间副省长三湛、卫生部新农合专家指导组组长，原农卫司司长李长明、卫生厅厅长郭兴华、连云港市副市长杨莉、赣榆县县委书记孙荬章，县长陈良灵等国家和省市县领导视察赣榆县海头镇卫生院

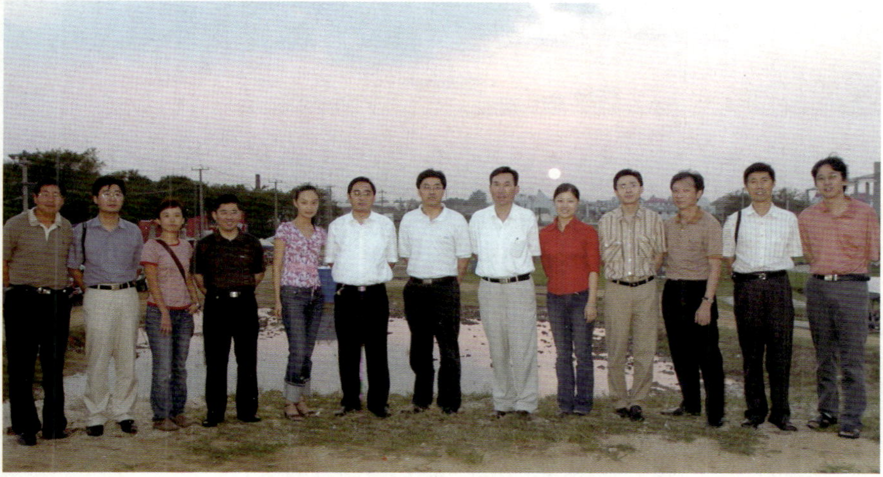

2005年8月25日卫生部新闻办主任邓海华率人民日报主任记者白剑峰、健康报主任记者陈会扬、新华社主任记者何俊昌、农民日报记者江娜、中央电视台记者傅早笛、中央人民广播电台记者牛玥等到赣榆县采访新农合

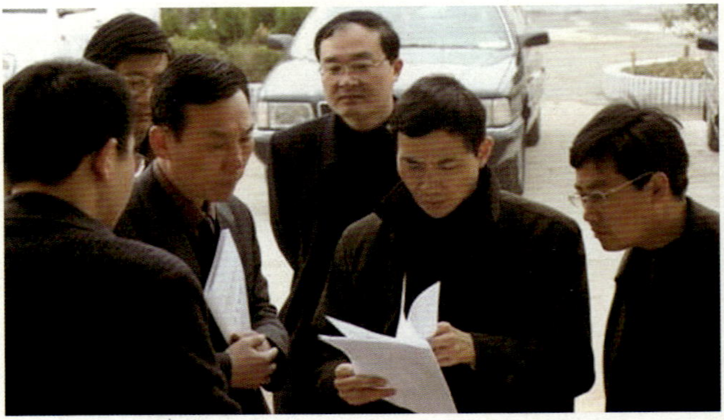

2005年4月19日陪同江苏省卫生厅基妇处夏迎秋处长视察赣榆县沙河镇新农合

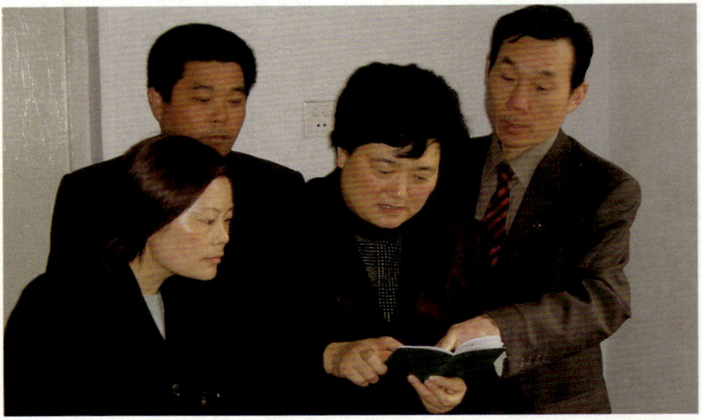

2004年4月29日连云港市新农合和农村改水现场会期间陪同副市长杨莉和副县长孙玉视察赣榆县海头镇李巷社区卫生服务站

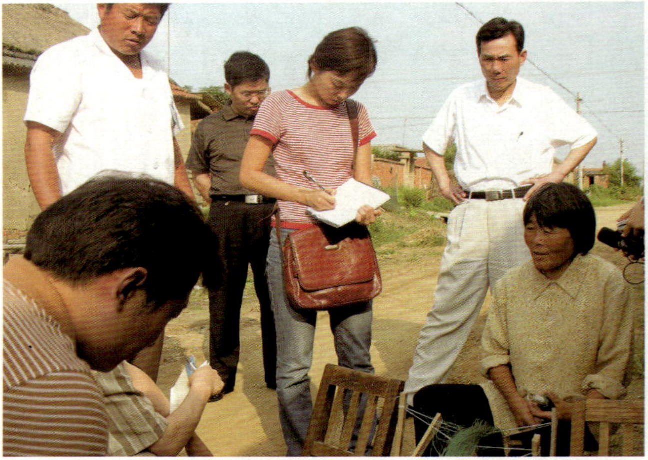

2005年8月25日人民日报、中央电视台、健康报、中央人民广播电台、新华社、农民日报等新闻媒体在赣榆县合管办现场采访参合农民

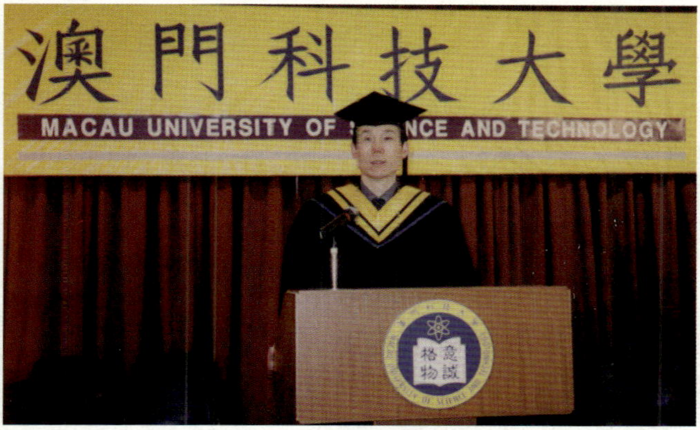

2001年3月8日在澳门科技大学通过MBA硕士论文答辩

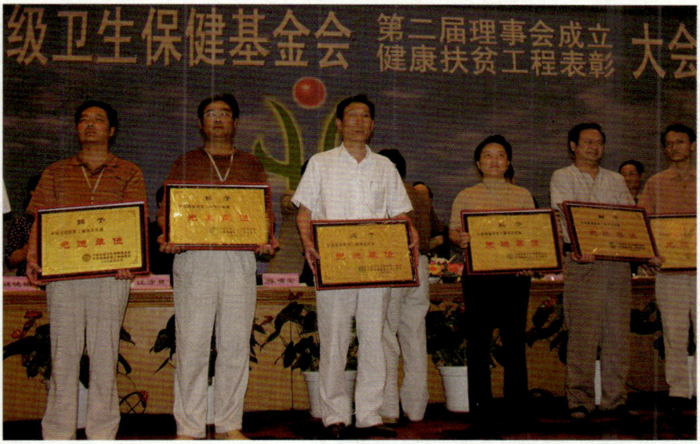

2005年6月10日于北京在中国初级卫生保健基金会第二届理事会成立暨健康扶贫工程表彰大会上受县政府委托领奖

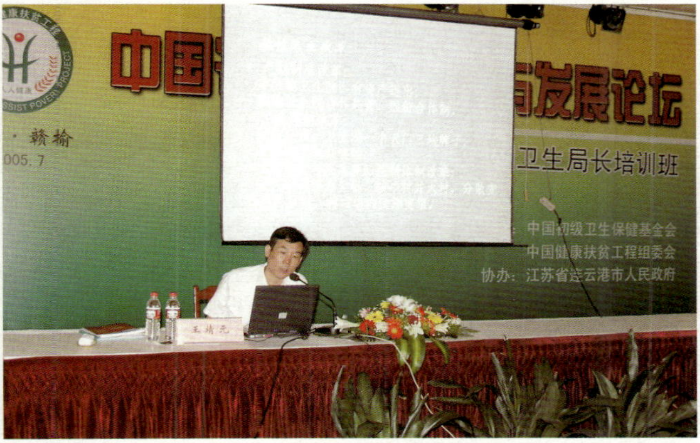

2005年7月28日于赣榆在中国农村卫生改革与发展论坛暨第七期全国卫生局长培训班做新农合专题报告

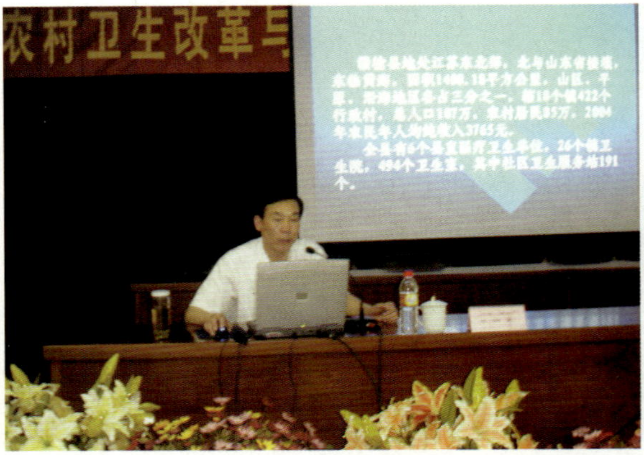

2005年6月8日于北京在中国农村卫生改革与发展论坛暨第五期全国卫生局长培训班作新农合专题报告

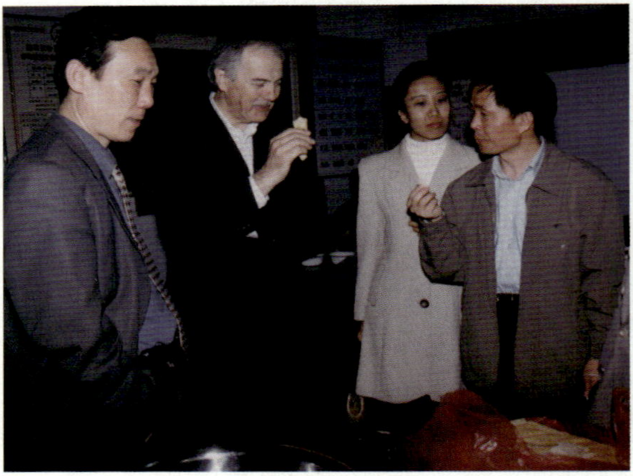

2003年10月15日陪同美国杜兰大学校长TAUL WHEL TOM教授视察中美合作高血压干预盐基因流行病学研究项目（赣榆现场）

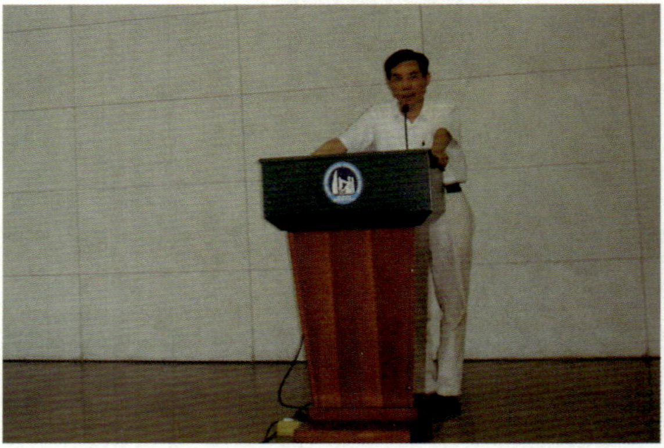

2005年6月11日于北京在中国农村卫生改革与发展论坛作新农合专题报告

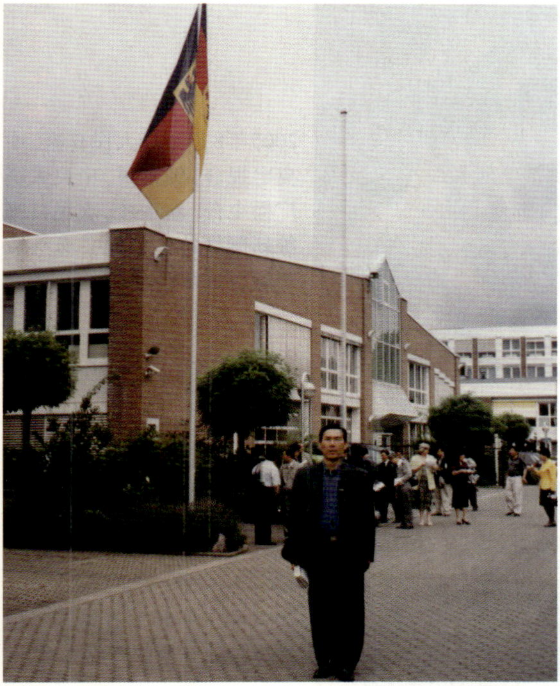

2001年7月19日考察设在波恩的德国卫生部

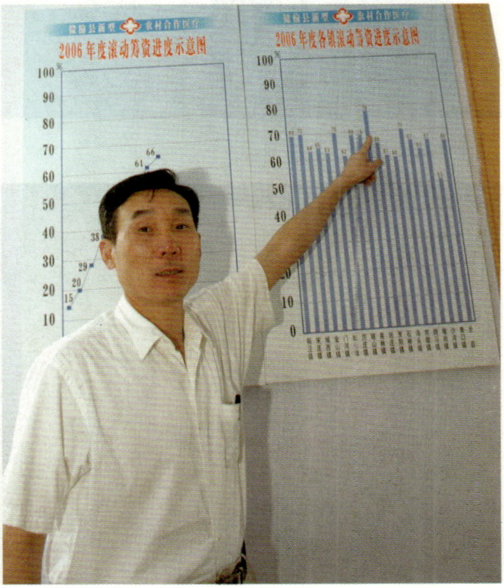

向来赣榆县考察新农合人员介绍滚动筹资运作情况